# Dᴿ PIERRE BONNIER

# LE VERTIGE

**DEUXIÈME ÉDITION**

**PARIS**

**MASSON & Cⁱᵉ, ÉDITEURS**

LIBRAIRES DE L'ACADÉMIE DE MÉDECINE

120, boulevard Saint-Germain (6ᵉ)

1904

# LE VERTIGE

# A LA MÊME LIBRAIRIE

**Le Sens des Attitudes,** par Pierre BONNIER, 1 vol. in-8º de
115 pages. . . . . . . . . . . . . . . . . . 3 fr. 50

DÉFINITION. — Le sens des attitudes. — La vie végétative. — La vie de
relation. — Le sens de la position des membres. — Les sensations kinesthésiques. — Le sens musculaire. — Le sens de l'espace. — Orientation
subjective directe. — Orientation subjective indirecte. — Orientation sensorielle. — Orientation visuelle. — Orientation auriculaire. — Orientation
tactile. — Le sens stéréognostique. — Irréductibilité et réductibilité. —
Psychomotricité. — Orientation lointaine. — Orientation psychique.

**L'Oreille,** par Pierre BONNIER, 5 volumes petit in-8º de l'Ency-
clopédie des Aide-Mémoires.

I.   Anatomie de l'oreille, avec 76 figures.
II.  Physiogénie et mécanisme, avec 79 figures.
III. Physiologie, les fonctions.
IV.  Symptomatologie de l'oreille.
V.   Pathologie de l'oreille.

Chaque volume séparément.. . . . . . . . . . 2 fr. 50
Cartonné toile. . . . . . . . . . . . . . . 3 fr. »

La première édition de ce travail date de 1893 et faisait partie de la *Collection Charcot-Debove* (Rueff, édit.). Elle est épuisée depuis plusieurs années. Mes recherches sur la *physiologie de l'oreille,* sur le *tabes labyrinthique,* sur le *sens des attitudes* et sur certains *syndromes bulbaires* m'ont permis d'en développer la partie physiologique sans en modifier sensiblement les données initiales. Cette partie, sortie de mon livre sur le vertige, a fait la matière de mon ouvrage sur le *sens des attitudes,* paru récemment.

Ma conception clinique du vertige n'a fait que se préciser durant ces dix années par l'observation journalière et par l'application systématique de la formule que j'ai donnée du sens des attitudes.

Novembre 1904.

# RAPPEL BIBLIOGRAPHIQUE

## 1884-1904.

1884. **L'orientation auditive.** *Bullet. scient. du Nord*, 1884, n° 1.

1885. **Tchernychewski et l'évolution sexuelle.** *Rev. socialiste*, juill., août, sept. 1885.

— **Le motif-organe des Maîtres Chanteurs. Critique expériment.** *Rev. Wagnerienne*, déc. 1885.

1886. **L'art représentatif en 1886. Crit. expérimentale.** *Bullet. scient. du Nord*, 1886, n° 7.

1887. **Parsifal. Critique expérimentale.** *Rev. Wagnerienne*, 1887.

1890. **Le sens auriculaire de l'espace.** *Thèse*, Paris, 14 mai 1890.

— **L'audition chez les invertébrés.** *Rev. scientifique*, 27 déc. 1890.

1891. **Les organes périphériques du sens de l'espace chez les invertébrés.** Mémoire dép. à l'Acad. des Sciences, juin 1891.

— **Physiologie du nerf de l'espace.** Note à l'Académie des Sciences, 26 oct. 1891.

1892. **Le brightisme auriculaire.** *Soc. d'Otologie de Paris*, 3 juin 1892.

— **Sur les fonctions tubo-tympaniques.** *Soc. de Biologie*, 26 nov. 1892.

— **Syndrome de Menière, agoraphobie et signe de Romberg dans la maladie de Bright.** *Progrès médical*, 31 déc. 1892.

1893. **Sur les fonctions otolithiques.** *Soc. de Biologie*, 18 fév. 1893.

— **Sur les fonctions otocystiques.** *Soc. de Biologie*, 15 avril 1893

— **Le vertige brightique.** *Annales de Médecine*, 11 octobre 1893,

— **VERTIGE.** Collect. Charcot-Debove, Ruell, édit. Nov. 1893 (Prix Godard. *Acad. de Méd.*). Épuisé.

1894. **Sexualisme et socialisme.** *L'Ère nouvelle*, 1er janvier 1894.

1894. **Réflexes auriculaires.** *Soc. d'Otologie de Paris*, 3 fév. 1894.

— **Orientation auditive.** *Soc. d'Otologie de Paris*, 6 avril 1894.

— **La pariétale ascendante.** *Soc. de Biologie*, 29 juin 1894.

— **Homologation morphogénique de l'oreille interne.** *Soc. d'Otologie de Paris*, 6 juillet 1894.

— **Le nerf labyrinthique.** *Nouvelle iconographie de la Salpêtrière*, nov. 1894.

— **Sur la tension normale des liquides labyrinthiques et céphalo-rachidiens.** *Soc. de Biologie*, 29 déc. 1894.

1895. **Sur l'inertie des milieux auriculaires.** *Soc. de Biologie*, 2 fév. 1895.

— **Le limaçon membraneux considéré comme appareil enregis-treur.** *Soc. de Biologie*, 23 fév. 1895.

— **Fonctions de la membrane de Corti.** *Soc. de Biologie*. 23 fév. 1895.

— **De la nature des phénomènes auditifs.** *Bullet. scient. du Nord*, 11 mai 1895.

— **Rapports entre l'appareil ampullaire de l'oreille interne et les centres oculomoteurs.** *Soc. de Biologie*, 11 mai 1895.

— **Le même,** développé dans *Revue neurologique*, déc. 1895.

— **Les phobies auriculaires.** *Revue d'Hypnologie*, nov. 1895.

— **Sur le signe de Romberg.** *Soc. de Biologie*, 2 nov. 1895.

— **Sur les fonctions statique et hydrostatique de la vessie nata-toire et leurs rapports avec les fonctions labyrinthiques.** *Soc. de Biologie*, 23 nov. 1895.

1896. **Variations du réflexe patellaire au cours de certaines affections labyrinthiques.** *Soc. de Biologie*, 1er fév. 1896.

— **Sur un cas de crampe professionnelle symptomatique de la maladie de Bright.** *Soc. de Biologie*, 15 fév. 1896.

— **Les dernières théories de l'audition.** *Soc. d'Otologie de Paris*, avril 1896.

— **Sur trois cas de surdité d'origine génitale.** *Soc. française d'Oto-logie*, mai 1869.

— **Le tabes labyrinthique.** *Presse médicale*, 10 juin 1896.

— **Critique des théories classiques de l'audition.** *Soc. de Biologie*, 4 juillet 1896.

— **Sur la phonation.** *Presse médicale*, 3 oct. 1896.

— **Le sens latéral.** *Soc. de Biologie*, 14 nov. 1896.

— **L'audition stéréacousique.** *Soc. d'Otologie de Paris*, nov. 1896.

— **Sur un cas de tympanospasme.** *Soc. d'Otologie de Paris*, nov. 1896.

1896. **L'OREILLE,** 5 vol. (Prix Meynot, *Acad. de Méd.*). Anatomie, physiogénie et mécanisme, les fonctions, symptomatologie, pathologie. Coll. des Aide-Mémoire Léauté. Masson, 1896.

1897. **L'épreuve de Gellé.** *Soc. de Biologie*, 16 janv. 1897.
— **Sur un cas de mydriase réflexe d'origine labyrinthique.** *Soc. de Biologie*, 16 janv. 1897.
— **Pourquoi la tonalité d'un son perçu par l'oreille varie-t-elle avec son intensité?** *Soc. de Biologie*, 10 juillet 1897.
— **Troubles oculomoteurs dans la paralysie faciale périphérique.** *Gaz. hebdom.*, 14 nov. 1897.
— **La crise du nationalisme.** *Le Devenir social*, nov. 1897.
— **Sens de l'orientation.** *Soc. de Biologie*, 11 déc. 1897.

1898. **Le sens de l'orientation chez les animaux.** *Intermédiaire des biologistes*, 20 janv. 1898.
— **Schéma des voies labyrinthiques.** *Soc. de Biologie*, 5 fév. 1898. (Steinheil, éditeur.)
— **A propos du soi-disant « sens musculaire ».** *Revue neurologique*, 28 fév. 1898.
— **Fonctions des canaux semi-circulaires.** *Interm. des biologistes*, 5 mars 1898.
— **Le signe de Charles Bell dans la paralysie faciale périphérique.** *Rev. neurologique*, 30 avril 1898.
— **Le sixième sens.** *Rev. scientifique*, 7 mai 1898.
— **Remarques sur la phonation.** *Soc. française d'Otologie*, mai 1898.
— **L'orientation subjective directe.** *Soc. de Biologie*, 18 juin 1898.
— **Orientation objective et orientation subjective.** *Soc. de Biologie*, 23 juillet 1898.
— **Sur diverses formes de paracousie.** *Soc. de Biologie*, 30 juillet 1898.
— **A propos de l'orientation auditive.** *Soc. de Biologie*, 8 oct. 1898.
— **Sur un caractère paradoxal de la paracousie.** *Soc. de Biologie*, 15 oct. 1898.
— **Du rôle de l'ébranlement moléculaire et de l'ébranlement molaire dans l'audition.** *Soc. de Biologie*, 21 oct. 1898.
— **La paracousie. Sur une forme particulière du signe de Weber.** *Soc. d'Otologie de Paris*, 11 nov. 1898.

1899. **Hémiparacousie dans un cas de fracture des deux rochers.** *Soc. de Biologie*, 4 mars 1899.
— **Un procédé simple d'acoumétrie.** *Soc. de Biologie*, 18 mars 1899.
— **Le tabes labyrinthique.** *Nouvelle iconographie de la Salpêtrière*, mars-avril 1899.

1899. **Les épreuves de l'ouïe.** Rapport à la *Soc. franç. d'Otologie*, 1er mai 1899.

— **Pointure acoumétrique.** Congrès international d'Otologie de Londres, août 1899.

— **La notion d'espace.** Miscellanées biologiques au Pr A. Giard.

— **Pointure acoumétrique.** Recueil du cinquantenaire de la *Soc. de Biologie*.

1900. **L'espace idéal et la théorie de M. de Cyon.** *Soc. de Biologie*, 8 fév. 1900.

— **Diagnostic précoce de la surdité progressive.** *Acad. de Médecine*, fév. 1900.

— **La formation des voyelles et la théorie aéro-dynamique.** *Soc. de Biologie*, 3 mars 1900.

— **La définition du timbre et la théorie de Helmholtz.** *Soc. de Biologie*, 24 mars 1900.

— **L'ORIENTATION.** Coll. Scientia, Carré et Naud, édit. (Prix Philipeaux. Acad. des Sciences).

— **Diagnostic précoce de la surdité progressive par l'épreuve paracousique.** *Presse médicale*, 9 juin 1900.

— **Unification acoumétrique et diapason international.** *Congrès internat. d'Otologie.*

— **Rapports de l'intuition spatiale avec les représentations intellectuelles.** *Rapp. au Congrès internat. de Philosophie.*

— **Sur la non-existence d'un courant rentrant dans l'émission vocalique.** *Soc. de Biologie*, 29 déc. 1900.

1901. **Traitement de l'ankylose tympanique.** *Presse médicale*, 23 fév. 1901.

— **L'AUDITION.** Doin, édit.

— **Les états physio-pathologiques et leur représentation cérébrale.** *Soc. de Psychologie*, juin 1901.

— **Les otolithes et l'audition.** *C. R. de l'Acad. des Sc.*, 3 juin 1901.

— **Conductibilité acoustique et audition.** *C. R. de l'Acad. des Sc.*, 8 juillet 1901.

— **Une définition du vertige.** *Rev. scientif.*, 27 juillet 1901.

— **Recherches sur la compensation labyrinthique en ballon.** *Soc. de Biol.*, 30 nov. 1901.

1902. **Le Conflit, de Le Dantec.** *Rev. universelle*, 15 janvier 1902.

— **Le sens de l'altitude.** *Rev. scientif.*, 25 janvier 1902.

— **Le sens des attitudes.** *Soc. de Biologie*, 22 mars 1902.

— **Le sens des attitudes.** *Nouvelle iconogr. de la Salpêtrière*, mars 1902.

1902. **La destruction des voix et l'enseignement du chant.** *Rev. scientif.*, 28 juin 1902.

— **La sensation continue de vitesse.** *Soc. de Biologie*, 12 juillet 1902.

— **La voix de l'instituteur.** *Le Volume*, 30 août 1902.

— **Les erreurs de la théorie classique de la phonation.** *Rev. scientif.*, 25 oct. 1902.

— **La fonction manoesthésique.** *Soc. de Biologie*, 29 nov. 1902.

— **Syndrome du noyau de Deiters.** *Soc. de Biologie*, 27 déc. 1902.

1903. **Un nouveau syndrome bulbaire.** *Presse médicale*, 18 fév. 1903.

— **L'oreille manométrique.** *C. R. de l'Acad. des Sc.*, 2 mars 1903.

— **Sur quelques réactions bulbaires.** *Soc. de Biologie*, 14 mars 1903.

· · **Un point de physiologie auriculaire.** *Ann. des mal. de l'oreille*, mars 1903.

— **L'astasie-abasie labyrinthique.** *Rev. neurologique*, 15 avril 1903.

— **La paracousie lointaine.** *Ann. des mal. de l'oreille*, mai 1903.

— **Le sens du retour.** *Revue philosophique*, juillet 1903.

— **La rhino-laryngite sèche, forme inverse de l'asthme des foins.** *Arch. gén. de médecine*, 14 juillet 1903.

— **Une théorie de la voix.** *Rev. scientifique*, 18 juillet 1903.

— **Le branle vocal.** *Ann. des mal. de l'oreille*, juillet 1903.

— **Schémas bulbo-protubérantiels.** *Presse médicale*, 2 sept. 1903.

— **Un syndrome bulbaire. Autopsie.** *Presse médicale*, 16 déc. 1903.

1904. **Une théorie de l'audition.** *Arch. int. d'Otologie*, janv. 1904.

— **LE SENS DES ATTITUDES.** Masson et Cie, 1904.

— **Allochirie auriculaire.** *Soc. de Neurologie*, 9 mars 1904.

— **La perception de trépidation.** *Rev. neurol.*, 15 mars 1904.

— **Sur un cas de face succulente.** *Soc. de Neurologie*, 4 mai 1904.

— **Bulbe droit et bulbe gauche.** *Soc. de Neurol.*, 2 juin 1904.

— **La culture de la voix.** *Rev. de Paris*, 15 juillet 1904.

— **Pointure acoumétrique et diapason international.** *Congrès int. d'Otologie*, Bordeaux, 1er août 1904.

— **Schéma bulbaire.** *Congr. de Neurolog.*, Pau, 1er août 1904.

— **Contre-sens physiologiques.** *Revue des Idées*, 15 oct. 1904.

---

*Pour paraître prochainement :*

**THÉORIE DE LA VOIX.**

# LE VERTIGE

## DIALECTIQUE

Notre attention est plus attirée par le mouvement que par l'immobilité, par les changements d'état que par les états d'équilibre, par la variation que par la fixité. Ceci est une loi classique pour toutes les représentations sensorielles en général et pour la conscience en particulier (1).

Les états d'équilibre organique, la régularité fonctionnelle, la bonne tenue qui résulte de l'automaticité normale de nos appropriations physiologiques, attirent peu l'attention de notre conscience. A cause de leur apparente monotonie, de leur caractère d'habituelle immobilité et aussi parce que ces états ne nécessitent aucune intervention modificatrice ou défensive de notre volonté, notre conscience s'en distrait volontiers pour une foule d'autres spéculations objectives ou subjectives.

---

(1) Une partie du chapitre a paru en communication à la *Société de psychologie*, sous le titre : *Les états physio-pathologiques et leur représentation cérébrale*, juin 1901.

Mais la rupture de ces équilibres physiologiques, surtout dans les départements organiques où notre volonté peut être sollicitée d'intervenir, éveille immédiatement notre attention subjective sous forme de besoin, de malaise, de douleur.

Comme nous ne connaissons des choses que leur représentation dans nos centres cérébraux, il résulte de l'observation précédente, tout d'abord, que nous sommes amenés *à ne considérer d'un état physio-pathologique que sa représentation consciente*, et ensuite, *à méconnaître sa véritable nature de trouble fonctionnel*.

Sur beaucoup de points de la physiologie et, par suite, de la psychologie, nous avons étudié l'envers de choses dont nous n'avons jamais défini l'endroit : certains troubles fonctionnels, qui sont l'exception, portent un nom et sont étudiés comme des productions pathologiques indépendantes, autonomes, comme des symptômes d'alarme, alors que les états fonctionnels normaux correspondants, qui sont la règle, qui sont le but hautement avoué par la morphologie et la physiologie comparées, par la clinique et par l'observation subjective, ne portent même pas de noms dans la langue vulgaire ni dans les traités classiques.

« Dans le domaine des appareils sensoriels, disais-je dans ma première édition du *Vertige*, en 1893, c'est la faculté de localisation, d'extériorisation, d'orientation, — plus importante, plus générale, plus ancienne que l'analyse sensorielle élémentaire, — qui se trouve à peine indiquée ; et cependant elle seule fait des perceptions élémentaires une image sensorielle, des images un espace ; elle seule crée un monde objectif ; elle seule régit enfin directement l'orientation, l'appropriation et la coordination motrices. »

Cette lacune a été comblée d'abord par mon travail

lui-même, par mes études sur l'*Oreille* (1), sur le *Tabes labyrinthique* (2), sur l'*Orientation* (3), sur le *Sens des attitudes* (4), par le livre de M. J. Grasset, sur les *Maladies de l'orientation et de l'équilibre* (5) et par celui plus récent de M. Hartmann, de Graz, sur l'*Orientation* (6).

Parmi ces états physio-pathologiques, certains appa raissent immédiatement comme la suspension, la négation ou la perturbation d'états fonctionnels ; d'autres seront longtemps considérés comme des phénomènes indépendants de l'idée de fonction et sans lien sensible avec les états d'équilibre dont ils sont cependant la rupture ou la forme pathologique.

Que l'incoordination motrice, par exemple, soit la rupture pathologique de l'état fonctionnel de coordination motrice, cela se conçoit immédiatement. On s'étonnera dès lors qu'en pendant à la place énorme qu'occupe l'*incoordination*, l'ataxie dans les traités de pathologie nerveuse, il n'y ait guère, dans les traités de physiologie normale, de place réservée à la *coordination,* qui est l'état naturel dont l'ataxie est la suspension tout à fait exceptionnelle. Car enfin si nous coordonnons correctement, c'est par la vigilance de toute une systématisation nerveuse, associant profondément toute notre sensorialité à toute notre motricité dans une adaptation organique évidente et d'une distribution topographique

---

(1) Pierre Bonnier. L'oreille, coll. *Leauté*, 5 vol. Masson, 1896.

(2) Pierre Bonnier. Le tabes labyrinthique. *Presse médicale*, 10 juin 1896, et *Nouvelle iconographie de la Salpêtrière*, mars 1899.

(3) Pierre Bonnier. L'orientation, coll. *Scientia*. Carré et Naud, 1900.

(4) Pierre Bonnier. Le sens des attitudes. *Nouvelle iconogr. de la Salpêtrière*, mars 1902, et livre plus récent. Masson et C<sup>ie</sup>, éd., 1903.

(5) Pr Grasset. Les maladies de l'orientation et de l'équilibre. Alcan, 1901.

(6) Fritz Hartmann. Die Orientirung. Vogel, Leipzig, 1902.

et fonctionnelle considérable. Où est le chapitre décrivant cet état de *taxie* qui est l'état normal de tous les êtres organisés, la règle dont l'exception seule nous a occupés jusqu'ici, l'expression fonctionnelle d'une donnée organique fondamentale ?

Et pour le vertige ? Sans doute il est naturel de ne pas tournoyer, de marcher droit et de nous tenir debout. Mais pourquoi est-ce naturel, sinon parce que cette condition si habituelle et si normale est assurée par la vigilance de tous nos sens et surtout du sens des attitudes, vigilance permanente et active assurant seule l'appropriation de tous nos mouvements volontaires et des attitudes systématiques ? Nous avons un terme, le mot vertige, pour définir l'état de suspension de cette vigilance, mais nous n'en avons même pas un pour signifier cet état de vigilance, ce fonctionnement fondamental sur lequel s'appuie toute notre motricité appropriée.

Il n'y a pas de mot dans la langue vulgaire pour désigner cet état heureux de non-vertige ; il n'est pas désigné non plus dans la physiologie enseignée. Le vertige apparaît comme un symptôme d'alarme, naissant tout à coup pour nous avertir que quelque chose ne va pas dans le domaine de notre orientation subjective. Mais quand tout va bien, ce « tout va bien », — qui est toute la physiologie, — disparaît dans l'inconscient, dans l'innommé.

On peut au moins dire que la *faim* est la rupture de l'état de satiété, que la *peur* est la rupture de l'état de sécurité. Les mots existent, mais la manière de considérer les choses n'est guère plus avancée de ce côté. Et pourtant ce qu'on appelle l'instinct de la conservation de l'individu n'est que l'exercice de la recherche constante ou du maintien de cet état fonctionnel de satiété et de cet état fonctionnel de sécurité. Nous ne pouvons

supporter leur suspension momentanée, c'est-à-dire la
faim et la peur, et nous ferons tout pour la faire cesser.
C'est considérer les choses à rebours que de donner
plus de place à la suspension de l'état de satiété ou de
sécurité qu'à ces états fonctionnels eux-mêmes ; seulement ces états fonctionnels, précisément parce qu'ils
sont organiques, ont le caractère d'états si normaux et si
légitimes qu'on ne s'en occupe pas plus de la vie
elle-même, qui est cependant le type le plus caractérisé
d'un état fonctionnel.

Sans nous arrêter à l'examen de tous les états physio-
pathologiques connus ou à connaître, arrivons à la *douleur*. Si l'on réfléchit à ce fait que tous nos tissus sont
intimement et infiniment pénétrés par notre sensibilité,
qu'il y a des nerfs et des terminaisons d'un tact superficiel et profond dans les parties les plus souples comme
dans les plus rigides de notre corps, dans les plus actives
comme dans les plus inertes, dans les plus mobiles
comme dans les plus fixes ; que le moindre trouble
éveille une sensation exquise dans sa délicatesse d'analyse et de localisation, ne devons-nous pas admirer par
quel miracle de distribution organique, de tolérance, de
convenance et d'appropriation anatomiques, l'exercice
de la vie elle-même n'est pas constamment et atroce-
ment douloureux ? Tous nos tissus sensibles ne jouis-
sent-ils pas, à l'état normal, d'une sorte de quiétude,
d'une sorte de torpeur faite d'un équilibre physiologique
presque extatique ? Et dès lors la douleur nous apparaîtra
non plus comme un phénomène positif survenu, surgi
de lui-même à l'occasion d'un trouble quelconque, mais
comme une rupture partielle et locale de cette paix organique que nous méconnaissons par sa tranquillité même.
Cette paix organique, faite toute de vigilance fonctionnelle, résultant de l'équilibre physiologique coordonnant

des myriades d'activités élémentaires, dans une délicate distribution de travail dont notre morphologie ne donne qu'une image grossière et superficielle, — cet état de non-douleur ne porte pas de nom, lui non plus.

Le terme de *sens des attitudes* n'est pas encore entré dans la langue physiologique ; mais nous avons déjà le sens des variations d'attitudes, le *sens kinesthésique* ; et non seulement on ne considère pas encore le mouvement comme variation d'attitude, mais comme effort et on emploie toujours le terme emprunté à l'agent de l'effort, et l'on dit *sens musculaire* !

Et pourtant il est impossible de comprendre quoi que ce soit à ces termes, douleur, besoin, malaise, faim, peur, vertige, etc., si on ne les considère pas comme l'envers d'états fonctionnels positifs, comme la rupture d'états d'équilibre physiologique. Ce sont des variations néga-tives de formes physiologiques évidentes. Ils sont l'ex-pression non d'un état nouveau et autonome, indépen-dant et propre, mais de l'absence d'un état normal positif ; ils apparaissent

> Comme la nuit se fait lorsque le jour s'en va !

C'est une grande erreur de ne pas les considérer et de ne pas les étudier comme des troubles fonctionnels, et de ne point voir la fonction, l'état physiologique dont ils sont la négation. Étudiés en eux-mêmes, ils sont incom-préhensibles et indéfinissables ; et c'est à ce faux point de vue que nous devons le silence presque absolu de la physiologie sur des données aussi fondamentales.

Sans doute l'étendue d'un trouble fonctionnel pourra nous faire dans certains cas mieux connaître la fonction que son étude directe, mais à la condition néanmoins que ce trouble sera étudié dans sa nature fonctionnelle et non comme symptôme d'alarme ayant une valeur positive et indépendante.

Non seulement nous méconnaissons le caractère fonctionnel d'un certain nombre d'états physio-pathologiques, mais encore nous sommes portés à confondre ces états fonctionnels et leurs perturbations avec leur représentation consciente, c'est-à-dire avec leur image cérébrale. Or cette confusion présente, elle aussi, de très grands inconvénients, car elle réunit sous le même vocable l'expression de deux phénomènes absolument distincts, l'état physio-pathologique considéré et sa représentation corticale, c'est-à-dire l'objet et son image, une irritation de siège médullaire ou bulbaire, et une irritation de siège cortical.

Tous les états physio-pathologiques dont j'ai parlé, et ceux que j'ai négligés par simplification, sont des phénomènes d'irritation nucléaire de siège bulbo-médullaire. Ils ont leurs centres de projection corticale où se font leurs images, c'est là qu'ils sont sentis et représentés consciemment. Ils déterminent leurs actes réflexes associés organiquement et fonctionnellement. Mais dire, comme M. Grasset, que la nausée est un acte me semble une erreur, car la nausée est l'irritation nucléaire qui détermine l'acte de vomir ; dire que le vertige est un état de conscience, c'est confondre l'objet et son image et faire de l'écorce le centre du vertige au lieu d'être le lieu de sa représentation. De même pour la douleur, la faim, l'angoisse, etc. Toutes les anxiétés gutturale, laryngée, gastrique, cardiaque, respiratoire, l'anxiété paroxystique et les autres qui sont étagées le long des noyaux sensitifs du pneumogastrique, les affres hypogastrique, hépatique, néphrétique, intestinale, vésicale, qui leur succèdent de haut en bas de la moelle, sont des phénomènes d'irritation nucléaire qui ont leur siège dans la moelle et le bulbe, et c'est bien de la moelle et du bulbe que partent les actes réflexes qui leur sont associés. Mais tous ces états physio-pathologiques ont leur représentation cérébrale, et il est inadmissible que l'on définisse le phénomène médullaire par sa représentation cérébrale, l'objet médullaire par son image corticale. Le vertige, qui semble être la réaction propre des noyaux vestibulaires du nerf labyrinthique, s'accompagne d'irradiations bulbo-protubérantielles d'une topographie qui saute aux yeux. Ce sont les noyaux oculo-moteurs qui apportent la sensation de déplacement des objets environnants ; le glosso-pharyngien y associe la nausée ; le pneumogastrique, l'anxiété, les affres de toute sorte, l'oppression, les palpitations, la petite mort, le frisson ; d'autres noyaux fournissent la pâleur ou la rougeur, les sueurs profuses, la chair de poule, les urines nerveuses, les troubles viscéraux, moteurs, etc. Chaque trouble bulbaire réagit ainsi sur un ou plusieurs autres, qu'il s'agisse d'une colique hépatique, d'une crise hémorroïdaire, d'un accès d'anxiété, d'un vertige ou d'un étourdissement. Chaque bulbe a ses susceptibilités nucléaires personnelles.

Mais la représentation de ces troubles peut manquer tout à fait ou retarder plus ou moins. Dans une violente colère, on ne sent les coups que quand la colère est tombée et que la conscience cesse d'être accaparée toute par la colère elle-même. De même on peut ne sentir la peur qu'après s'être mis hors de danger, bien que les réflexes de la peur n'aient pas attendu que la peur fût consciente. Dire que l'appétit vient en mangeant signifie que la sensation de la faim n'est apparue qu'à mesure qu'elle se satisfaisait. Et ainsi pour une foule de besoins que nous ne reconnaissons qu'objectivement au cours de leur satisfaction. On peut ne constater son vertige que par la difficulté de marcher droit, sans aucune sensation vertigineuse, etc., etc.

Dans la définition physiologique de ces états fonctionnels et de leurs perturbations, leur représentation consciente n'est qu'un épiphénomène et ne doit aucunement figurer dans leur étude propre. Pour n'être pas toujours représentés au niveau de nos centres sensoriels subjectifs, ces états et ces troubles fonctionnels n'en existent pas moins et ils se trahissent plus directement par leurs réflexes propres que par leur représentation consciente. Il faut donc les définir et les étudier en eux-mêmes, les distinguer des réflexes qu'ils émettent et de leur représentation cérébrale : c'est-à-dire sous forme de réaction nucléaire, de siège bulbo-médullaire.

Le vertige n'a donc pas même, en physiologie, un terme qui lui soit opposable. L'état de *non-vertige* est pourtant assuré en nous par un grand nombre de contributions fonctionnelles des plus vigilantes et des plus variées ; il peut être troublé de cent façons diverses ; il est indispensable à toutes les appropriations de l'appareil locomoteur ; et pourtant on ne sait sous quel nom l'étudier, sous quel aspect le décrire. Nous ne reconnaissons la fonction qu'en constatant le trouble fonctionnel ; elle ne se révèle, ne brille, pouvons-nous dire, que par son absence, c'est-à-dire par l'état de vertige.

Les définitions des auteurs sont toutes insuffisantes ou inexactes sur quelque point. Dire avec Hughling Jackson que ce qui domine dans le vertige, c'est « la conscience d'un trouble dans la coordination motrice », n'est-ce pas méconnaître ou oublier les cas si nombreux où le vertigineux se sent entraîner dans sa chute « tout d'une pièce », avec des illusions de translation dans lesquelles n'intervient aucune sensation de mouvement exécuté par lui, avec ou sans coordination ? Accepter, comme le fait Weill, la définition de Grainger Stewart, pour qui le vertige est « le sentiment de l'instabilité de notre position dans l'espace, relativement aux objets environnants », c'est négliger les cas tout aussi nombreux où le malade se sent tomber « avec tout ce qui l'entoure », ou encore sans garder aucun rapport sensoriel avec son milieu. Ces définitions sont loin d'être complètes, ne concernent même que la *sensation vertigineuse,* et non le vertige. Pouvons-nous dire en effet, avec Charcot, que le vertigineux vrai garde sa connaissance complète et peut toujours rendre compte de ce qu'il a éprouvé ? Cela est exact, à notre avis, pour la sensation vertigineuse qui, pour être consciente, exige naturellement la connaissance. Mais la sensation, la conscience d'un état n'est pas cet état. L'animal privé de ses hémisphères a-t-il conscience de la douleur, crie-t-il moins pour cela ? Aura-t-il davantage conscience du vertige qui le fera tituber si on irrite ses pédoncules cérébelleux ou son labyrinthe ? Il n'a plus la sensation vertigineuse, ni la sensation nauséeuse, mais il n'en garde pas moins le vertige et la nausée. Il en est de même dans le sommeil chloroformique, dans l'éclampsie, dans le coma. Mais, bien plus, ne nous arrive-t-il pas à nous-mêmes, à l'état sain, de reconnaître en nous le vertige, non pas immédiatement par observation interne directe, mais uniquement par l'incohérence de notre marche, sans éprouver la sensation vertigineuse ? On peut se trouver jeté à terre avant d'éprouver aucune sensation de vertige. Le vertige en effet peut être parfaitement inconscient, comme une foule de troubles bulbaires qui nous échappent le plus souvent. Les fonctions bulbaires elles-mêmes ne sont-elles pas totalement méconnues de notre activité sensorielle interne ?

« Il n'est pas aisé de donner une bonne définition du vertige », observe M. Grasset, dans la remarquable étude qu'il vient de publier dans la *Revue philosophique* (mars-avril 1901) sur le *Vertige* (1).

En effet, dès qu'on cherche à se définir à soi-même l'idée que l'on se fait du vertige, on reconnaît aussitôt qu'il faut tout d'abord isoler le vertige d'un certain nombre de troubles satellites qui compliquent son image ; et quand on croit cette image à peu près nette, tout ce qu'on en peut dire, c'est que le vertige nous apparaît comme le trouble mal défini d'une fonction qui l'est moins encore.

Il faut donc une prudence extrême dans la position de cette question si intéressante ; il importe surtout de se placer d'abord à un point de vue si bien orienté, qu'il nous livre d'emblée le panorama de tous les troubles de même ordre, avec leur aspect propre et leur localisation légitime dans le domaine encore si mal exploré des états physio-pathologiques.

« Avant tout, dit M. Grasset, le vertige est une *sensation*, c'est-à-dire que c'est un *phénomène subjectif de conscience*. Il peut avoir des causes et des conséquences objectives, mais essentiellement il est subjectif et conscient... Il n'y a pas vertige s'il n'y a pas, pendant un temps plus ou moins long, une vraie sensation consciente. »

M. Grasset fait erreur quand il écrit que, dans ma première édition du *Vertige*, je reprenais l'idée de Hughlings Jackson en distinguant le vertige de la sensation vertigineuse. Pour cet auteur, comme le reconnaît ailleurs M. Grasset, le vertige est un phénomène de conscience. Pour moi, il n'a jamais été qu'un trouble nucléaire des centres bulbo-protubérantiels du nerf vestibulaire, et

---

(1) Ce qui suit a été publié isolément dans la *Revue scientifique* du 27 juil. 1901, sous le titre : Une définition du vertige.

particulièrement des vastes noyaux étalés sous le plancher du quatrième ventricule, — lequel trouble pouvait être *ou n'être pas* représenté dans le champ des images conscientes. Je me suis élevé contre la confusion faite par tous les auteurs passés, par ceux qui m'ont d'ailleurs suivi, et en dernier lieu, par M. Grasset, entre un phénomène de siège bulbaire, le vertige, et un autre phénomène de siège beaucoup plus élevé dans l'axe cérébro-spinal, c'est-à-dire de localisation corticale, la *sensation* de cet état vertigineux.

Je reprenais si peu, pour la développer, l'idée de H. Jackson, que j'écrivais, et c'est cette phrase que M. Grasset veut bien me faire l'honneur de citer à ce propos : « Ces définitions (de Hughlings Jackson et de Grainger Stewart) sont loin d'êtres complètes, ne concernent même que la *sensation vertigineuse* et non le vertige. » S'il y a vraiment là « une confusion inacceptable, à moins de changer complètement le sens, universellement accepté, du mot vertige », comme le prétend M. Grasset, j'en puis donc revendiquer toute la responsabilité et la priorité. M. Grasset constate d'ailleurs que j'ai pensé autrement que tout le monde, mais n'établit pas nettement que j'aie eu tort de le faire. Voici son argumentation :

« Ce que l'on appelle vertige est, à vrai dire, ce que Bonnier appelle sensation vertigineuse, et il ne faut pas confondre le vertige avec ses conséquences objectives possibles.

« Quand Bonnier dit que « la sensation, la conscience « d'un état n'est pas cet état », il dit vrai pour les états qui, comme la nausée, sont un acte et non un état de conscience. Mais il ne dit plus vrai pour les états qui, comme la douleur et le vertige, sont des états de sensation. De ce que l'animal, privé de ses hémisphères, crie quand on le blesse, cela ne prouve pas qu'il souffre, et s'il souffre, c'est qu'il sent. Quand un individu titube ou tombe sans éprouver de sensation vertigineuse, il n'y a pas de vertige.

« Donc, le vertige reste une sensation, un phénomène subjectif de conscience. »

Ce syllogisme ressemble beaucoup à une pétition de principes. Tant que l'on admettra que le vertige n'existe pas s'il n'est pas senti, il est évident que le vertige restera une sensation. Ceci n'est pas une démonstration.

Il ne faut pas confondre, dit M. Grasset, le vertige avec ses conséquences objectives possibles ; c'est absolument vrai, et je n'ai jamais fait cette confusion ; le vertige n'est ni la titubation, ni la chute, ni la pâleur, ni le frisson, ni la diplopie, ni la vision des objets en rotation circulaire, ni les autres troubles irradiés — qui affirment d'ailleurs précisément son siège bulbo-protubérantiel ; — mais il ne faut pas davantage le confondre, comme fait M. Grasset, avec ses conséquences *subjectives* possibles, entre autres, sa représentation consciente, de siège cortical, c'est-à-dire la sensation vertigineuse, la conscience de l'état de vertige.

La nausée, que m'oppose M. Grasset, comme un acte et non un état de conscience, tandis que le vertige et la douleur sont des états de conscience, la nausée est tout à fait comparable, au contraire, au vertige et d'ailleurs aussi à la douleur.

Ce sont pour moi, au même titre, des irritations des noyaux gris postérieurs de l'axe médullaire, éveillant des réflexes moteurs différents selon leur appropriation fonctionnelle spéciale, des images différentes aussi selon leur siège cortical. Il me semble infiniment moins troublant et plus conforme à l'observation directe de dire par exemple :

La nausée est une irritation du noyau bulbaire de la neuvième paire; cette irritation provoque un acte réflexe qui est le vomissement; car c'est le vomissement, soit dit en passant, qui est l'acte, et non la nausée; cette irritation éveille en certains points de l'écorce une image qui est consciente sous forme de sensation nauséeuse.

La douleur est de même une irritation d'un noyau médullaire du système des racines postérieures; elle produit un acte, qui est le cri, le recul, le mouvement de défense; elle éveille au niveau de tel point de l'écorce une image qui est la définition consciente de l'état douloureux, la sensation douloureuse.

Et je dirai immédiatement que le vertige est une irritation des noyaux vestibulaires de l'appareil labyrinthique, sous le plancher du quatrième ventricule; que cette irritation produit un acte, la titubation, l'impulsion vertigineuse, et aussi une image corticale consciente, la sensation vertigineuse.

De même l'oppression, l'anxiété, l'affre pneumo-gastrique, de siège bulbaire, produiront l'anhélation, l'asthme, etc., qui sont des actes, ou encore la respiration accélérée ou affolée, et aussi des images conscientes, de siège cortical, les sensations d'anxiété, d'oppression, etc., etc.

Mais on peut avoir la douleur sans crier, la nausée sans vomir, le vertige sans rouler, l'acte peut ne pas jaillir de l'irritation sensorielle immédiate; de même on peut ne pas sentir la douleur, la nausée, le vertige, si la représentation corticale n'intéresse pas notre conscience.

Je me suis toujours élevé contre cette confusion, qui empêche toute pénétration inductive dans le domaine des troubles si connus et si mal définis dont la clinique s'obscurcit au lieu de s'en éclairer.

La science est encore encombrée d'erreurs anthropo-morphiques et le monde est pavé de nos imaginations métaphysiques et religieuses. C'est une mauvaise science que celle qui fait de l'homme la mesure de l'univers; la vraie science doit faire commune mesure de l'un et de l'autre, et tout doit être objectivé. De même il est dangereux de chercher la définition des choses dans leur représentation cérébrale et sensorielle et de faire de notre conscience la mesure de nos états organiques; car elle n'est, elle aussi, qu'un état organique sur lequel réagissent les autres. C'est surtout dans l'analyse du monde subjectif qu'il importe de tout objectiver, de tout mettre à l'air, de faire perdre aux choses leur reflet.

« Le vertige, dit encore M. Grasset, est une sensation *fausse*; il est constitué par deux sensations : *a*) une sensation de déplacement du corps par rapport aux objets environnants; *b*) une sensation de perte de l'équilibre. »

Je crains qu'il n'y ait ici une nouvelle confusion et que la définition ne s'obscurcisse encore.

J'ai montré, et M. Grasset le reconnaît, que la sensation de déplacement *vraie* ou *fausse*, n'est pas le vertige. Je rappelle la phrase de mon travail que M. Grasset me fait l'honneur de citer : « Une personne non sujette au vertige pourra subir et exécuter en réalité des mouvements qui, chez une autre personne, provoqueraient infailliblement le vertige, l'angoisse, la peur, la nausée, le frisson, etc.; elle peut également, sans vertige, avoir l'illusion, l'hallucination, le rêve de tels mouvements. La sensation de l'instabilité de notre corps dans l'espace, ne l'avons-nous pas en courant, en sautant ? Le vertige n'est donc pas la sensation de l'instabilité du corps dans l'espace; car, à ce compte, les gymnastes et les équilibristes, dont l'attention est si précisément fixée sur la sensation de cette instabilité, seraient en état de vertige continuel ; or, c'est précisément le contraire qui a lieu. »

— « De ce raisonnement très serré et très juste, dit M. Grasset (p. 230), nous ne concluerons pas, avec Pierre Bonnier, que « le vertige n'est donc pas la « sensation de « l'instabilité du corps dans l'espace » ; mais nous conclurons (ce qui nous paraît plus logique) que « le ver-« tige n'est pas *tout entier* dans la « sensation de l'insta-« bilité du corps dans l'espace. »

« L'illusion du mouvement, confirme M. Grasset (p. 231), crue et admise comme réelle par le sujet, ne devrait pas avoir sur lui des conséquences différentes de celles qu'entraîne la conscience de mouvements réels (escarpolette, valse, exercices gymnastiques ou acrobatiques), et Pierre Bonnier a bien montré lui-même que cette sensation de mouvement réel ne suffit pas à donner le vertige.

« Donc, dans le vertige, il y a un autre élément constitutif, qu'il faut rechercher. »

— Cette observation de M. Grasset nous montre donc que des deux éléments constitutifs dont l'union forme la sensation fausse et double qui est le vertige, le premier élément n'a rien de bien constitutif, puisque c'est ailleurs qu'il faut chercher le vertige.

M. Grasset le trouve dans la comparaison entre le valseur sans vertige et le valseur avec vertige (p. 232).

« Le caractère distinctif entre ces deux états est bien facile à dégager : sans vertige, quels que soient les déplacements du corps ou des objets, le sujet *sent* que son équilibre automatique est assuré ; dans le vertige, avec les mêmes déplacements et même sans déplacements réels, le sujet *sent que son équilibre automatique n'est plus assuré*. Il essaye de suppléer par le cerveau à l'effondrement de ses centres automatiques de l'équilibre ; mais il sent que cette suppléance elle-même est précaire ; il craint de la voir fléchir à son tour et il s'angoisse. Le second élément constitutif de tout vertige est donc *la sensation de la perte d'équilibre*. »

Nous ferons les mêmes critiques aux deux éléments constitutifs. Dans les déplacements réels, nous sentons, en dehors de tout vertige, que notre équilibre automatique n'est pas assuré, puisque tout mouvement de déplacement est une perte passagère de notre équilibre. Nous avons la sensation très nette de notre perte d'équilibre, comme nous avons la sensation très nette de nos déplacements, sans avoir pour cela le vertige. M. Grasset confond encore, selon moi. — Une comparaison :

La vue, la constatation, la certitude, la sensation d'un danger, n'est pas la peur, — mais tout ceci pourra faire surgir le trouble que nous nommons la peur.

De même la sensation, la certitude de nos déplacements et de notre perte d'équilibre n'est pas le vertige, — mais pourra le produire plus ou moins facilement.

Que le danger soit réel ou imaginaire, sa sensation pourra éveiller la peur, mais on ne peut pas dire que la sensation du danger est un élément constitutif de la peur ; car alors on pourrait ne plus s'arrêter dans la constitution de trouble défini et y faire entrer le danger lui-même.

De même, que le mouvement, le déplacement effectué par nous soit réel ou imaginaire, que la perte de notre équilibre soit réelle ou imaginaire, la sensation de mouvement et la sensation de perte d'équilibre pourront toutes deux éveiller le vertige ; mais on ne peut pas dire

BONNIER. 2

que les deux sensations, vraies ou fausses, sont les deux
éléments constitutifs du vertige, car il n'y a aucune
raison de n'y pas faire entrer encore une foule d'autres
causes directes et indirectes.

Quand M. Grasset résume : « le vertige est donc constitué par deux sensations : *a*) une sensation de déplacement du corps par rapport aux objets environnants ; *b*)
une sensation de perte de l'équilibre », on peut lui
objecter : L'homme qui saute un fossé a tout cela, et
peut n'avoir pas le vertige ; l'homme qui glisse, perd
l'équilibre et tombe a tout cela, et n'a pas forcément le
vertige. Cette définition passe donc à côté de son objet,
et d'ailleurs nous pouvons serrer de plus près son analyse du vertige chez le valseur.

« Ce qui fait la tranquillité et la sécurité heureuse
du valseur, dit M. Grasset, c'est qu'il *sent* son équilibre
assuré, et assuré par ses centres automatiques, sans intervention aucune de son cerveau. » Ceci encore manque de
netteté. Une chose apprise, assimilée, acquise, comme
la valse, ce maintien de l'équilibre au milieu de ces attitudes et de ces mouvements si précis, si rythmés, en
vigilance constante avec le rythme musical entendu, avec
les obstacles distribués autour du couple tournoyant,
avec les attitudes, les mouvements et l'équilibre de la
valseuse, tout cela peut-il être considéré comme livré à
des centres automatiques — sans intervention aucune de
notre cerveau ? Singulière conception que celle de ces
centres automatiques situés je ne sais où, où s'empilent
nos exercices musculaires les plus délicats dès que notre
attention s'en distrait. N'est-ce plus mon cerveau qui lit,
quand, sans que j'aie conscience d'épeler les mots, de
courir d'une ligne à l'autre, je concentre mon attention
sur la pensée de l'auteur ? N'est-ce plus mon cerveau
qui opère quand je chante et quand je joue une musi-

que étalée sous mes yeux ? Je n'ai pas conscience du mouvement de mes yeux, de mes doigts, ni de ceux de mon larynx, ni de ma respiration distribuée par le besoin des phrases, mais c'est parce que mon attention est fixée autre part, et non parce que mes doigts et mon larynx obéissent à des centres automatiques extra-cérébraux. La volonté et la conscience ont un domaine extrêmement large dont toutes les parties ne peuvent être simultanément éclairées par l'attention, exercice sensoriel ; mais je ne puis admettre que le cerveau n'intervient plus dans le mouvement des jambes du valseur dès qu'il se met à causer en valsant. Il y a plus d'automatismes dans le cerveau que dans tout le reste des centres nerveux. Et je suis certain de saisir la pensée de M. Grasset, car il la développe assez nettement à propos du valseur sans vertige. Je cite (p. 232) : « ... Il cause, il est calme, tranquille, uniquement parce qu'il sent que son équilibre n'est pas menacé ; il sent que son automatisme (*sans son cerveau*) suffit à assurer cet équilibre, quelque compliqué qu'il puisse paraître ; il ne se sent nullement menacé de choir, et de fait, sans qu'il y pense (puisqu'il pense à toute autre chose), il contracte et relâche les muscles et les groupes musculaires qu'il faut contracter et relâcher pour ne pas tomber, soutenir sa danseuse, éviter les obstacles ; et il a conscience que le service d'équilibre se fait très bien et très correctement. Et cette conscience, quoiqu'un peu obscure, est suffisamment nette pour augmenter la jouissance et en tout cas pour libérer son *cerveau* de toute surveillance active sur les *fonctions inférieures* et lui permettre même parfois de poursuivre des raisonnements suivis. »

Admettre que les jambes du valseur n'obéissent qu'à des centres automatiques extra-cérébraux, assez distincts en tout cas du cerveau pour que celui-ci, dans le vertige, « essaye de suppléer à l'effondrement des centres automatiques de l'équilibre », cela me semble plus surprenant de la part d'un savant tel que M. Grasset que d'entendre dire à un cycliste que « ses jambes vont toutes seules », parce qu'il n'est pas attentif à en détailler les appropriations motrices.

Je m'explique mal la sécurité heureuse et la tranquillité du valseur de M. Grasset, qui sent son équilibre assuré par ses centres automatiques sans intervention aucune de son cerveau. Et avec quoi *le sent-il,* cet équilibre, assuré ou non, sinon avec son cerveau ? — Si j'étais sa valseuse, je me méfierais, et je n'oserais m'abandonner aux centres automatiques (cervelet, noyau rouge, tubercules quadrijumeaux, noyaux de Deiters et de Bechterew, noyaux du pont...) de mon insouciant valseur.

Analysons encore le cas du valseur avec vertige.

« Tout différent devient le tableau quand le vertige envahit le même sujet. Les objets ne tournent pas plus vite qu'avant, et le pavé n'est pas plus glissant, mais les obstacles, dont le nombre n'a pas augmenté, lui apparaissent plus difficiles à éviter.

« Il ne peut pas les dédaigner, causer et penser à autre chose. » (Tout ceci est une conséquence de l'état vertigineux, ce n'est pas le vertige.) « Il ne tombe pas ; mais il se sent constamment menacé de tomber. En tout cas, s'il ne tombe pas, c'est à force d'attention et de volonté. Alors même qu'il s'arrête, la sensation de rotation des objets continue. » (Irradiation du trouble des noyaux vestibulaires aux noyaux oculo-moteurs.) « Il sent de plus en plus son équilibre menacé ; ses efforts pour le maintenir deviennent de plus en plus pénibles ; l'angoisse arrive. » (Irradiations bulbaires aux noyaux pneumogastriques et aux suivants.) « Il sue et il a froid ; il est obligé de s'accrocher à un meuble ou au bras de sa danseuse ; parfois même, malgré tous les efforts concentrés de sa volonté, quoique, depuis le début du vertige, son cerveau tout entier soit exclusivement occupé à maintenir ce malheureux équilibre, il finit par être vaincu et s'effondre. » — C'est cette *sensation de perte de l'équilibre* qui est le second élément constitutif du vertige, d'après M. Grasset. Mais je ne vois dans cette description que des effets, des manifestations de l'état vertigineux, et non le vertige ; le vertige est-il la difficulté de vaincre les obstacles, la préoccupation et la crainte de tomber, l'attention et la volonté fixée sur le maintien de l'équilibre ; est-ce la rotation des objets et le trouble visuel réflexe, est-ce l'angoisse, la transpiration, le froid, la défaite finale ? Non, tout ceci est produit par le vertige, et, comme l'a dit M. Grasset, il ne faut pas confondre le vertige avec ses conséquences objectives possibles.

Nous voilà loin d'une définition d'un trouble aussi connu. M. Grasset s'adresse d'abord non au trouble lui-même, mais à sa représentation cérébrale ; non à l'objet, mais à son image consciente. Il fait de cet état physiologique une sensation fausse, laquelle est constituée par deux sensations qui, l'une et l'autre, qu'on les étudie à part ou qu'on les associe, peuvent provoquer le vertige, mais ne sont pas le vertige.

Je le répète : un homme qui fait une chute, qui saute un fossé, qui s'assied, a la sensation du déplacement de son corps par rapport aux objets environnants, et la sensation de la perte de son équilibre. Il n'a nullement pour cela le vertige. Même si la sensation est fausse et s'il se figure tomber au lieu de tomber réellement, il aura peur de se faire mal ; il n'aura pas pour cela le vertige. La peur de tomber n'est pas le vertige ; mais l'anxiété et le vertige sont deux troubles souvent associés, parce que les centres labyrinthiques et les centres pneumo-gastriques sont contigus. Nous n'avançons guère davan-tage dans cette voie, si nous suivons M. Grasset dans l'étude de ce qu'il appelle la *fonction centripète d'orienta-tion* et la *fonction centrifuge d'équilibre*.

Je préférerais pour ma part laisser le nom *d'équilibre* à l'état qui caractérise les attitudes dans lesquelles on ne tombe pas, et donner le nom *d'équilibration* à l'effort qui fixe ces attitudes. C'est l'équilibration, et non l'équilibre, qui est une fonction centrifuge.

— J'ouvre ici une petite parenthèse. « C'est, dit M. Gras-set, p. 233, l'unité de la fonction qui fait l'individualité d'un appareil nerveux », et il rappelle qu'il a pu soutenir qu'il n'y avait pas de nerf optique droit ou gauche, mais seulement des nerfs hémi-optiques, l'un transmettant les impressions de la moitié gauche des deux rétines, l'autre celles de la moitié droite. Cette opinion de M. Grasset, reportée par lui à la date de 1898, je l'avais également présentée en 1893, dans mon *Vertige,* montrant que le véritable nerf optique était la bandelette elle-même, permettant au cerveau droit de voir à gauche, et au cer-veau gauche de voir à droite, ce qui est une loi générale pour tous les animaux qui ont une vision latérale et pour ceux qui ont une vision frontale avec une décussation plus ou moins complète de ce que l'on devrait appeler non les nerfs optiques, mais les nerfs *rétiniens.*

Plus loin, p. 207. M. Grasset attribue à mon ami Cherechewsky la paternité du « sens des attitudes », et à moi celle du « sens des attitudes segmentaires ».

Ici encore, je me permettrai une petite rectification à l'état civil de ce sens encore nouveau-né et que je crois appelé à grandir pour effacer et le vieux sens muscu-laire dont la physiologie est encombrée, et le sens kines-thésique, décidément peu viable, le mouvement ne pouvant être étudié que comme une variation d'attitude. A la page 44 de sa thèse (sur *Le sens musculaire et le sens des attitudes,* Paris, 1897), Cherechewsky écrit : « Nous parlerons donc exclusivement de la notion du « sens des attitudes », dénomination employée pour la première fois par Pierre Bonnier, qui s'est spécialement et tout particulièrement occupé de cette question dans plusieurs de ses publications. Nous ne pourrons mieux faire que citer largement cet auteur : nous serons sûr de cette façon de traduire fidèlement la manière de voir de M. Bonnier, ce qui est toujours préférable quand il s'agit de faire disparaître une notion classique, qui a été longtemps monnaie courante et admise presque par tout le monde ». Cherechewsky s'étonnera donc tout le premier de se voir attribuer cette paternité, et je m'en étonne avec lui. Son travail s'appuie sur mon étude sur le *Tabes labyrinthique* (*Presse méd.* 10 juin 1896), mais le Sens des attitudes date en réalité de 1893, et de mon livre sur le *Vertige*.

Pour en finir avec ces rectifications, je relèverai encore une note de la page 239, où M. Grasset rappelle que « M. Egger, à l'aide *d'un cas de destruction unilatérale de l'appareil vestibulaire avec conservation de l'appareil cochléaire,* a démontré que l'orientation des sons se fait par le seul appareil cochléaire sans la notion de position de notre corps et de la tête vis-à-vis de l'horizon. » — M. Grasset ne semble avoir connu cette note de M. Egger que par une analyse et non par son texte même. En tout cas, je me permettrai de lui rappeler que, dans la séance qui suivit cette note, et dans une assez grosse discussion (1), à deux reprises, je montrai que ce que M. Egger nous

---

(1) Séances des 23 juillet et 8 octobre 1898.

apportait comme un *fait* qu'il opposait à ma *théorie* n'était
qu'un *diagnostic* appuyé sur une observation clinique
incomplète, et que sa réfutation comportait une erreur
clinique, une erreur physiologique et une erreur critique. Mes théories reposent sur quinze années de clinique et sur un grand nombre de faits que des vues particulières me permettent d'orienter, mais je n'ai jamais
présenté comme fait une hypothèse clinique, une lésion
supposée aussi gratuitement, avant toute vérification. Je
dois reconnaître que, ma réfutation a trouvé moins de
place dans les recueils spéciaux que l'analyse de M. Egger
et qu'il faut se reporter aux *Bulletins de la Société de biologie* pour prendre connaissance de cette question. J'ai
pour cela reproduit dans mon dernier livre de l'*Audition,* et intégralement, les notes de M. Egger et mes
réponses (1).

Enfin, dans la même page, M. Grasset attribue à
Carazzi, avec indication bibliographique détaillée, une
phrase où j'ai immédiatement reconnu mon patois particulier, et qui est d'ailleurs extraite d'un exposé analytique publié dans la *Revue neurologique* du 30 décembre
1898, p. 885, où je critiquais à la fois les idées de Lugaro
et celles de Carazzi. La phrase et l'idée sont de moi; je
les cite avec complaisance : « Lugaro, ainsi que beaucoup d'auteurs, considère l'appareil vestibulaire comme
faisant partie de l'appareil auditif, alors que la physiologie et l'anatomie comparées montrent que l'appareil

---

(1) Dans sa note du 21 juin 1902, à la *Société de biologie,* à propos de ce
même cas, M. Egger n'a plus maintenu cette conclusion. L'autopsie de la
malade montra bien une tumeur bulbaire comme l'avait indiqué M. Egger,
et comme je l'avais accepté, mais ne porta pas sur les lésions périphériques
que j'avais signalées d'après sa symptomatologie même et qui firent l'objet de
notre discussion.

cochléaire et l'audition tonale ne sont au contraire que les dernières dérivations des formations et des appropriations des appareils auriculaires et préauriculaires dans la série animale, de telle sorte que l'audition est, phylogénétiquement parlant, une annexe, extrêmement importante, des grandes fonctions auriculaires, infiniment plus anciennes. » Je m'en voudrais de laisser imputer une aussi lourde phrase à tout autre qu'à moi, d'autant plus que je tiens à l'idée que j'avais soutenue depuis 1890.

— Revenons au vertige et à ce que M. Grasset appelle la fonction *centripète d'orientation* et la *fonction centrifuge d'équilibre*.

Il y a encore ici un point quelque peu diffus dans l'exposé de M. Grasset.

Le vertige, pose-t-il d'abord, page 233, est constitué par deux *sensations,* une sensation de déplacement du corps par rapport aux objets environnants, et une sensation de perte de l'équilibre.

Il établit ensuite une autre forme de dualisme entre la fonction d'orientation, qui est centripète, et la *fonction* d'équilibre, qui est centrifuge. Il est évident que l'orientation, faite d'informations de toutes provenances, est d'exercice centripète et que l'équilibration, exercice musculaire, est forcément centrifuge.

Mais un troisième dualisme intervient (p. 246), qui sépare l'équilibration volontaire et l'orientation consciente d'une part, de l'orientation inconsciente et de l'équilibre automatique de l'autre. Tout ceci aboutit à un schéma qui, par sa simplicité apparente, complique encore la question. Ce schéma associe dans un même polygone l'écorce cérébrale et les centres dits automatiques. Pour que le vertige existe, il faut que le centre cortical ait conscience du trouble que M. Grasset ne définit pas et qui n'est pas pour lui le vertige.

Le premier élément constitutif vu plus haut, la sensation du déplacement, est ici définitivement condamné par M. Grasset lui-même (p. 250). « On comprend qu'une lésion du labyrinthe ou du cervelet, un trouble oculaire, puissent produire une sensation de fausse orientation et par suite une sensation fausse de déplacement. *Mais cela ne suffit pas pour produire le vertige.* Car cette sensation de déplacement, agissant comme si le déplacement était réel, agira dans le polygone sur les centres de l'orientation et ensuite sur ceux de l'équilibre : tous ces actes automatiques se feront régulièrement et le centre O (l'écorce) ne recevra aucune impression fâcheuse. ʼ risquera seulement de faire un jugement faux et d'admettre l'existence réelle de ce mouvement qʼ il a senti. *Mais il ne sentira aucune sensation pénible ʼ ssemblant au vertige.* »

Mais alors, pourquoi tant tenir à ce premier élément constitutif, puisqu'il n'a rien à voir avec le vertige ?

« A quoi donc correspond maintenant le deuxième élément constitutif de vertige : la sensation de perte d'équilibre ?

« Il faut, pour que ce second élément se réalise, que la fonction polygonale de l'équilibration soit troublée, ne se fasse plus normalement. Ce qui faisait la quiétude du centre O et l'empêchait de souffrir, c'était le bon fonctionnement de ce polygone, *qui maintenait l'équilibre avec une sensation fausse comme avec une sensation vraie.* Mais si le polygone ne fonctionne plus bien, si les centres de l'équilibre ne répondent plus régulièrement aux centres de l'orientation, si l'automatisme de l'orientation est troublé, alors le centre O s'émeut, sent ce désarroi de son polygone, sent que l'équilibre va être troublé, lutte personnellement pour le maintenir : il s'accroche, se cramponne aux objets environnants, ferme et ouvre les yeux, et, angoissé, a peur de la chute... C'est le vertige. »

Remarquons tout d'abord encore une fois que le vertige n'est pas dans la première sensation de déplacement, et qu'il n'apparaît que dans la peur, la sensation de la perte de l'équilibre, — le second élément constitutif.

« On voit, dit M. Grasset (p. 251), qu'aucun des auteurs n'insiste sur la distinction des deux éléments, qui sont *aussi essentiels l'un que l'autre* pour la constitution du vertige. » M. Grasset y insiste beaucoup, mais ne parvient pas à nous convaincre de leur importance, puisqu'il est difficile de considérer comme essentiels, et aussi essentiels l'un que l'autre, deux éléments, dont l'un ne joue aucun rôle et dont l'autre est si peu défini qu'il se confond avec l'inquiétude, l'angoisse de tomber, ce qui n'est pas le vertige, et la sensation de l'équilibre perdu, ce qui n'est pas davantage le vertige.

M. Grasset n'a cherché sa définition que dans l'étude de l'homme en mouvement et exposé à perdre son équilibre. Mais le vertige d'origine stomacale, le vertige d'origine hépatique, auriculaire, le vertige provoqué par une odeur, par la vue d'un mouvement qui se produit en dehors de nous, ne résulte pas de la crainte que nous éprouvons de ne pouvoir assurer notre équilibre. Nous n'avons pas besoin même de l'assurer, car nous pouvons l'éprouver, ce vertige, au lit, en plein abandon musculaire et en pleine sécurité d'équilibre.

Cette confusion dans laquelle est tombé M. Grasset, il reproche aux auteurs qui l'ont précédé de ne pas l'accepter, et il me reproche particulièrement de confondre avec le *sens de l'espace* l'appareil de l'orientation et de l'équilibre.

« Dans l'analyse physiologique de ce grand appareil

nerveux, je crois qu'on n'a pas en général assez insisté sur ce double élément qui le constitue : appareil centripète d'orientation et appareil centrifuge d'équilibre. »

J'ai, pour ma part, longuement insisté sur les rapports des images d'attitudes et de l'orientation, avec toutes les formes de la motricité appropriée, et en particulier de l'équilibration. La préoccupation de M. Grasset le pousse à faire de l'équilibre une sorte de fonction symbolique comme s'il y avait une motricité spécialement et exclusivement consacrée au maintien de notre équilibre. Mais c'est là une dangereuse manière de considérer les choses.

L'équilibre peut être réalisé par des milliers d'attitudes différentes ; il y a équilibre quand nous sommes dans une attitude *quelconque,* pourvu qu'elle n'entraîne pas de chute. On se tient en équilibre sur les mains comme sur les pieds, moins facilement sans doute ; on se tient en équilibre sur le dos, sur le flanc, à plat ventre, à quatre pattes, sur un pied, etc. Ces attitudes d'équilibre sont des attitudes comme les autres ; elles ont ceci de particulier qu'elles ne varient pas dans le sens d'une chute. Mais ce sont des attitudes que nous savons équilibrées par expérience acquise et par information immédiate. L'équilibre n'a rien d'automatique, et quand le cerveau n'y peut veiller, nous cherchons, comme lorsque nous voulons dormir, une position qui n'a aucune tendance à varier. Les centres automatiques des attitudes d'équilibre ne sont autres que les centres vigilants de notre cerveau, mais ils peuvent veiller sans que nous les *surveillions,* au moins consciemment. Sans doute, chez des animaux inférieurs à nous, l'équilibre peut être maintenu sans l'intervention du cerveau, mais il n'en est plus de même chez nous, dont le cerveau a capitalisé tous les offices physiologiques de la vie de relation.

Qu'il s'agisse d'équilibre ou de tout mouvement approprié, c'est toujours le sens des attitudes qui nous renseigne sur la position de nos divers segments les uns par
rapport aux autres, c'est toujours l'orientation subjective qui commande nos appropriations motrices, celles
d'équilibration comme les autres. L'orientation de nous-
mêmes dans notre milieu, et l'orientation de notre milieu
par rapport à nous, commandent toute notre motricité
appropriée. Quand, dans mon *Vertige,* je parlais de *sens
de l'espace,* je comprenais sous ce terme toutes les informations qui définissent l'orientation tant subjective
qu'objective, le sens qui nous fournit la notion du
*quelque part* de chaque chose, nous compris. Mais je
n'ai jamais confondu l'équilibre avec le sens de l'espace,
ce que fait M. Grasset, que je cite encore (p. 236) :

« Cette analyse incomplète se trouve en particulier
chez tous ceux qui confondent l'appareil de l'orientation
avec le *sens de l'espace.*

« Ainsi Pierre Bonnier, dans sa belle étude sur le vertige, ne parle que du sens de l'espace, et il donne nettement ce nom « à toutes les parties de la sensibilité,
« tant centrales que périphériques, qui contribuent à
« définir l'orientation objective et l'orientation subjec-
« tive. »

« Il n'y a pas d'erreur possible : il n'est question là
que de « sensibilité », d' « orientation », par conséquent
d'un appareil centripète ; il n'est pas du tout question de
l'appareil centrifuge de l'équilibre. »

Mais sans doute, jamais je ne songeai à définir le vertige par la perte de l'équilibre, ni par la sensation de
cette perte d'équilibre, pas plus que je ne définirai la
douleur par le cri qu'elle arrache, la peur par la fuite
qu'elle conseille, la nausée par le vomissement.

Je ne pousserai pas plus loin l'analyse de l'intéressante

étude de M. Grasset, ne voulant saisir que la définition
qu'il donne du vertige. M. Grasset confond la sensation
vertigineuse avec le vertige, une image corticale avec
une irritation protubérantielle, la représentation consciente d'un état physiopathologique avec cet état lui-
même.

Il fait entrer dans la constitution du vertige une sensation
fausse de déplacement, qu'il reconnait insuffisante et le
plus souvent étrangère au vertige, — et une autre sensation fausse, celle de la perte d'équilibre, dans laquelle il
ne montre qu'une forme d'anxiété, d'angoisse, étrangère
également au vertige, comme je crois l'avoir fait remarquer. Ce sont ces deux éléments qu'il donne comme essentiels dans le vertige ; ils sont en réalité des phénomènes
voisins du vertige, souvent associés, — mais essentiellement étrangers au vertige — Cette définition n'est pas
définitive.

Ces différentes définitions du vertige, dont la plupart
ont une certaine valeur clinique, n'ont en tout cas aucune
valeur physiologique. La clinique nous dit ce qu'éprouve
le malade, la pathologie ne dit guère ce qu'il a, la physiologie ne dit rien de ce. qu'il n'a plus.

Les malades eux-mêmes, chez qui l'interrogatoire finit
par révéler le vertige le plus caractérisé, commencent par
signaler un certain nombre de troubles, le plus souvent
réactionnels et associés au vertige, tels que l'éblouissement, la peur, l'angoisse, le frisson, la nausée, l'obnubilation visuelle, etc. ; et il n'est même pas très rare de
voir le vertige, rendu manifeste par ses associations bulbaires et ses réactions tant sensorielles ou sensitives que
motrices, passer totalement inaperçu au malade, qui a le
vertige sans éprouver la sensation vertigineuse, c'est-à-
dire sans le savoir.

Ainsi le malade ne nous définit que la conscience de son état, et non cet état lui-même. Le médecin s'en rapporte à ce que dit le malade.

Mais, même en nous contentant de ces insuffisantes définitions, le vertige est-il bien la sensation de notre instabilité, ou mieux une illusion d'instabilité de notre corps dans l'espace, ou bien n'est-il pas plutôt ce trouble tout spécial où nous jette cette illusion, comme nous y jetterait la sensation d'une chute réelle, trouble voisin de l'angoisse, du frisson, de même caractère vague et particulier que la peur et la nausée ?

Ce que l'on peut dire, semble-t-il, en toute sécurité, c'est que le vertige semble être un trouble complexe qui apparaît à l'occasion d'une sensation ou d'une illusion de mouvement ou de chute ; et inversement quand il apparaît pour une cause quelconque, il s'accompagne, entre autres symptômes, d'une sensation illusoire de chute ou de mouvement. Nous verrons plus loin combien ce semblant de définition est encore loin de la définition physiologique. Quelle est la cause de ce trouble ? La sensation vertigineuse nous révèle un grand nombre de troubles associés, et il est aisé de reconnaître que ces troubles sont avant tout de siège bulbaire ; c'est une *aura* condensée ou explicite, avec les irradiations les plus diverses. En dehors de la sensation perçue par le sujet en proie au vertige, nous pouvons observer objectivement chez lui les manifestations de troubles bulbaires réels, tels que palpitations, oppressions, nausées, troubles oculomoteurs, vasomoteurs, sécrétoires, etc.

La sensation vertigineuse est la perception cérébrale de ce trouble associé à des troubles bulbaires. Le vertige est ce trouble lui-même.

Ce trouble vertigineux est-il simple et peut-il s'isoler nettement des autres qui l'accompagnent ordinairement ?

Nous ne pourrions actuellement le définir que par exclusion, en disant que le caractère le plus constant du complexe symptomatique de siège bulbaire, celui qui constitue en quelque sorte le pivot d'où s'irradient les autres troubles bulbaires mieux définis, nous apparaît comme une illusion de mouvement, ou une désorientation plus ou moins complète de l'individu. Attachons-nous à ce caractère qui va nous permettre d'entrer plus avant dans la dialectique de la question.

Au sens étymologique, le vertigineux voit tout *tourner* autour de lui, ou mieux se sent *tourner* lui-même et ses réactions motrices se ressentent de cette double illusion. Bien que le tournoiement, la giration, ne soient pas la forme constante et exclusive du trouble vertigineux, il n'en est pas moins vrai que l'acception étymologique se trouve suffisamment générale : les illusions de déplacement qui caractérisent le vertige lui donnant une apparence généralement circulaire, et le vertige labyrinthique, le plus fréquent de tous, fournissant le plus souvent des illusions d'analyse angulaire de l'espace, dont nous sommes le centre.

Mais laissons de côté ce caractère particulier de l'illusion. Le vertige nous donne la sensation d'un déplacement, d'un *mouvement*. Il intéresse donc les centres sensoriels par qui sont rendues conscientes les appréciations de déplacement, de mouvement. Ce mouvement n'existant pas en réalité, il s'agit effectivement d'une illusion des centres dont la fonction est d'apprécier à l'état normal les déplacements et les mouvements. Cette illusion des centres peut avoir pour siège ces centres eux-mêmes ; il s'agit alors d'une hallucination, et non du vertige réel devenu conscient. Comme ce vertige peut exister, senti ou non, force nous est de le localiser dans un centre intermédiaire à la périphérie et aux centres de conscience

Nous savons d'ailleurs qu'il est immédiatement associé à un grand nombre de troubles bulbaires.

Il est remarquable d'autre part que le vertige peut être indépendant de toute sensation de lumière ou d'obscurité, de couleur ou de son, de silence ou de contact. Le monde extérieur peut disparaître totalement dans la sensation vertigineuse : il n'existe plus qu'à l'état d'espace, sans caractère sensoriel d'objectivité, il n'est plus que le milieu amorphe où nous tombons. La sensation de vertige ne se fait que d'une sensation de mouvement mal défini dans un espace qui ne l'est guère plus. C'est une sensation sans caractère de spécificité sensorielle. Existe-t-il donc des centres appréciateurs du mouvement, de l'espace, indépendamment des manifestations spécifiques du monde objectif, telles que chaleur, couleur, son, contact, forme, etc. ? Nous ne connaissons, à part le sens des attitudes segmentaires, souvent nommé sens musculaire, que l'appareil des canaux semi-circulaires et de l'utricule qui remplisse précisément une telle fonction, et nous verrons que les noyaux vestibulaires du nerf labyrinthique, sous le plancher du quatrième ventricule, sont le siège presque exclusif du vertige direct. Mais le problème est plus complexe, et même ainsi posée, la question n'est pas soluble. Il faut réduire encore.

De même qu'en cinématique, le mouvement ne peut se définir sans la notion d'espace, de même, dans le domaine de la représentation sensorielle, le mouvement ne s'apprécie que par la succession dans le temps *d'images d'espace*, *d'images d'attitudes* différentes. La variation entre deux images sensorielles consécutives n'est possible que par un mouvement soit de l'objet, soit de nous-même. La rapidité du mouvement se mesure par le temps écoulé entre les deux aspects sensoriels observés ; sa forme, sa direction, se définissent par les images elles-mêmes et leur comparaison.

La mesure d'espace est donc au fond de toutes les appréciations de mouvement, ainsi que la mesure de temps.
Cette dernière est d'une analyse dont le mécanisme nous
échappe maintenant, tandis que celle d'espace est visible-
ment liée à toute perception sensorielle. Mais les mesures
d'espace sont concrètes, c'est-à-dire objectives et susceptibles d'extériorisation, et celles de temps ne le deviennent que si nous les traduisons en mesures d'espace. Il
est donc évident que nous ne saisirons le mécanisme
du vertige et sa nature intime qu'en étudiant les perceptions d'espace ; car le trouble vertigineux participe certainement des perceptions de temps et d'espace, puisqu'il
semble ne reposer que sur la sensation d'une orientation,
ou d'une variation de l'orientation, c'est-à-dire d'un mouvement.

Nous avons ramené la définition du vertige à un problème de physiologie sensorielle, passant par réductions
successives du terrain vague de la clinique au domaine
presque désert de la physiologie des perceptions d'espace.
Il importe donc de rechercher maintenant le mécanisme
des sensations et perceptions d'espace, et c'est cette fonction d'*orientation,* si troublée dans le vertige, que nous
allons étudier sous le nom de *Sens de l'espace,* bien
que ce terme ait été jusqu'ici appelé à qualifier ce que
nous nous contenterons d'appeler le *sens auriculaire de
l'espace,* ou encore la conception métaphysiologique de
M. de Cyon, ou enfin une forme particulière de l'orientation tactile *(Raumsinn).*

La définition du vertige ne sera possible qu'après
l'exposé de la fonction dont il est la suspension ou la
perturbation, et dont il constitue à lui seul presque toute
la pathologie. L'exposé physiologique sera naturellement
un peu court dans ce volume. On le trouvera plus développé dans mon travail sur *Le sens des attitudes.*

# PREMIÈRE PARTIE

# LE VERTIGE

# PREMIÈRE PARTIE

# LE VERTIGE

## LE SENS DE L'ESPACE

*Définitions.* — Nous donnerons le nom de *sens de l'espace* à toutes les parties de la sensibilité, tant centrales que périphériques, qui contribuent à définir l'orientation objective et l'orientation subjective.

Par *orientation objective* nous entendons la perception de la distribution topographique des choses de notre milieu dans l'espace, les rapports de localisation qu'elles affectent entre elles et vis-à-vis de nous, et les variations de ces rapports, c'est-à-dire leurs mouvements et déplacements : la distribution topographique de notre *milieu extérieur*.

Par *orientation subjective* nous entendons la perception de notre position par rapport aux choses de notre milieu objectivement orientées, celle de nos attitudes et de nos variations de position et d'attitude, c'est-à-dire de nos propres mouvements et déplacements : la distribution topographique de notre *milieu intérieur*.

Or l'orientation objective est conditionnée par l'orientation subjective, puisque nous ne connaissons les choses extérieures à nous que par l'empreinte qu'elles laissent en nous. C'est donc cette empreinte qui nous définit le monde extérieur, et comme cette empreinte est, dans sa forme, conjuguée à la forme sensible du phénomène, quelle que soit la modalité sensorielle intéressée, c'est à la connaissance de cette empreinte que se réduit la connaissance subjective des choses.

La forme d'une chose, celle d'une empreinte, étant la distribution de ses points dans l'espace, les formes, c'est-à-dire l'aspect sensible des choses, nous sont révélées par la perception de la forme de l'empreinte, c'est-à-dire par le lieu des points de l'empreinte par rapport aux autres points de l'organisme.

Le sens qui nous définit le lieu de chacune des parties de nous-même, fait plus qu'orienter, il localise et définit l'attitude d'une partie quelconque d'un corps, de notre corps ; ce qui exige la localisation ou à son défaut l'orientation d'au moins deux de ses points. La localisation de deux points permet donc une orientation d'attitude ; et cette orientation définit une attitude, car il ne s'agit pas, dans l'organisme révélé à lui-même, de l'orientation de toutes ses parties par rapport à un seul et même point, mais de l'*orientation réciproque de toutes ses parties les unes par rapport aux autres et de chacune d'elles par rapport à l'ensemble*. J'ai donc introduit en physiologie une notion qui est comme le dénominateur commun de beaucoup d'autres, de celles qui font intervenir la notion d'espace. C'est ce que j'ai appelé le *sens des attitudes* (1). Je reproduis ici, pour sa généralité, un passage d'une étude que je fis de ce sens dans la *Nouvelle Iconographie de la Salpêtrière* en mars-avril 1902, et où je résumais des exposés antérieurs.

---

(1) Le sens des attitudes. Masson et C^ie, édit., 1903.

# LE SENS DES ATTITUDES

Le *sens des attitudes* nous définit le lieu de chacune des parties de nous-même.

Celles de ces parties qui desservent les fonctions végétatives figurent peu dans le champ de notre conscience, mais la moindre gêne, la plus petite douleur y sont immédiatement et nettement localisées, aussitôt que senties.

Quant à celles qui appartiennent à la vie de relation, et relèvent de la motricité dite volontaire, qui a pour office de maintenir ou de faire varier des attitudes, leur distribution dans l'espace, leurs attitudes sont toujours consciemment représentées.

Par le jeu de nos articulations, nos déplacements et nos gestes sont surtout segmentaires; et j'ai donné aussi le nom de *sens des attitudes segmentaires* à cette forme du sens des attitudes qui définit le lieu de chaque segment de notre corps. C'est ce sens des attitudes segmentaires qu'on désigne communément sous le nom de *sens de la position des membres,* terme impropre puisqu'il s'agit non de position, mais d'attitude, et non particulièrement de nos membres, mais de tous les segments de notre corps.

Les mouvements, gestes et déplacements, étant des variations d'attitude, c'est-à-dire des attitudes successives, sont connus par le sens des attitudes; et il était inutile de créer un sens spécial pour la variation des attitudes, avec ce que l'on a appelé les *sensations kinesthésiques.*

De même qu'on a considéré à tort le mouvement en lui-même au lieu d'y voir une variation d'attitudes, on a également rétréci la question en considérant le muscle — c'est-à-dire l'organe qui fait varier ou maintient l'attitude —, plus que la variation d'attitude, plus que l'attitude elle-même, et le terme de *sens musculaire,* mal défini, d'une compréhension exagérée et illégitime, aura le sort des termes qui survivent à leur signification réelle et ont perdu leur valeur nominale.

Parmi les organes périphériques du sens des attitudes, nous devons ranger toutes les formations préauriculaires et auriculaires, depuis les massues marginales des Méduses jusqu'aux canaux semi-circulaires de l'Homme, qui ont pour fonction de définir les attitudes et les variations d'attitudes du segment qui les porte, et chez un très grand nombre d'êtres organisés, les attitudes et déplacements de l'animal entier. C'est à cette appropriation particulière du sens des attitudes que l'on a donné, depuis M. de Cyon, le nom de *sens de l'espace,* terme mal défini lui aussi, et d'une signification peu praticable en biologie.

Tout ceci appartient à ce que j'ai encore appelé l'*orientation subjective directe* . définition topographique de soi et des parties de soi.

Mais il est des parties de nous-même dont l'attitude, l'exposition vers l'extérieur, joue un rôle immédiat dans l'*orientation objective,* c'est-à-dire dans la définition topographique des choses de notre milieu entre elles et par rapport à nous. Ces parties sont nos surfaces sensorielles.

Quand un phénomène extérieur intéresse l'un de nos sens, selon sa situation dans l'espace il figure dans telle partie du champ sensoriel, c'est-à-dire agit en réalité sur telle partie de la surface sensorielle. Le sens des attitudes définit le lieu de la partie intéressée par rapport aux autres et nous permet ainsi une première localisation dans le champ sensoriel. Mais il nous faut encore, toujours par le sens des attitudes, connaître l'orientation, l'attitude du champ sensoriel lui-même, pour que l'orientation soit réellement objectivée, c'est-à-dire définie par rapport à nous.

C'est donc le sens des attitudes (attitudes sensorielles), qui nous fournit l'*orientation sensorielle,* objective ; et, en définissant topographiquement notre milieu par rapport à nous, il nous définit nous-même, par renversement, topographiquement dans notre milieu, et fournit ainsi ce j'ai appelé l'*orientation subjective indirecte.*

La forme des choses, étant la distribution topographique de leurs divers points, sera tout directement connue par l'orientation objective et ici encore la notion du sens des attitudes rend superflue l'évocation récente d'un *sens stéréognostique,* lequel ne correspond qu'à une moitié d'idée.

Toutes les attitudes, y compris celles qui nous maintiennent en équilibre, relèvent du sens des attitudes ; c'est donc ce sens qui régit toute la *motricité appropriée,* la *locomotion,* l'*équilibration.*

La représentation de nos déplacements actuels, la mémoire des déplacements passés et l'imagination des déplacements conçus fournissent à l'exercice de la *direction* et permettent les *orientations* les *plus lointaines.*

Une chose n'acquiert d'existence réelle pour nous que par l'identité de localisation de ses divers aspects sensoriels ; la distribution topographique des choses de notre milieu les unes par rapport aux autres et par rapport à nous, qui permet l'extériorisation sensorielle, crée la notion d'*objectivité* ; de même la notion de *subjectivité* dépend de la localisation des choses en nous, et ces deux termes du moi et du non-moi sont sortis des opérations les plus directes du sens des attitudes.

Tous les éléments de nos masses cérébrales sont distribués dans l'espace et nous savons qu'il est impossible que deux productions cérébrales différentes s'élaborent en un même point ou que deux points différents puissent réaliser un office identique. Il en résulte que toute élaboration cérébrale, de l'ordre le plus élevé comme de la nature la plus simple, met en jeu des centres non seulement différents par leur appropriation, mais encore *diversement localisés*; nos sentiments et nos idées, par exemple, ont un lieu géométrique, une étendue, une forme par conséquent, qui est celle de la distribution topographique des centres unis dans la même contribution psychologique. Tous les offices nerveux qui constituent la psychologie mettant en jeu des centres distribués dans l'espace et topographiquement définis, il existe ce que j'ai appelé une *orientation psychique,* qui est elle aussi une forme intracranienne du sens des attitudes.

Cette notion du sens des attitudes nous permet donc, je le répète, de réduire au même dénominateur un certain nombre d'offices sensoriels, ceux qui font intervenir la notion d'espace.

Elle a été développée dans mon livre récent sur le *sens des attitudes.*

## DOMAINE ORGANIQUE DU SENS DE L'ESPACE

***Dualisme sensoriel.*** — J'ai indiqué comment la distribution anatomique de l'appareil d'information sensitivo-sensorielle, tant périphérique que central, permettait par elle-même l'office de localisation, d'orientation, chaque partie périphérique ayant son point d'image conjugué dans les centres, et l'impression partie de tel point de nos surfaces sensibles aboutissant, par canalisation anatomique, en tel point de nos centres d'images et non en tel autre. Tel objet occupe telle partie de nos champs sensoriels parce qu'il intéresse telle partie et non telle autre de notre périphérie, telle partie conjuguée de nos centres d'images et non telle autre. Ainsi s'effectue, par organisation morphologique simple et préétablie, la localisation.

Mais chaque partie de nos surfaces sensorielles semble elle-même subir une sorte de dédoublement anatomique et physiologique, comme si certains départements de nos centres cherchaient surtout à connaître le monde extérieur dans sa nature et dans sa distribution, et comme si certains autres ne s'intéressaient qu'à la distribution, au champ spatial, n'ayant rien à faire de la modalité sensorielle et des qualités particulières des aspects objectifs, couleur, son, pénétrabilité, chaleur, etc.

Les diverses modalités sensorielles, nous l'avons dit, ne sont pas réductibles entre elles, et ne se superposent objectivement que par les opérations d'espace, de localisation. En d'autres termes, il n'y a aucune entente physiologique entre le sens qui parle de chaleur et celui qui parle de lumière ou de son, d'humidité ou de dureté. Mais dès qu'il s'agit de localisation, d'espace, de *lieu*, tous nos sens s'entendent. Le sens de l'espace forme la synthèse de ces diverses opérations d'orientation objective et subjective, c'est-à-dire que les images nous définissent l'objectivité et la subjectivité, et révèlent les identités sous les apparences sensorielles traduites en termes irréductibles entre eux. Toutes ces données sembleraient peut-être trop spéculatives si nous ne leur adjoignions pas quelques observations inspirées directement par l'anatomie, la physiologie et la pathologie.

*Considérations anatomiques.* — Si nous nous bornons à examiner les trois principales variétés sensorielles, la vue, l'ouïe, le toucher, nous montrerons que ce dualisme

de la fonction sensorielle répond à une duplicité anatomique plus ou moins évidente, selon que l'on s'adresse
à la périphérie ou aux centres de ces appareils. Très
nette dans l'oreille interne, où l'audition, toute limacéenne, a son siège parfaitement distinct des autres
papilles vestibulaires dont l'orientation, tant objective
que subjective, est une des fonctions, elle l'est beaucoup
moins dans les appareils tactiles et visuels. Mais il ne
faut pas oublier que l'oreille interne est peut-être le
plus fixe de tous nos organes, tandis que le fond de l'œil
et la peau sont sans cesse susceptibles de présenter leurs
différents points à toutes les incidences. Sans doute,
l'orientation auditive se fait par l'audition binauriculaire,
mais elle se fait aussi dans le champ de chaque oreille,
la tête restant même absolument immobile. Dans l'audition binauriculaire, la perception limacéenne, l'acuité
auditive et l'intensité sonore jouent un grand rôle ; mais
dans l'orientation uniauriculaire, elles n'en jouent pour
ainsi dire aucun. Un seul limaçon n'oriente pas ; il entend,
mais ne localise pas, car l'ébranlement lui vient par la
rampe vestibulaire de la même façon, quelle que soit son
incidence extérieure. Il ne fait donc pas exception à la
règle que j'avais posée : dès qu'un sens analyse, il localise, seulement il localise tous les ébranlements de même
puisque tous ils arrivent par la même incidence. Le
vestibule, nous le verrons plus loin, relativement éloigné
et parfaitement distinct de l'appareil cochléaire, peut
seul apprécier les incidences variables des ébranlements
que son voisin n'apprécie que tonalement. Ici donc,
audition d'une part, orientation auditive de l'autre. Pour
l'œil, l'orientation se fait par la distribution même, par
la répartition des éléments visuels intéressés, sur la surface rétinienne. Les deux fonctions se trouvent forcément superposées : la rétine des cônes voit et l'image

rétinienne, définit directement le champ visuel auquel
elle est opposée. La sensation tactile se change également
en image tactile par la distribution topographique
des éléments percevants.

Si de la périphérie sensorielle on remonte le long des
conducteurs centripètes, ce même dualisme éclate encore
aussitôt entre le nerf auditif et le nerf dit de l'espace,
entre la branche cochléaire à fibres minces et les gros
filets du nerf vestibulaire. Nous reviendrons plus loin sur
ce détail. Pour la vue et le toucher, l'anatomie nous
apprend peu ; ce qui s'explique, d'une part et pour la
vue, par la nécessité où se trouvent toutes les fibres de
provenance rétinienne de converger vers la papille et
de former un tronc unique au sortir du globe ; d'autre
part, pour le toucher, par la grande diffusion des racines
postérieures à leur entrée dans la moelle. Cependant, là
aussi se trouvent de grosses fibres internes et des fibres
externes grêles, les premières engaînées de myéline
longtemps avant les autres.

Pour les centres, nous savons par l'anatomie que le
nerf vestibulaire est surtout à destination cérébelleuse
et pariétale et le nerf cochléaire à destination cérébrale
et temporale. Pour la vue et le toucher, l'anatomie ne
peut encore que faiblement appuyer les preuves nombreuses
tirées de la physiologie expérimentale et de la
clinique. Mais il est évident que les impressions tactiles
et visuelles qui interviennent dans la motricité convergent
vers des centres qui ne sont pas ceux des images
à signification purement représentative.

*Considérations physiologiques.* — On sait que l'écorce
cérébelleuse est excitable longtemps avant l'écorce cérébrale
; on sait également que les fibres à destination cérébelleuse,
les grosses fibres, sont isolées par la myéline
longtemps avant les autres ; on sait enfin que le vestibule

est la partie fondamentale de l'oreille et que le limaçon est nouveau venu dans la série organique des formations auriculaires. Nous rappellerons que dans la série animale, la perception des couleurs et des sons, et sans doute aussi certaines appréciations tactiles sont beaucoup plus récentes que certaines autres fonctions sensorielles inconscientes chez nous, mais formant tout le fourniment sensoriel des Invertébrés et dépassant les autres par leur généralité et leur ancienneté. Or, dès qu'il y a indice de sensation chez les êtres les plus rudimentaires, il y a également des signes évidents de localisation et d'orientation. La vue, l'audition et le toucher, tels que nous les connaissons par conscience, sont donc des acquisitions fonctionnelles récemment superposées à des formes sensorielles plus anciennes, où la localisation était apparue avec la sensation elle-même. L'ordre d'apparition est donc une première trace de ce dualisme dans la fonction.

En second lieu, l'exercice de la motricité a besoin d'images d'espace ; toute l'appropriation et la coordination motrices reposent sur une orientation préalable ; l'image d'espace fixe la destination du mouvement. Ma main n'est pas guidée dans son mouvement par l'aspect sensoriel spécial à l'objet qu'elle va prendre ; peu lui importe qu'il soit rouge ou bleu, il lui suffit que j'en connaisse l'emplacement pour la diriger, la forme pour le saisir. Or, la motricité implique la localisation sensorielle ; elle reste généralement indifférente à la couleur, au timbre, à la température. Nous verrons plus loin que l'anatomie des conducteurs attribuables au sens de l'espace semble justifier cette manière de voir. Dans cette application spéciale de la motricité réflexe ou volontaire qui constitue l'accommodation sensorielle, la duplicité fonctionnelle se manifeste encore. L'accommodation de l'œil à la distance en profondeur, en largeur et en hauteur utilise un complexe organique distinct de celui qui sert à l'accommodation à l'intensité lumineuse. Pour l'ouïe, pour le tact, l'accommodation varie avec chacune des deux opérations fonctionnelles. Le relief d'un objet, sa forme, s'apprécie par exemple avec le tact palmaire, sa température avec le dos de la main.

*Considérations pathologiques.* — Un signe évident du dualisme sensoriel des fonctions auriculaires est la dissociation formelle, absolue, des symptômes labyrinthiques suivant la lésion. Chez tel malade, un vertige intense avec peu ou pas de bourdonnement ni de surdité; chez tel autre, une surdité totale sans la moindre incertitude dans l'orientation subjective. Ici des hallucinations auditives, là des troubles de l'identité; chez celui-ci des obsessions musicales, chez celui-là des mouvements de manège. Pour la vue, mêmes observations: paralysie de l'accommodation à la distance, produite par une lésion très éloignée de celle qui produira une paralysie de l'accommodation à la lumière; de la dyschromatopsie chez l'un, du nystagmus chez l'autre. Pour les perceptions tactiles, nous savons que dans la syringomyélie, le malade peut longtemps localiser des sensations qu'il ne peut plus classer ni qualifier; en revanche, tel méningitique souffrira sans localiser. Les conducteurs, au moins, sont donc distincts. Enfin, sans nous étendre davantage, nous voyons que certains médicaments, certains poisons, s'adressent soit à la vision des couleurs, soit aux manœuvres de la pupille, guérissent le vertige en augmentant la surdité, etc.

Nous pensons en avoir assez dit pour montrer que les fonctions de localisation se sont fait un domaine organique distinct de celui des sensations spécifiques. Il faut maintenant chercher à comprendre sur quel terrain se font les concentrations, les synthèses, et d'où et de quelle unité organique se manifeste l'unité fonctionnelle.

*Centralisation cérébelleuse.* — S'il est un département fonctionnel où les images d'espace peuvent nettement s'isoler des spécialités sensorielles, et un terrain où il ne s'agira plus d'espace visuel, auditif, tactile, mais simplement d'espace, c'est celui où s'effectuent l'orientation, la destination, l'appropriation et la coordination de nos fonctions motrices. Toutes ces fonctions liées entre elles, nous le verrons bientôt, utilisent une foule d'images d'espace fournies par l'orientation objective, l'orientation subjective, d'images d'attitude avec leurs variations, c'est-à-dire d'images de mouvements, et des images dites motrices.

La plus simple de ces fonctions, la coordination, étant une fonction cérébelleuse, nous devons chercher s'il existe des faisceaux cérébelleux distincts reliant la substance grise du cervelet à la périphérie sensorielle, et spécialement chargés de transmettre à cet organe les perceptions sensorielles d'où sortiront les images cérébelleuses d'espace et d'orientation.

Ces faisceaux cérébelleux distincts et directs existent en réalité; ils ont même certains caractères communs. Leurs fibres sont épaisses ; et elles s'engainent de myéline avant les conducteurs voisins, et certains faits de physiologie et de pathologie nous font croire qu'ils jouent un rôle certain dans la coordination motrice, évidemment comme voies centripètes.

Il existe un faisceau cérébelleux direct partant du vestibule, et des cellules du ganglion de Scarpa, et de là gagnant directement le cervelet (noyaux du toit), et aussi un faisceau cérébelleux direct partant des noyaux de Deiters et allant jusqu'au corps dentelé.

Les voies optiques sont moins bien établies.

Un troisième faisceau n'est autre que le faisceau cérébelleux direct de Flechsig. Les grosses fibres internes
des racines postérieures sont interceptées par les colonnes vésiculeuses de Clarke d'où sort cet important
faisceau. Enfin le cervelet centralise encore les impressions périphériques par des fibres moins directes, mais
formant des voies cérébelleuses incontestables.

Le cervelet réunit donc des fibres de provenance périphérique, et un grand nombre de ces fibres peuvent être
regardées comme destinées à l'orientation, à l'exclusion
des perceptions sensorielles spécifiques. Il en forme des
images d'attitude, d'espace objectif et subjectif, qui n'ont
aucune couleur sensorielle et qui nous restent inconscientes, mais sans lesquelles il n'est pas d'orientation,
de destination, d'appropriation, ni de coordination
motrices, Si nous passons à l'examen de la motricité
volontaire, la question se complique immédiatement par
ce fait que, consciemment, l'espace ne nous apparaît que
revêtu de qualification sensorielle; il est visible, audible,
tangible; l'espace est formé de points qui sont, pour le
cervelet, quelque part, et par le cerveau quelque part et
quelque chose, et nous devons ici élucider encore certaines obscurités. Retenons qu'il y a une capitalisation
cérébelleuse distincte de la capitalisation cérébrale.

***Centralisation cérébrale.*** — Si l'analyse de qualification sensorielle spéciale, c'est-à-dire la vision, l'audition,
le tact, la perception élémentaire en un mot, a un
domaine organique distinct de celui de l'analyse de localisation, au point que des centres comme le cervelet
reçoivent ces dernières à l'exclusion des autres, il n'en
est pas moins nécessaire qu'elles rapportent l'une et
l'autre leurs opérations à des centres communs, où la

vision se double d'un sens de l'espace visuel, l'audition
d'un sens auriculaire de l'espace, le toucher d'un sens
tactile de l'espace, pour former l'image sensorielle, et
avec ces images l'espace sensoriellement perçu. Il faut,
de plus, un terrain commun où ces espaces se superposent à leur tour, pour nous fournir la connaissance
synthétique, objective et concrète, intersensorielle et
extrasensorielle de l'espace lui-même, un et identique.
Car ce n'est que de la conscience des notions d'espace que
pourra sortir la conscience de la destination motrice,
c'est-à-dire le mouvement volontaire.

Or, nous savons que ces analyses d'espace sont portées
au cervelet par des conducteurs directs; rien ne nous
permet de croire que les analyses sensorielles de lumière,
de son, de chaleur, soient véhiculées vers le cervelet;
l'anatomie et la physiologie expérimentale sont absolument muettes sur ce point. Il est, au contraire, nettement
démontré que de la rétine, du limaçon et de la peau
partent des fibres qui, après un trajet direct ou après
certaines interceptions nucléaires, aboutissent à l'écorce
cérébrale, et que la destruction des centres correspondants supprime la perception sensorielle spéciale. D'autre
part, nous localisons consciemment et nous devons, par
conséquent, admettre que les images d'espace parviennent au cerveau.

Lui viennent-elles directement de la périphérie, associées aux images sensorielles spécifiques, ou le cerveau
utilise-t-il ses rapports avec le cervelet pour superposer
l'image de la vision à celle de l'espace, ou celle de l'audition à celle du champ auriculaire, etc.? Cette dernière
hypothèse nous semble peu acceptable, et il nous paraît
plus admissible que le cervelet ne reçoit que les images
d'espace, les seules qu'il lui importe de connaître pour la
coordination motrice; le cerveau reçoit les images

d'espace coloriées en quelque sorte de leur signification sensorielle.

Notre conscience ne peut définir l'espace que sous un aspect sensoriel. Il semble évident que si le cervelet peut en quelque sorte prélever sur l'apport périphérique son information particulière d'espace, certaines parties de l'écorce, et particulièrement celles de la psychomotricité, pourront en faire autant de leur côté. Mais les centres d'images, de représentations sensorielles ne peuvent que recevoir simultanément l'impression des qualités élémentaires de l'empreinte sensorielle et celle de sa distribution organique, c'est-à-dire l'image elle-même. C'est le reflet direct de l'empreinte périphérique dans sa totalité. Quel que soit le mode de fusion des deux ordres de perception, nous avons certainement conscience d'un champ sensoriel défini à chaque moment, et comprenant simultanément un très grand nombre d'images élémentaires parfaitement orientées. Le moindre geste, le moindre mouvement exige que notre volonté ait tenu compte d'une foule de perceptions d'espace et d'images d'attitudes forcément conscientes.

Le domaine organique du sens de l'espace est donc, dirons-nous, tout le domaine sensoriel et sensitif des perceptions conscientes dont l'origine est localisable objectivement et subjectivement ; formant d'une part l'image, la représentation sensorielle et d'autre part la signification spatiale utilisable par la motricité consciente, il est en outre formé de tout l'apport centripète des filets à destination cérébelleuse. Nous allons étudier en plus de détails l'ensemble de ses propriétés physiologiques et ses rapports avec la vie de relation et la vie organique proprement dite.

# RAPPORTS DU SENS DE L'ESPACE
## AVEC LA SENSIBILITÉ

C'est le sens de l'espace qui, de la composition des perceptions élémentaires, réalise la sensation objective de *forme*, de définition topographique, de distribution dans la variété des aspects ; c'est lui qui, des sensations de forme et de leur composition, fait naître l'*image*, qu'elle soit visuelle, auditive ou tactile ; c'est enfin lui qui, de la juxtaposition des images et de leur distribution, par rapport à nous et entre elles, nous donne la sensation d'un *espace* objectif et concret, indépendant de nous et identique sous ses multiples apparences sensorielles.

Les variations de forme, d'image, d'espace, font naître la sensation de *mouvement*, qui est le nom que nous donnons à toute variation de distribution dans l'espace. Leibniz a défini l'espace : l'ordre des choses coexistantes. *Toute variation dans l'ordre de coexistence des choses est un mouvement.* Disons plus simplement : *l'espace est le lieu des choses. Toute variation de lieu est un mouvement.*

La sensation de mouvement et son souvenir, qui est l'idée de mouvement, ont développé en nous l'idée de *force*, bien qu'une force ne se définisse pas directement à nos organes sensoriels, qui n'ont pour l'apprécier que des mesures de mouvement produit, c'est-à-dire d'espace et de résistance subie ou d'effort senti, de fatigue ou de douleur.

Espace, mouvement, force, voilà les trois notions que nous fournit le sens de l'espace, donnant ainsi une base sensorielle à toute l'intelligence, c'est-à-dire à l'expérience spéculative. Nous enregistrons ces acquisitions et notre cerveau peut les utiliser, grâce à une faculté, la volonté, que nous allons examiner à ce point de vue.

Le sens de l'espace nous définit le monde objectif, le non-moi, par ses propriétés d'orientation objective et subjective qui nous révèlent la situation des choses de notre milieu dans leur répartition commune et par rapport à nous, et notre propre situation dans notre milieu. Mais tout ceci appartient en réalité au monde objectif dont notre propre personne fait partie. Le sens de l'espace s'étend au delà. Si l'on réfléchit que nous localisons la douleur, le mouvement, les besoins dans tous les points de notre organisme, c'est-à-dire dans tous les points de nos centres intérieurs de perception, et que bien des fonctions que nous ignorons à l'état normal se révèlent, quand elles sont troublées, par un ensemble de perceptions que nous savons parfaitement localiser objectivement dans notre organisme et à des points précis de notre organisme, on peut se demander si nous ne localisons pas de même dans cette partie de notre corps qui est le monde conscient, les perceptions et les facultés sur lesquelles la conscience projette justement alors sa lumière ?

Il est évident que le siège cérébral d'une image auditive n'est pas le même que celui d'une perception tactile ou visuelle, que le siège de l'exécution volontaire d'un mouvement ou de la définition psychique d'un sentiment ou d'une idée. Les localisations que l'expérimentateur reconnaît en examinant un cerveau extérieurement, de dehors en dedans, existent-elles moins pour la conscience, l'imagination, la volonté, qui se dirigent si sûrement au milieu des images sensorielles, des centres de volition ou de spéculation ? Un sentiment, une idée, ne diffèrent pas seulement d'une mélodie entendue ou d'un geste voulu par la nature même de la perception qu'en tire notre conscience; nous savons aussi qu'elles en diffèrent comme siège dans la masse de notre encéphale. La conscience, qui est de nature sensorielle, distingue les facultés par leur apparence et par leur localisation ; l'imagination cherche dans ses images comme nous cherchons dans une bibliothèque, elle va de rayon en rayon ; la volonté fait passer l'excitation à tel centre moteur et non à tel autre ; la spéculation psychique n'erre-t-elle pas à l'aventure quand l'attention ne vient pas la guider à travers les zones corticales frontales ? La conscience distingue une idée d'une sensation, une volition d'une douleur comme notre rétine distingue le bleu du rouge ; mais de même que la rétine distingue les couleurs et les localise, la conscience se double d'un *sens psychique de l'espace* qui lui permet de connaître les localisations cérébrales mieux que ne les connaîtront jamais les physiologistes.

L'attention est la conscience passant de la passivité à l'activité, c'est une accommodation de la conscience. Quand elle se porte dans les zones frontales, elle fait jaillir les images psychiques et se nomme spéculation, réflexion, calcul, pensée ; quand elle se porte vers les zones motrices, elle fait jaillir les variations d'attitude et s'appelle la volition ; quand elle s'adresse aux centres pariétaux, occipitaux, temporo-sphénoïdaux, les images sensitives et sensorielles s'éclairent, et elle s'appelle sensation, imagination, perception.

Il est pour nous évident que la conscience occupe topographiquement dans la masse encéphalique un siège qui lui permet d'être en rapport avec tous les centres d'aboutissement des voies centripètes corticales et de départ des voies centrifuges. Il est également vraisemblable qu'elle réunit ces centres entre eux et que l'excitation se transporte facilement de l'un à l'autre. Elle doit donc s'orienter, c'est-à-dire que la dépense, la distribution de l'excitation consciente à travers les centres de la masse encéphalique, comporte une orientation psychique et un véritable sens de l'espace cérébral. La conscience est donc en réalité l'ensemble d'une multitude de consciences associées, juxtaposées et organiquement reliées entre elles et capables d'agir réciproquement l'une sur l'autre.

Le domaine *esthétique* du sens de l'espace est immense, car il comporte toute idée de forme, d'image, de mouvement, de force, et sans lui les perceptions sensorielles élémentaires n'ont aucune signification. Par exemple, nous n'avons la sensation de bleu et de rouge que parce que ces deux sensations sont isolées dans leur localisation; si elles ne l'étaient, nous aurions une perception de violet. Un timbre et un accord peuvent être composés des mêmes harmoniques, mais l'oreille assigne une même origine objective aux harmoniques qui forment le timbre et des origines distinctes à celles qui produisent l'accord. De même une cacophonie produite par des sons d'origine différente dans l'espace devient un bruit si ces origines se confondent, etc.

Les arts de la vue et du toucher ont au plus haut point utilisé la puissance extrêmement variée et féconde du sens de l'espace ; la forme, le relief, la perspective, les proportions en sont les bases. Les arts de l'ouïe en font volontiers abstraction, et leur signification, avons-nous dit, en devient plus aisément abstraite et psychologique. Nul artiste n'a mieux que Richard Wagner exploité les ressources spéciales à l'esthétique de chaque appareil sensoriel. Il a su merveilleusement utiliser la signification représentative des arts de la vue et la signification suggestive des arts de l'ouïe. Les formes, les lumières, les mouvements, la perspective, la chorétique, l'expression mimique de l'acteur et du décor ont reçu, par des procédés particulièrement ingénieux, une intensité d'objectivation véritablement extraordinaire au théâtre de Bayreuth. Nous les avons étudiés ailleurs (1). En revanche, tout ce qui ne doit pas être concret est totalement supprimé. L'orchestre est supprimé, il ne reste qu'une musique invisible ; le spectateur lui-même est abstrait en quelque sorte, et l'imprégnation de toutes ses facultés psychiques par la profonde et pénétrante harmonie qui entoure le drame comme d'une atmosphère vivante et consciente, l'initie sensoriellement, *wissend durch das Gefühl*, à la signification mystique de l'image scénique. Les analyses d'espace sont étonnamment exploitées pour ce qui est de la représentation optique, elles sont supprimées pour ce qui est musical ; cela donne une grande puissance d'abstraction aux formes orchestrales. En un mot, tout ce qui regarde l'œil est rendu aussi concret que possible, tout ce qui s'adresse à l'oreille est abstrait et revêtu, par le dispositif même du théâtre, d'une puissance d'évocation psychique incomparable.

Quant au domaine *psychique* du sens de l'espace, nous nous bornerons à rappeler que c'est sur ses appréciations que se font les perceptions du non-moi et du moi, dont les philosophes ont tant abusé, et dont nous nous servons si peu dans la vie réelle. Ajoutons que toute la vie intellectuelle procède de la vie sensorielle et sensitive, et que la conscience n'est qu'une opération sensorielle qui analyse et localise comme les autres.

## RAPPORTS DU SENS DE L'ESPACE AVEC LA MOTRICITÉ

1° *Images d'attitude.* — Toutes les attitudes des divers segments de notre corps et de nos organes internes

---

(1) Parsifal. *Rev. wagnérienne*, 1887.

nous sont représentées par des images dont la composition varie suivant que ces attitudes sont passives ou actives, c'est-à-dire suivant que la motricité y intervient ou non.

Une attitude passive nous est connue par des perceptions profondes, internes et cutanées, des images tactiles de contact avec les objets environnants dont la distribution varie avec nos attitudes, des contacts avec le vêtement ou avec d'autres parties de nous-mêmes, etc. (orientation subjective indirecte); de plus, indépendamment de ces images tactiles, nous connaissons les situations de nos leviers osseux dans leurs rapports mutuels, leurs inclinaisons l'un sur l'autre par des perceptions dont les images constituent le sens articulaire. Enfin, l'action de la pesanteur sur les parties molles et sur le squelette nous est connue à tout instant en dehors de toute contraction musculaire, par la tactilité tégumentaire ou interne (orientation subjective directe), sens des attitudes segmentaires. La plus remarquable de ces tactilités internes est la tactilité vestibulaire de l'oreille. Ces images des attitudes segmentaires passives sont indispensables à l'exercice de toute motricité réflexe ou volontaire. En effet, nous ne pouvons exécuter un mouvement volontaire sans nous représenter l'attitude initiale, l'attitude cherchée et la série des attitudes de passage; nous ne pouvons pas non plus exécuter un mouvement involontaire qui ne soit approprié, destiné, orienté, c'est-à-dire adapté à une variation d'attitude, qui est le geste.

2° *Images motrices.* — Quand il s'agit d'attitudes actives, une nouvelle série d'images entre en jeu. Chaque attitude passive exige une certaine position, un certain degré de relâchement ou de tension des différentes par-

ties de la masse musculaire qui entoure les leviers
osseux. Quand cette attitude est réalisée activement, les
muscles ont respectivement un certain degré de tension,
les synergies motrices intéressent les muscles antagonistes, les muscles correcteurs et directeurs du mouvement incessant qui constitue le maintien d'une attitude
contre les forces qui tendent à la faire varier. Quand il
s'agit d'un geste, le tableau d'emploi de ces forces musculaires varie à chaque phase, et nous pouvons reconnaître qu'à chaque instant, à chaque attitude segmentaire
correspond une image complexe de la distribution
motrice, variant avec l'attitude et perçue à la fois par
la résistance périphérique et par l'effort central.

Ces images motrices sont associées aux images d'attitudes segmentaires fournies par la tactilité et le sens
articulaire. Les images d'attitude sont des images purement sensorielles, définissant le lieu de certains points
dans l'espace, décrivant une topographie, une orientation. Les images motrices y ajoutent des mesures de
force, de fatigue et de résistance musculaire. Les images
d'attitude existent toujours, à l'état normal, que l'attitude
soit active ou passive ; les images motrices accompagnent
les attitudes actives et leurs variations, c'est-à-dire le
geste, le mouvement. Chaque attitude active fait donc
naître une image d'attitude et une image motrice qui,
chez un même individu, forment un système coordonné.
Une foule de sensations, d'analyses spécifiques et de
localisation, arrivent aux centres médullaires par les
racines postérieures, et nous pouvons reconnaître la
part énorme que prend le sens de l'espace aux opérations
du sens dit musculaire, et qu'il serait préférable d'appeler *sens locomoteur*. Si l'on remarque qu'une même
attitude, qu'un même geste, intéressent divers centres
moteurs et sensoriels, situés à des étages différents

dans la moelle, à des points différents du cervelet, du cerveau, et qu'un même centre moteur peut être appelé à contribuer à la représentation d'attitudes différentes, on conçoit la nécessité de rapports commissuraux nombreux et complexes entre les noyaux sensitifs, sensoriels et moteurs, et de centres de simplification commandant en bloc tout le mécanisme d'une attitude.

3° *Coordination motrice.* — La répartition des exercices musculaires appropriés à un geste, à une attitude donnée, constitue la coordination motrice dans le détail de laquelle il ne semble pas que la psychomotricité entre bien profondément. La moelle et le cervelet paraissent devoir, l'une son organisation remarquable par le jalonnage de ses centres moteurs et sensitivo-sensoriels coopérateurs, l'autre son énorme surface corticale d'enregistrement et de réflexion pour les fonctions de localisation, d'orientation, d'appropriation et de coordination motrices, à cette organisation des automatismes créés par la répétition, l'habitude, la systématisation des gestes et des attitudes. Le cervelet reçoit de tout l'appareil périphérique de la sensibilité les analyses d'espace, tant extra-organiques qu'intra-organiques, sans lesquelles il ne peut exister de motricité appliquée. C'est en quelque sorte dans le cervelet que le terme espace entre dans la définition organique du mouvement, dans la réalisation de sa formule.

4° *Appropriation motrice.* — La coordination motrice permet de réaliser une certaine attitude, un certain mouvement ; mais elle a dû pour cela s'inspirer d'une image préexistante qui intervient dans l'automatisme de ces fonctions inférieures de la motricité. C'est donc l'appropriation des forces musculaires à la réalisation d'une

attitude.ou d'un mouvement qui régit la coordination
motrice. La coordination varie de mode avec l'appropriation, car elle est déterminée directement par elle.

Pas plus que l'exercice contractile de nos divers faisceaux musculaires, pas plus que leur coordination,
l'appropriation motrice n'est consciente. Nous pouvons
vouloir consciemment un mouvement, mais nous ignorons comment nous l'exécutons, et la volonté s'arrête à
l'acte lui-même ; c'est l'expérience, c'est-à-dire la sélection intra-organique, la sélection anatomique et physiologique, l'économie même de nos centres associés, de
nos centres d'automaticité, et non l'analyse consciente de
nos forces organiques, qui nous permet d'exécuter nos
propres ordres. L'appropriation est d'ordre médullo-
cérébelleux. Comment aurions-nous la volonté de contracter tel ou tel muscle pour exécuter un mouvement,
quand nous ignorons absolument que nos mouvements
sont exécutés par des muscles, comment sont placés ces
muscles et quel est leur mode individuel d'action ? Nous
voulons tel mouvement, c'est-à-dire telle variation d'attitude, mais nous ne pouvons pas consciemment vouloir
le détail de son exécution. L'appropriation motrice n'est
pas plus consciente que la coordination elle-même.

5º **Destination motrice.** — Il n'en est pas de même de
la destination motrice : elle peut n'être pas consciente
comme dans les réflexes et les actes instinctifs ou irré-
fléchis, mais elle peut aussi être consciente. Il en est de
ces fonctions comme de la conduite d'une armée sur le
champ de bataille : la tactique et les ordres supérieurs
sont conscients et volontaires, mais l'exécution des multiples sous-ordres ne l'est pas. La destination motrice
est pour nous l'adaptation de l'appropriation motrice à
un but conscient ou inconscient, mais ayant une significa-

tion et une application à un objet extérieur au mouvement
lui-même. La destination motrice est l'expression même
de la volonté, quant à sa forme consciente. Pas plus que
la coordination et l'appropriation, la destination motrice
ne peut se faire sans images d'attitude et d'espace, seulement bulbaires, cérébelleuses et médullaires dans le
cas où la destination reste inconsciente, cérébrales quand
elle devient consciente.

6° *Orientation motrice.* — Il n'est pas de geste ni d'attitude qui n'implique une orientation motrice, c'est-à-
dire le rapport même du mouvement ou de l'attitude à
l'espace dans lequel ils s'effectuent. Résumons.

Je veux prendre un objet. Je connais préalablement
par l'*orientation objective* sa forme et sa localisation dans
l'espace, et par l'*orientation subjective indirecte* ma position par rapport à lui. Je sais ou je sens, par l'*orientation
subjective directe*, mon attitude propre dans l'espace et
les attitudes segmentaires de tous mes membres : cette
connaissance est la base de toutes mes opérations motrices
ultérieures.

Ces orientations vont intervenir dans la direction de
mon geste *(orientation motrice),* dans l'évocation des
images d'attitude associées à l'exécution de ce geste
*(destination motrice),* dans l'application de ces attitudes
appropriées *(appropriation motrice)* et dans la composition
de forces ·musculaires qui y contribuent *(coordination
motrice).*

Dès que le moindre mouvement, répétons-le, est le
résultat d'une coordination musculaire entre les faisceaux
contractiles qui y prennent part, il y a intervention
d'images d'attitude, c'est-à-dire du sens de l'espace. Et
il en est de même pour l'appropriation, la destination et
l'orientation motrices. Cependant la répétition des mêmes

attitudes et la constitution même de nos appareils osseux et musculaires ont développé et provoqué dans le système de la locomotricité (ce ,mot associe bien l'idée d'espace à l'idée de mouvement), des automatismes et des associations musculaires en vue de fonctionnements plus simples et plus prompts. Cela est surtout dans la marche, dans la station debout et dans tous les actes habituels où la volonté semble prendre peu de part. Il est aussi tout évident qu'à ces associations de synergies, à ces actes automatiques correspondent des centralisations nerveuses et des centres secondaires présidant non plus à une contraction musculaire isolée, mais à tout l'exercice musculaire exigé par un geste, par une attitude. Notre moelle et notre cervelet dissocient l'acte ; mais notre psychomotricité en est incapable, elle se contente de décider l'acte.

Nous n'insisterons pas davantage sur le rôle considérable que jouent les images d'espace dans l'exercice de l'équilibration. Les perceptions de pesanteur sont tout naturellement orientées.


## RAPPORTS DU SENS DE L'ESPACE AVEC LA VIE ORGANIQUE

Les actes de la vie organique étant pour la plupart inconscients et les opérations du sens de l'espace l'étant également le plus souvent, il nous est assez difficile de préciser,les rapports que ces diverses fonctions affectent entre elles. Cependant quand un trouble est apporté dans une de ces fonctions organiques et que ce trouble est douloureux, il est immédiatement localisé ; d'autre part, nous verrons que le vertige s'accompagne avec la plus grande facilité de troubles plus ou moins profonds des fonctions organiques à centre bulbaire et médullaire. La motricité et la sensibilité sont d'ailleurs elles-mêmes en relations étroites avec les appareils moteur viscéral et moteur vasculaire, et aussi avec l'appareil sécrétoire entier. Néanmoins ces relations, que nous verrons très évidentes à propos du vertige marin, s'expliquent plus facilement par les notions anatomiques que nous possédons que par une théorie physiologique assez difficile à édifier. Néanmoins il semble aujourd'hui établi que notre milieu intérieur tout entier est « représenté au niveau des centres conscients, mais cette représentation ne s'éclaire que dans le cas où la motricité volontaire doit intervenir, ou dans ce qu'on peut appeler « la double vue » des hystériques. » (V. Wernicke, Sollier, Gomar.)

## DÉFINITION PHYSIOLOGIQUE DU VERTIGE

Il peut nous arriver de perdre la notion, la sensation des attitudes de telle ou telle partie de nous-même ; par exemple ne plus sentir une de nos jambes croisée sur l'autre, le bras sur lequel nous sommes trop long-temps appuyé, nos pieds engourdis par le froid : nous n'avons pas pour cela le vertige. Il pourra nous arriver même, et cette griserie est assez voluptueuse, de perdre la sensation de l'existence de tout notre corps, sauf la tête ; il nous semblera que le corps abandonne en quelque sorte toute connaissance de lui-même et tout rapport sensitivo-sensoriel avec son milieu, dans une réelle extase nullement intellectuelle, purement sensuelle, une véritable griserie de toute notre tactilité interne et externe, qui semble supprimer momentanément notre corporalité et nous donne l'illusion si troublante d'une existence immatérielle, de ce qu'on appelait une âme dans les traités anciens.

Un degré de plus en effet, et nous perdrons la sensation même de la vue et de l'ouïe, nous vivrons intérieurement, errant dans notre intimité psychique, nous ne localiserons plus rien dans notre milieu extérieur, ni dans notre milieu intérieur. Cet état n'est pas si rare que nous ne l'ayons tous observé sur nous-même. Une préoccupation intense, une distraction profonde, le demi-sommeil le réalisent journellement.

Mais au milieu de cette fonte, de cette absorption plus ou moins complète du monde des représentations objectives et corporelles, quelque chose veille, une dernière possession que nous gardons de nous-même, la localisation même de cette dernière vigilance de notre moi, l'*attitude céphalique*. Une sensation a gardé sa rectitude de représentation au milieu de cet état d'extase, c'est-à-dire de transport hors de moi, c'est la sensation même, la représentation subjective, l'attitude, la distribution dans l'espace de la partie pensante et vigilante que je me sens resté. Cette extase des sens, cette suppression de tout ce qui n'est pas mon milieu pensant n'atteint pas ce milieu lui-même ; il reste distribué, topographiquement défini, il se tient ainsi et non autrement ; le sens des attitudes céphaliques et encéphaliques est intact. Et tant qu'il est intact, je n'ai pas la sensation vertigineuse.

Dans cette anesthésie plus ou moins complète du sens des attitudes, dans cette suspension de son activité consciente, sa torpeur, son sommeil tout à fait analogue aux suspensions systématiques des hystériques, il y a *extase,* il n'y a pas vertige. Les opérations intellectuelles semblent gagner en lucidité ce que perdent les représentations organiques ; on se sent une âme débarrassée du corps. Mais cette griserie ne peut se maintenir longtemps chez l'homme sain ; il est vraisemblable au contraire qu'elle est l'état habituel, et partiel, de beaucoup d'hystériques : elle disparaît chez nous sous la reprise des sensibilités. C'est la perte de connaissance de tout le sens des attitudes, sauf pour les parties de l'organisme qui forment notre petit monde psychique.

Que cette dernière partie soit atteinte à son tour, et divers phénomènes se produiront. Pour les définir comparons momentanément l'appareil vestibulaire à l'appareil visuel.

Une irritation vive de ma rétine provoquera un *éblouissement*, c'est-à-dire un trouble qui est pour le nerf visuel ce qu'est la *douleur* pour le nerf tactile. Une irritation analogue du nerf vestibulaire provoquera l'*étourdissement*. Douleur, éblouissement, étourdissement sont des troubles de même valeur et de même ordre portant sur des nerfs de sensibilité différente.

*L'étourdissement est l'irritation du nerf ou des centres vestibulaires.*

Une autre forme de trouble sera, non plus une surcharge fonctionnelle, mais un *égarement* fonctionnel. Ma rétine égarée s'affolera en images incohérentes, mais définies, comme celles que provoque une faible compression. De même ma tactilité égarée me fournira des sensations absurdes, mais définies elles aussi, le chaud pour le froid par exemple, etc. De même enfin l'appareil ampullaire de l'oreille me fournira des notions absurdes, mais définies, sur l'attitude de ma tête et de mon corps, ce sera le *vertige*, cette fois, avec ses nombreuses formes et ses intensités variables Le vertige et l'étourdissement s'accompagnent comme les illusions rétiniennes accompagnent l'éblouissement, les illusions tactiles les phénomènes douloureux.

*Le vertige est l'égarement fonctionnel du nerf vestibulaire et de ses centres.*

C'est un phénomène bulbaire, réaction immédiate des centres vestibulaires de la protubérance, de même que l'étourdissement.

Mais la représentation corticale de ces phénomènes est un phénomène de second ordre qu'il faut distinguer du trouble nucléaire fondamental, le vertige proprement dit.

*Le vertige n'apparaît que quand l'orientation subjective totale ou céphalique est troublée ou supprimée.* La désorientation objective n'est pas le vertige, mais elle le provoque en troublant l'orientation subjective. *Le vertige est donc la désorientation subjective indirecte ou directe.* Nous trouverons dans le vertige, en nous reportant à la définition de l'orientation subjective, des troubles dans la perception de notre position et de nos attitudes, et de leurs variations. Mais nous quittons ici la physiologie.

Quand l'orientation subjective directe, principalement par l'appareil vestibulaire et ses centres, se trouvera primitivement troublée, nous dirons qu'il y a *vertige direct.* Quand le vertige apparaîtra dans tout autre domaine et sera produit par retentissement indirect sur les centres du sens de l'espace et par suite sur ceux de l'orientation subjective, nous l'appellerons *vertige d'irradiation.*


## DÉFINITION CLINIQUE DU VERTIGE

Nous ne parlerons d'abord que de la sensation vertigineuse connue subjectivement du malade.

Quand on prie un malade, se plaignant de vertige, de préciser la définition de ce qu'il éprouve, il arrive pres-

que constamment que le malade lui-même ne sait guère
bien ce qu'il veut dire, et le médecin aurait grand tort
de ne pas insister. Les observations médicales les plus
complètes ne précisent pas beaucoup non plus ; malade
et médecin sont parfois victimes d'un manque absolu de
précision, chacun entendant ce mot comme il a l'habitude personnelle de le comprendre, et il se peut qu'en
réalité le malade n'ait pas le moindre vertige. Nous
avons vu, au début de ce travail, combien les définitions
classiques laissaient à désirer ; celles de la pratique
courante sont infiniment plus vagues et plus fausses.
Fussent-elles d'ailleurs exactes, elles ne pourraient
caractériser que la sensation vertigineuse, qui est consciente, et non le vertige, qui peut ne l'être pas. Dans
l'interrogatoire du malade, il faudra nous contenter de la
sensation vertigineuse, c'est-à-dire de la conscience de
l'état vertigineux ; son affirmation a, comme celle de
beaucoup de symptômes, une réelle valeur, une valeur
positive ; la négation n'a aucune valeur clinique, le vertige pouvant être méconnu du malade.

Nous allons chercher à le faire connaître par le médecin, au moyen de son analyse, et des troubles et réactions
qui l'accompagnent et doivent le faire soupçonner, en
l'absence de toute certitude objective. Nous devons tout
d'abord analyser l'état vertigineux et chercher à en isoler les éléments en nous servant de cas simples ou de
symptômes dissociés. Nous distinguerons quatre variétés
de sensation vertigineuse : imperceptions, surperceptions,
illusions et hallucinations d'espace.

A. *Imperception d'espace.* — Une de nos malades albuminurique, sujette à de fréquents accès de vertige
labyrinthique avec chute à droite, présentait dans les
intervalles de petits états critiques sans impulsions, ni

titubation, ni sensation d'étourdissement, consistant simplement en une suspension momentanée de toute *localisation consciente* dans chaque domaine sensoriel, par généralisation. Un brouillard passait devant ses yeux, ses oreilles bourdonnaient, elle percevait les contacts sans les localiser, et continuait à marcher sans tituber ni même dévier, mais sans se sentir marcher. Les sons, qu'elle entendait parfaitement, n'étaient pas davantage localisés ni extériorisés. C'était en un mot une absence purement sensorielle, restreinte aux fonctions de localisation et aux images d'attitude, sans aucun trouble de sa personnalité subjective. Elle résumait ainsi ce qu'elle éprouvait : « Dans ces courts moments de crise, de cinq ou six pas tout au plus, je continue à tout sentir, *mais rien n'est plus nulle part,* et *moi non plus je ne suis nulle part.* » — Cette suspension de l'orientation n'est pas pas bien rare, quand on la recherche ; elle se montre presque constamment dans le vertige, et même en dehors du vertige ; elle apparaît chez chacun de nous, d'une façon extrêmement fugace, surtout quand nous supprimons l'orientation oculaire, — et dans le demi-sommeil. C'est un des éléments, une des formes du vertige, mais elle peut apparaître seule et être considérée comme une forme fruste, alternant avec des manifestations plus complètes. Elle est très proche de l'étourdissement, mais s'en distingue par l'absence de stupeur.

Un autre malade, brightique également, et dont le vertige labyrinthique affectait la forme de vertige de Ménière, était par instant pris non pas de vertige avec impulsions, mais de vertige très vague avec suspension totale de toute notion de sa personnalité. Il décrivait son état comme nous décririons une absence dans le petit mal épileptique, mais il le décrivait lui-même et notait très attentivement le départ et le retour de son identité.

On lui prit un jour sa montre et son argent sans qu'il semblât même s'en apercevoir et s'en préoccuper, et put facilement se les faire restituer le lendemain. Cet être swedenborgien, ce Séraphitûs était un maçon que son vertige et ses absences plutôt objectives que subjectives avaient plusieurs fois fait arrêter pour ivresse manifeste. — Une femme albuminurique avait de grands accès de vertige brightique, dit de Ménière, avec convulsions et perte apparente de connaissance. Elle se vit ainsi transporter deux fois, pendant deux grossesses, à l'hôpital, sans pouvoir faire le moindre geste ou dire le moindre mot ; quelques heures après elle recouvrait « sa conscience », disait-elle, et pouvait raconter tous les détails de son accident. Elle était dans une résolution complète, après ses attaques éclamptiques, sans jamais perdre connaissance ni cesser d'entendre très nettement.

Le régime lacté faisait disparaître ces accidents, très fréquents. — Un jeune collégien, affecté d'une otorrhée ancienne, avait par moments un petit accès de vertige avec suspension totale de toute personnalité psychique, percevant tout, agissant et parlant, mais cessant de rapporter à lui-même aucune perception objective ou subjective, jusqu'à ce qu'il ait pu obtenir d'aller à l'infirmerie du collège se faire donner une injection qui débarrassât la caisse de son contenu ; les accès revenaient une ou deux fois par semaine, et disparurent avec l'otorrhée. Il sera très facile de prendre ces malades pour des épileptiques, et cela d'autant plus que cet état n'est que le premier degré d'une aura bulbaire ou cérébrale à grand appareil. Les malades de cette catégorie présentent, comme beaucoup de vertigineux labyrinthiques, le signe de Romberg, et une tendance marquée à la claustrophobie ; aucun n'offrait le moindre signe d'hystérie.

B. *Surperception d'espace*. — Le trouble opposé est une acuité extrême de perceptions d'espace, qui les rend non douloureuses, mais très émouvantes et angoissantes. Il donne la peur des espaces, la peur du vide, l'agoraphobie.

Nous nous y arrêterons un peu. Elle existe, pour la vue, l'ouïe et le toucher, et peut être indépendante de la photophobie comme de la phonophobie. C'est bien plus la peur de l'étendue, non en largeur, mais en profondeur, verticale ou horizontale. Ce vertige vertical se nomme vertige des hauteurs, le nom d'agoraphobie convient au vertige horizontal. Cette sensibilité exagérée aux analyses de vide est encore très fréquente et presque naturelle à chacun de nous ; certains parents se font malheureusement un devoir de la faire dégénérer en peur véritable chez leurs enfants ; et en réalité la sensibilité au vide confine à l'état de peur. Sans parler des troubles irradiés profonds qu'éprouvent les personnes sujettes à la sensation exagérée du vide, et de la peur qu'elles en ont d'avance, et qui augmente encore cette sensibilité, nous remarquons que les personnes qui ont peur du vide ont facilement peur du silence, de l'obscurité, de la submersion, c'est-à-dire de l'absence de perceptions objectives concrètes et nettement localisées. L'enfant qu'on a effrayé par la menace d'une claustration dans un lieu obscur, devient par crainte, non des dangers imaginaires, mais de l'obscurité elle-même, d'une excitabilité extraordinaire, vis-à-vis de tout ce qui provoque l'agoraphobie. Dans l'obscurité, l'attention visuelle est extrême, ainsi que l'attention auditive et l'attention tactile. L'enfant cache sa tête sous les draps et se rassure par la multiplicité des contacts qui font disparaître la sensation de vide tactile ; il aspire au moindre bruit familier qui fixera son orientation et limitera sa sensation de vide auditif; il cherche à voir, fussent les objets les plus effrayants plutôt que de ne rien voir. Cet enfant n'osera pas s'abandonner à l'eau, qui est le vide ; il aura la peur du silence, la plus effroyable de toutes les peurs, qu'a si bien dépeinte Poë.

Le manque d'image nous jette dans un trouble sensoriel profond, inverse de la fascination et produisant des effets analogues.

Dans la fascination un point accapare et fixe toute notre attention, rien n'excite plus que cette sensation unique.

Dans la peur de l'espace, rien ne fixe l'attention, mais elle est sollicitée de partout, — et la dépense d'énergie sensorielle, l'avidité sensorielle développe une tension de toutes nos activités nerveuses qui fait de cette peur un des troubles les plus profonds de l'organisme. Elle s'accompagne de réactions bulbaires très évidentes, oppressions, altérations du système respiratoire et cardiaque, troubles vasculaires et sécrétoires, etc. La sensation de peur, de siège cérébral, s'accompagne de son côté de troubles psychiques sur lesquels nous n'insisterons pas. La surperception d'espace occupe dans l'état vertigineux une place moins grande que l'imperception, car il y a toujours une petite phase d'imperception dans le vertige ; en revanche la surperception d'espace provoque facilement les autres formes de vertige. Cet état est également assez fréquent et doit toujours être recherché, car son affirmation très catégorique fera penser à d'autres marques de dégénération ou de déséquilibration. Aucun état ne confine plus à la folie que la peur, et rien ne provoque plus facilement la peur que la surperception d'espace.

C. *Illusion d'espace.* — Les moindres troubles de

l'orientation objective et subjective nous donnent des
perceptions illusoires de la distribution des objets qui
nous entourent et de notre position propre dans notre
milieu ainsi que de leurs variations.

Les illusions d'attitude sont communes, ainsi que les
délires d'attitude chez les vésaniques, et chacun a pu
observer combien il est fréquent, après quelques instants de lecture attentive, de ne plus savoir où nous
sommes, comment est placée la pièce où nous lisons, ni
même dans quelle attitude nous nous trouvons. C'est
qu'en effet la vue, par la grande supériorité de son
orientation objective, fait presque tous les frais de notre
orientation objective, et de l'orientation subjective que
nous en tirons. L'orientation tactile et auriculaire se
repose si complètement sur la vue, que si celle-ci se
trouble, ou se supprime, ou se fixe, notre orientation
totale se trouve supprimée ou faussée momentanément ;
il n'est pas que les ataxiques qui présentent le signe de
Romberg : nous l'aurions vingt fois par jour, si l'attention ne nous permettait de rétablir la vigilance du labyrinthe et du sens des attitudes segmentaires, ce dont
l'ataxique est incapable. Les illusions de mouvement
sont liées aux illusions d'attitudes, car l'image du mouvement est l'image d'une variation d'attitude. Elles ont
trop souvent été décrites à propos du vertige de Ménière
pour que nous y insistions.

D. *Hallucination d'espace.* — Nous avons observé
une jeune brightique atteinte de vertige labyrinthique et
d'agoraphobie consécutive, qui offrait le cas d'une hallucination dans le domaine exclusif du nerf vestibulaire,
en dehors de toute sensation auditive, visuelle ou tactile.
Les brightiques ont facilement le vertige par hydropisie
labyrinthique. Elle ne pouvait ouvrir une fenêtre, une

porte, sans avoir l'hallucination de quelque chose qu'elle ne sentait, ne voyait, n'entendait pas, se précipitant vivement sur elle; quelquefois cependant elle percevait un son violent. Certains malades se sentent devenir immenses, d'autres ont l'obsession d'un vide constamment ouvert devant eux. Ces hallucinations n'ont guère été étudiées et si l'on réfléchit au rôle que jouent les perceptions du sens de l'espace dans la notion de subjectivité, de personnalité, on ne peut que le regretter vivement. Qui n'a été obsédé par la sensation que telle partie de lui-même, ses pieds par exemple, s'allongeaient démesurément, en grand danger d'être coupés par les voitures ? Cette obsession, que j'ai éprouvée souvent, m'a souvent aussi été rapportée par des malades. — Un de mes malades ne pouvait se moucher ni éternuer sans éprouver, par suite de la béance d'une des trompes d'Eustache, une violente commotion tympanique du côté droit. Il avait aussitôt un court accès de vertige avec inperception d'espace, puis il lui semblait qu'il était alors divisé en deux personnes, une qui n'avait pas varié d'attitude, et une autre nouvelle, à droite, regardant un peu en dehors. Puis les deux individualités somatiques se rapprochaient, se fusionnaient et le vertige disparaissait. Il comparait ce phénomène à celui qu'on observe en faisant tourner l'un des deux prismes du stéréoscope, décomposant ainsi l'image primitive en deux images, l'une variant de position, jusqu'à ce qu'en la ramenant, et en la superposant à la première, l'unité d'image reparût avec la sensation de relief. Les hallucinations d'attitudes et de mouvement sont les plus fréquentes de toutes. Il nous est très facile aussi de localiser, par la pensée, une douleur imaginaire en un point désigné de notre corps et nous nous donnons avec la plus grande facilité des hallucinations de cet ordre. Rien ne se sug-

gère mieux que le vertige ; il suffit d'y penser, quand on
l'a éprouvé, pour le voir reparaître avec intensité. On a
pu dire que le vertige était une hallucination du sens de
l'espace, mais cette définition est à moitié vraie, car
elle ne caractérise que la sensation vertigineuse et non
le vertige.

— Telles sont les quatre formes de vertige conscient
proprement dit considéré comme désorientation subjective.

Ce que nous avons dit plus haut du domaine organique
que du sens de l'espace trouve une nouvelle application
dans l'étude du vertige. Les origines du vertige *direct*
sont presque exclusivement du domaine du nerf vestibulaire
depuis l'organe périphérique jusqu'à ses noyaux
et aux centres corticaux correspondants.

Les origines du vertige d'*irradiation* sont extrèmement
nombreuses, car tout point de l'organisme, tout point de
l'espace qui nous entoure tombe dans le domaine sensitif,
sensoriel, psychique ou moteur du sens de l'espace.
Le vertige peut apparaître à propos d'un accord, ou
d'une odeur, d'un mouvement ou d'une opposition de
couleurs, d'un choc ou du plus léger contact, d'une idée
ou d'une émotion, etc. — Il peut toujours se ramener à
l'une des formes que nous avons énoncées.

Le vertige inconscient ne se définit naturellement en
clinique par aucune des sensations vertigineuses que
je viens d'énumérer ; il se trahit par les troubles irradiés
suivants.

*Irradiations.* — Chacune de ces formes peut s'associer
par irradiation dans le domaine moteur, sensitif, sensoriel,
circulatoire, sécrétoire, respiratoire, etc., ainsi que
dans le domaine psychique, les troubles les plus divers et
les plus nombreux. Nous avons noté des troubles visuels,

obnubilations, mouches volantes, éblouissements, etc.,
des troubles oculomoteurs, diplopie, nystagmus, mydriase, etc., qui s'expliquent par les rapports intimes entre
les noyaux oculomoteurs et les noyaux vestibulaires; —
des troubles auditifs fréquents ; — des troubles de la
tactilité, anesthésies locales, illusions de contact localisé,
sensation de vêtements accolés par endroits ou serrés au
cou ou aux membres, sensation de froid, de frôlements
déterminant le frisson. Le sens des attitudes segmentaires ou totales est naturellement atteint, surtout dans
les images d'attitude et de variations d'attitudes, c'est-à-
dire de mouvements: les malades croient tourner, glis-
ser, s'élever en l'air ou s'abîmer sous terre. Les uns se
dédoublent en deux personnalités distinctes, d'autres
se croient réduits à n'être plus composés que de leur
tête, d'autres enfin perdent toute notion de leur identité
ou s'en désintéressent absolument. Les irradiations psychiques suivent immédiatement avec les troubles de la subjectivité et des formes simulant le petit mal épileptique;
ou bien ce sont des peurs, claustrophobie, agoraphobie,
etc. Certain désarroi des centres pneumogastriques va
produire les affres, les angoisses, les anxiétés, l'affre
hypogastrique et l'affre épigastrique, l'affre des coliques
intestinales, gastriques, hépatiques et néphrétiques, l'angoisse thoracique, respiratoire de l'asthme, l'*angor pectoris*
du cœur, l'affre laryngée, gutturale, les peurs totales,
l'anxiété, l'anxiété paroxystique, la peur syncopale, la
petite mort ; puis en remontant la chaîne des centres sensitifs, le même désarroi produit l'affre du glossopharyngien, la nausée ; plus haut c'est l'affre vestibulaire, le
vertige, l'étourdissement; plus haut encore les éblouissements sensoriels, etc. Tous ces troubles anxieux se
caractérisent par un état d'abandon de l'individu, par une
faillite centrale assez analogue à celle que provoquent

certaines voluptés, par une griserie sensitivo-sensorielle frisant la syncope de telle à telle fonction nucléaire, si une décharge centrifuge ne la soulage pas à temps. Les irradiations motrices sont très fréquentes ; c'est ici de la propulsion parkinsonienne, du tournoiement, des impulsions en tous sens. Ou bien le malade compense par une attitude qu'il croit logique une illusion d'attitude défectueuse, il recherche par un mouvement incohérent un équilibre qu'il n'a pas perdu ; ou bien il obéit à une impulsion sentie ou non : la titubation en est l'exemple le plus banal. Les convulsions partielles, la tétanie, se rencontrent également et aussi les dérobements systématiques, totaux ou partiels de la muscularité à laquelle manque subitement le *tonus* de sutentation, et que l'on prend pour des impulsions. Les irradiations vasomotrices, avec le refroidissement, la pâleur ou la congestion des extrémités ou de la tête, les sueurs profuses localisées à la paume des mains ou à la plante des pieds, ou le long du rachis, les troubles sécrétoires, les troubles de sécrétion salivaire ou d'excrétion urinaire, la diarrhée, etc. La nausée, la soif, la faim brusques, l'anorexie paroxystique, les palpitations, les oppressions, ou au contraire l'allègement, l'euphorie respiratoire, les altérations du rythme cardiaque ou pulmonaire, l'angoisse pharyngienne, avec ou sans la sensation de boule hystérique, et d'autres symptômes dus à l'irradiation de l'irritation du noyau vestibulaire, aux noyaux glosso-pharyngien et pneumogastrique sous-jacents, enfin, les contractions phréniques, intestinales, rectales, scrotales, abdominales, etc., sont autant de troubles d'irradiation.

Chaque individu a le vertige à sa façon et chez lui le vertige irradie différents troubles dans un groupement qui lui est en quelque sorte personnel. Autant de bulbes, autant d'irradiations, autant d'*auras*.

Il n'est point de trouble irradié qui ne puisse à son tour engendrer le vertige quand il apparaît avant lui. Ces troubles peuvent remplacer même le vertige ; telle personne qui aura facilement la nausée, pourra n'avoir que la nausée au lieu de vertige, ou le frisson, ou l'angoisse, etc., etc.

Mais il est un phénomène curieux que je nommerai l'*enjambement internucléaire*, car je ne sache pas qu'il ait été baptisé. Il consiste en ce fait qu'une irritation périphérique ou centrale, dans un domaine nerveux donné, pourra cheminer comme une aura, de noyau à noyau, sans éveiller le moindre symptôme dans les uns, faisant au contraire éclater la réaction propre à tel autre noyau particulièrement susceptible. Le noyau même primitivement intéressé peut rester silencieux.

Je citerai, comme exemples, les cent irritations diverses qui éveilleront l'asthme chez un sujet dont le pneumogastrique est plus accessible et plus sujet à cette réaction. L'asthme d'origine nasale peut ne donner aucun symptôme indiquant que le trijumeau ait véhiculé la moindre irritation. Le vertige peut naître d'un effort oculaire, d'une orientation pénible des globes, d'une accommodation difficile, sans qu'il y ait dans certains cas la moindre fatigue sentie au niveau des yeux ; il peut provenir d'un trouble stomacal qui ne sera aucunement localisé ni perçu par le malade, et même (Dieulafoy) d'une colique hépatique dont les noyaux sensitifs du pneumogastrique n'auront rien dit.

Dans le vertige stomacal le vertige est parfois remplacé par l'éblouissement, c'est-à-dire par un réflexe oculomoteur irradié à son tour des noyaux du vertige. Chez l'enfant ne voyons-nous pas les convulsions oculaires, le strabisme, apparaissant comme symptômes d'une irritation sous-péritonéale, colique, hernie, etc. ? Tel mouvement, tel jeu de moire, tel contraste de couleurs qui donnera du vertige à l'un, donnera à tel autre la nausée, à celui-ci la petite mort, à celui-là une affre épigastrique, etc. Et combien d'irritations lointaines et bizarres chez certains dégénérés ?..

# DEUXIÈME PARTIE

# LES VERTIGES

# DEUXIÈME PARTIE

## LES VERTIGES

---

## CLASSIFICATION

Il n'existe en réalité qu'un seul vertige, le labyrinthique, caractérisé par la désorientation subjective sous une des quatre formes que nous avons décrites. Mais ce vertige pouvant apparaître à la suite des irritations, des troubles les plus variés, nous devons reconnaître, pour l'étude clinique, autant de vertiges qu'il y a de causes de vertiges, chaque vertige pouvant associer, par irradiation, tous les troubles imaginables. Nous examinerons donc les causes locales, qui sont toujours reconnaissables ou supposables, et les causes générales qui le sont infiniment moins. Nous avons réuni un grand nombre de causes de vertige que nous avons groupées par appareils physiologiques distincts. Les vertiges de cause générale ne seront que la mise en valeur de tel ou tel vertige de cause locale, sous une influence qui atteint également d'autres appareils et se manifeste par d'autres symptômes. Le vertige goutteux pourra ainsi être du vertige labyrinthique, hépatique, hémorroïdaire, ocu-

laire, etc. Il nous suffira de dire, à propos de chacun
d'eux, que la goutte peut y prédisposer. Le vertige tabétique pourra être bulbaire, oculomoteur, optique,
laryngé, labyrinthique, cérébral, etc. Nous aurons donc
peu de choses à dire des vertiges de cause générale ;
nous en parlerons cependant, pour plus de division, dans
notre exposé clinique.

Tout vertige, quelle que soit son origine, est toujours
dû à une irritation primitive ou secondaires des noyaux
vestibulaires de la protubérance, comme la nausée est
toujours glossopharyngienne, l'oppression et la peur
toujours pneumogastriques, etc.

## VERTIGE LABYRINTHIQUE. — LE NERF
## LABYRINTHIQUE

Nous laisserons de côté la partie purement topographique de l'anatomie du nerf labyrinthique, pour nous atta-
cher à la recherche de sa signification morphogénique
et de sa définition physiogénique établies sur plusieurs
homologations avec d'autres appareils nerveux mieux
connus. Beaucoup des faits que nous allons rapporter sont
assez peu répandus pour n'avoir pu encore être exploités
sous une orientation de recherche systématique ; certains de nos procédés d'homologation sont assez spéciaux pour paraître spécieux tout d'abord ; cependant
l'exposé que nous allons tenter de résumer méthodiquement touche en réalité aux questions les plus instantes
de la physiologie nerveuse et en particulier à celle du
sens des attitudes.

Les données les plus récentes de l'embryogénie comparée des nerfs crâniens, dues aux travaux parfois con-

tradictoires de His (1), Gegenbaur, J. Beard (2), Allis (3), Howard Ayers (4), Dorhn (5), Froriep (6), Kupffer (7), Van Wijhe (8), O. Hertwig (9), et particulièrement de Fréd. Houssay (10) établissent l'homodynamie des ganglions de la ligne latérale et nous permettent d'attribuer aux papilles labyrinthiques et au nerf qui les unit aux centres une signification morphologique assez correctement définie; d'autre part les recherches d'Edinger (11), les derniers travaux de Kœlliker (12) et surtout de Bechterew (13), enfin

---

(1) His. Zur Entwicklungsgeschichte des acustico-facial Gebietes beim Menschen. *Arch. f. Anat. und Phys.*, 1891.

(2) J. Beard. On the segmental sense organs of the lateral Line, etc. *Zool. Anz.*, 1884. — On the cranial ganglia and the segmental sense organs of Fishes. *Id.*, 1885. — The system of branchial sense organs and their associated ganglia in Ichthyopsida. *Quart. Journ. of micr. sc.*, 1885. — The Development of the peripheral Nervous syst. of verteb. *Id.*, 1888.

(3) Allis. The Anatomy and Developm. of the lateral Line system in Amia Calva. *J. Morphol.*, 1890.

(4) Howard-Ayers. The Ear of man, its past, its present, its future. *Wood's Holl. Biol. Lect.*, 1890. — The vertebrate Ear. *J. of Morphol.*, May. 1892.

(5) Dohrn. Beurtheilung der Metamerie des Kopfes. *Mittheil. Zool. St. Naples*, 1890.

(6) Froriep. Zur Entwicklung der Kopfnerven. *Verhandl. anat. Gesell.*, 1891. Zur Frage der sogenannten Neuromerie. *Id.*, Vienne, 1882.

(7) Kupffer. Die Entwicklung der Kopfnerven der Vertebraten. *Verhandl. anat. Gesellsch.* Munich, 1882.

(8) Van Wjhe. Ueber die Mesodermsegmente und die Entwicklung der Nerven des Selachier-Kopfes. *Verhandl. d. k. Anat. Wis.* Amsterdam, 1892.

(9) O. Hertwig. *Tr. d'Embryologie* (Trad. Julin.) 1891.

(10) Fréd. Houssay. Études d'embryologie sur l'axolotl. *Compt. Rend.*, 1885. — Fente branchiale auditive. *Soc. de Biol.*, 18 juin 1890. — Études d'embryologie sur les vertébrés. *Arch. de Zool. exp.*, 1890. — *Id.*, *Bulletin scientifique de la France et de la Belgique* (1891) — Signification métamérique des organes latéraux. *Arch. de Zool. exp.*, 1891. Voir également, Notice sur ses travaux scientifiques. Paris, 1894.

(11) Edinger. Anatomie des centres nerveux, 1889. Trad. Sirand.

(12) Kölliker. *Handbuch der Gewebelehre des Mensch.*, 1893.

(13) Bechterew. Provodiachtchié pouti mozga. Kazan, 1893, et trad. française, 1900.

l'application de la méthode de Golgi et des idées de Ramon
y Cajal dans l'étude des fibres du nerf cochléaire par
Hans Held (1), par A. Thomas (2) ont complété les con-
naissances extrêmement confuses que nous possédions sur
les voies centrales du nerf labyrinthique par un ensemble
de données assez exactes pour nous autoriser à composer
un schéma que nous ne ferons que décrire. Qu'il nous soit
permis d'ajouter à ces résultats concrets nos interprétations particulières des images que véhiculent les conducteurs labyrinthiques, des fonctions des papilles et des
noyaux et enfin une homologation assez complète des
conducteurs et noyaux labyrinthiques avec ceux d'une
racine spinale postérieure.

I. — *Signification morphogénique.* — Trois cordons
neurodermiques dorsaux, — le *médullaire,* qui est impair
et médian, le *neural* (intermédiaire de His), et le *latéral*
(Houssay), qui sont pairs, — se développent simultanément dans le sens longitudinal au début de la vie
embryonnaire. Survient la segmentation métamérique
transversale. Le ruban médullaire, devenu gouttière et
tube médullaire, reste indivis, mais prend, surtout dans
la région céphalique, un aspect moniliforme qui donne
la série des dilatations cérébrales successives, et plus bas
les *neurotomes médullaires* (Houssay). Le ruban neural est
fragmenté dans toute sa longueur et fournit la rangée
de ganglions *neuraux,* qui sont les spinaux dans le tronc
et d'après Houssay s'effaceraient dans le segment céphalique devant la prédominance d'autres formations gan-

_____

(1) Hans HELD. Die centrale Gehörleitung. *Arch. f. Anat. und Physiol.,*
III, 1890.
(2) A. THOMAS. Le cervelet, 1897, et les terminaisons centrales de la racine
labyrinthique. *Soc. de Biologie,* 12 février 1898.

glionnaires. Nous verrons qu'au moins pour le métamère auriculaire, on retrouve la signification du ganglion spinal dans le ganglion de Scarpa-Corti. Le ruban latéral se fragmente aussi, mais très inégalement. Dans la région céphalique ou branchiale, il forme les ganglions *latéraux,* qui sont les ganglions crâniens ; au delà il reste indivis et continue à s'appeler *nerf latéral* (Houssay). Sur ce nerf latéral se montrent cependant, chez beaucoup de vertébrés inférieurs et d'embryons, les traces très nettes d'une neurotomie latérale, restée virtuelle comme celle de la moelle, et qui n'est manifestée que par l'apparition d'organes sensoriels latéraux et de branches vasculaires répétant le type de la région branchiale.

Beard, Allis, Ayers, Dohrn et Houssay ont montré que morphogéniquement *l'oreille du vertébré est un organe sensoriel de la ligne latérale* ; de plus, Houssay a signalé chez l'axolotl l'esquisse d'une évagination branchiale entodermique qui avorte sous l'expansion rapide du ganglion latéral auriculaire. Celui-ci s'interpose entre l'invagination ectodermique, antérieure à la vésicule auriculaire, et l'évagination entodermique correspondante ; de telle sorte que la branchie ne s'y ouvre pas et que l'oreille interne trouve ainsi la place d'une fente branchiale avortée, comme tous les organes de la ligne latérale. Si l'on se reporte à ce que cet auteur a décrit de la fente branchiale cristallo-hypophysaire que l'interposition rétinienne empêche également de s'ouvrir, on voit que nous ne pouvons considérer la fossette et la vésicule auditives comme homologues du cristallin de l'œil, car elles apparaissent après l'avortement de la branchie. Au surplus, le mode de développement des deux organes est tout à fait différent. Quant à l'évagination entodermique, elle ne fait que s'esquisser chez l'axolotl.

Nous avons montré ailleurs (1) que physiologiquement, l'oreille de l'homme n'avait fait que développer d'une façon extraordinaire les fonctions simples des organes latéraux dans un plan qui n'a aucunement dévié de la destination générale de toutes les formations auriculaires et préauriculaires. *L'oreille interne est donc une formation ectodermique homologue à tous les organites sensoriels de la ligne latérale.* C'est, non une branchie avortée, mais une vésicule formée par l'invagination et l'enkystement de l'épiblaste sensoriel localement amplifié.

Si, comme l'admet Houssay, les ganglions craniens, olfactif, ciliaire, trijumeaux, faciaux, auriculaire, glossopharyngien et vagues, n'ont rien de commun avec les ganglions spinaux des racines postérieures, issus du ruban intermédiaire ou neural, et comme nous devons retrouver dans la tête les homologues des ganglions spinaux pour expliquer les analogies remarquables qui existeront par la suite entre le nerf labyrinthique et une racine spinale postérieure, comme d'autre part la fossette ectodermique auriculaire s'accole de près au tube ectodermique médullaire, il nous semble nécessaire de rechercher entre ces deux invaginations épiblastiques comment seront représentés, même virtuellement, le ganglion spinal du tronc, le ganglion latéral crânien, les rameaux supra, præ et postbranchiaux.

Nous pensons que la masse ganglionnaire comprimée entre le tube médullaire et la fossette auriculaire correspond homologiquement à tout cela.

Il est bon de noter que cette masse ganglionnaire est de même origine que le ganglion facial auquel elle est

---

1. P. Bonnier. Le sens auriculaire de l'espace. *Thèse*, Paris, mai 1890. — L'oreille, vol. I. Masson.

primitivement soudée ; d'autre part nous verrons les
prolongements de ses éléments bipolaires se conduire
vis-à-vis de la moelle absolument comme ceux d'une
racine spinale postérieure se comportent de leur côté :
Houssay a décrit un rameau postbranchial du ganglion
auriculaire, qui semble devoir s'effacer par la suite. Cet
auteur attribue un certain rôle dans la formation de l'appareil sympathique à la racine primaire de la formation
intermédiaire. Or on a retrouvé (Erlitzki) (1) des fibres
de Remak dans certains points du tronc labyrinthique.

Ce que nous chercherons à mettre 'en évidence, c'est
que plus tard le nerf labyrinthique est formé de prolongements centraux et périphériques de cellules bipolaires
identiques à celles des ganglions spinaux et que le nerf
labyrinthique se conduit, répétons-le, vis-à-vis des noyaux
médullaires comme une racine spinale postérieure. Si
donc le ganglion auriculaire primitif est le jumeau du
ganglion facial, qui, lui, semble bien naître de la chaîne
latérale, il affirme néanmoins de plus en plus par la suite
son identité de ganglion spinal.

Cet organe branchial auriculaire, qui doit fournir la
vésicule primitive, va subir des transformations paral-
lèles à celles du tube médullaire, à l'élément nerveux
près.

Neurotome médullaire, ganglion auriculaire ' neuro-
latéral et épaississement auriculaire branchial ont au
début un aspect identique d'éléments neurodermiques
embryonnaires. Ils sont formés de cellules plutôt épithéliales, qui vont chez les deux premiers bientôt évo-
luer vers deux types protozoïques bien tranchés. —

---

1. ERLITZKI. De la structure du tronc du nerf auditif. *Arch. de neurologie,*
1882, n° 7.

L'élément à type *amibien*, en araignée, avec ses ramosités éparses ou accolées en un prolongement unique ou double de Deiters, sera la *cellule nerveuse*. On la trouve dans le neurotome médullaire et dans. le ganglion auriculaire neuro-latéral. Elle manque dans la papille branchiale. L'autre élément, à type *infusoriforme*, produira l'appareil épithélial d'isolement et de soutènement, gangue névroglique, gaine des prolongements, épithélium sensoriel de soutènement, d'isolement, cellules de Deiters, de Corti, de Claudius, etc. Il se distingue par la plasticité et la variété de ses formations cilio-cuticulaires. Dans la papille, ses productions ciliaires vont fournir les pinceaux des cellules sensorielles et de soutènement, ces derniers se laissant détacher en masse pour former les membranes operculaires, tectoriales, cupules terminales des crètes, membrane de Corti. Les productions cuticulaires donneront les membranes basales et réticulaires, les gaines des prolongements, etc.

Les cellules nerveuses, à type amibien, étendent vers d'autres éléments, — nerveux ou névrogliques dans le neurotome médullaire, nerveux d'une part et épithéliaux de l'autre dans l'appareil neuro-latéral, — des prolongements ramifiés de différents types où l'on trouve tous les intermédiaires depuis les ramuscules les plus branchus jusqu'aux tiges de Deiters les plus longues,· qui ne sont sans doute que des ramosités à longue portée, voyageant de compagnie et faisant gaine névroglique commune jusqu'au point où elles se séparent pour finir en ramosités délicates. Celles-ci forment un chevelu au pourtour d'autres éléments normaux dans les amas gris ganglionnaires des centres, tandis que dans la papille épithéliale, elles forment de délicats plexus intra-ectodermiques qui se terminent au voisinage de cellules ciliées, — dites sensorielles et purement épithéliales, mais douées d'irritabilité propre comme les infusoires libres ou fixés, — d'une façon encore peu connue. Il nous semble très vraisemblable que le dernier prolongement du plexus embrasse la cellule infusoriforme ciliée sans la pénétrer, et que là comme dans les ganglions centraux, il y ait uniquement rapports de contiguïté et non de continuité ni de pénétration. L'élément amibien nerveux palpe la cellule infusoriforme et perçoit son irritation spécifique comme l'amibe palpe l'infusoire libre. Le nerf perçoit non l'irritation directe de l'agent extérieur qui produit la sensation, mais une irritation cellulaire et il la perçoit par contact. C'est le premier stade de ces transformations tactiles qui, d'un ébranlement oscillatoire, finiront par former dans les centres une image sensorielle toute différente dans sa spécificité.

Les cellules épithéliales des papilles labyrinthiques sont donc homologues des gaines épithéliales des prolongements du nerf et de la névroglie des centres. Elles sont baignées par le liquide endolymphatique qui est en réalité l'homologue du liquide ventriculaire, puisque la fossette auriculaire s'est refermée sur lui comme la gouttière médullaire a fait pour le liquide où baignait l'embryon. Les deux formations sont homologues. L'oreille membraneuse a donc la signification morphologique d'un cerveau dilaté par une hydropisie ventriculaire qui aurait réduit la majeure partie de sa paroi à n'être plus qu'une enveloppe fibreuse. Son revêtement non papillaire, formé de cellules plates ou cubiques simples, a la signification d'un épendyme.

La gaine lamelleuse des faisceaux qui constituent le tronc du nerf labyrinthique les abandonne au niveau des papilles, s'évase et va former sous l'épithélium la tunique hyaline du labyrinthe membraneux, avec ses épaississements en végétations dans les canaux semi-circulaires, en dents de Huschke sur la bandelette sillonnée du limaçon et en cordes de Nuel et Hensen sur la partie striée de la membrane basilaire.

La pie-mère des centres accompagne le nerf et se retrouve dans la paroi membraneuse du récipient endo-lymphatique sous la forme de couche connecto-vasculaire irrégulièrement pigmentée comme la pie-mère elle-même. Elle donne spécialement la bande vasculaire du limaçon, le ligament spiral et une partie de l'épaisseur de la protubérance de Huschke.

La capsule endothéliale sous-arachnoïdienne accompagne le tronc dans le conduit, passe avec lui dans le labyrinthe, sans interruption chez la plupart des vertébrés, et se développe en espaces périlymphatiques. Ceux-ci communiquent en outre avec la capsule sous-arachnoïdienne par l'aqueduc du limaçon, les gaines vasculaires, et d'autres petites pertuis (Siebenmann). La périlymphe est donc l'homologue du liquide céphalorachidien. Tous ces récipients endocrâniens sont communiquants en divers points.

L'arachnoïde s'arrête au fond du conduit. Toute séreuse devient en effet inutile dans le labyrinthe. Ce n'est d'ailleurs qu'une adventice propre aux centres, mobiles dans la loge crânio-rachidienne.

Le périoste du conduit continue la dure-mère et se continue dans le labyrinthe. Enfin la capsule labyrinthique est un petit crâne annexé au grand.

Nous voyons donc que le nerf labyrinthique aura à mettre en rapport deux organes dont l'homologation morphogénique est complète, et dont tous les termes, sauf l'élément nerveux, se retrouvent de part et d'autre, bien qu'avec des valeurs légèrement différentes. Si l'oreille membraneuse peut être schématiquement

considérée comme un petit cerveau purement épithélial,
un morceau d'ectoderme rentré comme la moelle à son
début, le ganglion neuro-latéral se distingue dès le
début des formations du ruban médullaire. Il ne s'in-
curve pas, reste au contraire connexe et plein, et s'en-
fonce sous l'ectoderme, comme les ganglions spinaux.

Dans le tronc ses homologues deviennent ganglions
spinaux des racines rachidiennes postérieures : dans le
métamère auriculaire de la tête, il devient ganglion
neural auriculaire, et l'invagination de la fossette auriculaire lui permet de rester sous-ectodermique. Il est
longtemps enfermé entre l'invagination médullaire et
l'auriculaire ; puis à mesure que les deux formations
s'éloignent par l'accroissement du corps embryonnaire
et l'expansion mésodermique, ses prolongements centraux et périphériques s'étirent, surtout les centraux
qui vont former la plus grande partie, la partie efférente
du nerf labyrinthique, sa partie afférente étant constituée par les prolongements sous-ectodermiques ou
sous-papillaires.

Les derniers unissent les éléments papillaires épithéliaux aux éléments bipolaires du ganglion neural ;
les autres unissent les éléments neuraux aux éléments
médullaires ; ceux-ci entrent à leur tour en rapport par
voie efférente avec d'autres centres secondaires.

Le nerf labyrinthique est donc composé en fait de
*racines primaires* aboutissant à certains amas nucléaires
du bulbe et de la protubérance, et de *racines secondaires*
unissant ces noyaux à d'autres amas gris de l'axe cérébro-spinal.

Nous étudierons les racines primaires et les éléments
bipolaires qui les émettent sous le nom de *formations
neurales* ; nous examinerons ensuite sous le nom de
*formations médullaires* les autres noyaux et conducteurs

secondaires contribuant à former le système complexe des voies labyrinthiques centrales.

II. — **Homologation.** — Cette origine neurale du nerf labyrinthique l'a fait à juste titre considérer par quelques auteurs comme une *racine postérieure* médullaire, dont le ganglion spinal se fragmenterait à mesure que se divisent les papilles auxquelles il distribue ses prolongements périphériques. Il formerait ainsi une paire mixte avec le facial. Cependant Ayers rattache le nerf sacculaire au glosso-pharyngien.

L'homologation du nerf labyrinthique avec une racine médullaire postérieure, homologation qui semble devoir s'imposer, nous sera très utile pour le classement des conducteurs nombreux que nous aurons à étudier.

Les fibres des racines postérieures sont de deux ordres (Bechterew). *a*). Les unes, internes, plus épaisses, s'engainant de myéline avant les autres, se dirigent pour là plupart vers la base de la corne postérieure et particulièrement vers une formation de grosses cellules, colonne de Clarcke, d'où partent des prolongements centraux qui gagnent plus spécialement le cervelet. — *a'*) Le nerf labyrinthique possède également de son côté de grosses fibres internes, à engainement précoce, qui se dirigent aussi pour la plupart vers les noyaux postérieurs, prolongement de la base des cornes postérieures, et particulièrement vers une formation de grosses cellules, noyau de Deiters, d'où partent des fibres centrales qui gagnent plus spécialement le cervelet. C'est le nerf vestibulaire.

*b*). Les racines postérieures ont d'autre part des fibres minces et grêles à engainement tardif qui aboutissent en partie à la tête de la corne postérieure. — *b'*) De même le nerf labyrinthique a des fibres externes minces, tar-

divement engainées qui se terminent dans le noyau antérieur et le tubercule acoustique, prolongements de la
tête des cornes postérieures. C'est le nerf cochléaire ou
auditif.

III. — *Formations neurales*. — Le ganglion neural
auriculaire, ganglion spinal, reste assez longtemps soudé
à celui du facial, puis le facial et le ganglion géniculé
s'en isolent ; la masse qui correspond véritablement au
ganglion auriculaire se fragmente pour former le ganglion vestibulaire, le ganglion cochléaire et un ganglion
intermédiaire qui correspondra au saccule et à l'ampoule postérieure. Cannieu (1) a montré que ce ganglion,
dit de Bœttcher, n'était qu'une émanation directe du
ganglion vestibulaire ou de Scarpa.

Les papilles labyrinthiques n'étant que des formations
purement ectodermiques, ce ganglion neural est tout à
fait assimilable à un ganglion sous-ectodermique émettant ses prolongements amibiens vers la surface épithéliale au travers de la couche des éléments infusoriformes.
Il est constitué, dans sa forme adulte, par des cellules
bipolaires ; ce sont même, remarque Cannieu, les premières décrites chez l'homme ; on en doit la première mention à Corti. Au lieu de présenter sur leur
pourtour une série de prolongements divisés en ramosités courtes et délicates, ces cellules, ne devant entrer
en rapports de contiguïté avec d'autres éléments de la
périphérie ou des centres qu'à de grandes distances,
réunissent tous leurs prolongements rameux en deux
prolongements en apparence simples, formés selon toute

---

1. Cannieu. Recherches sur le nerf auditif, ses rameaux et ses ganglions,
1894.

vraisemblance d'un grand nombre de filets à marche parallèle, qui ne se sépareront, que d'une part vers la périphérie sous la surface ectodermique ou au milieu d'elle, en plexus délicats ; — et d'autre part vers les centres à leur entrée dans les cordons postérieurs, d'abord en branches ascendantes et descendantes, puis en un véritable chevelu de ramilles enchevêtrées, analogues aux ramosités émanées directement des cellules nucléaires auxquelles elles communiquent leur irritation. Ce sont donc des cellules rameuses comme celles de la moelle, mais leurs ramifications voyagent longtemps de compagnie dans une même gaine avant de s'éparpiller.

On a donné le nom de *centres trophiques* aux cellules de ces ganglions neuraux. Toute cellule est centre trophique pour ses propres prolongements afférents et efférents directs ; et la racine postérieure étant surtout composée de ces prolongements des cellules du cordon neural segmenté, celles-ci sont des centres trophiques pour leurs deux faisceaux de prolongements périphériques et centraux, comme chaque cellule centrale est centre trophique pour ses ramifications et son prolongement complexe de Deiters.

Ces cellules sont encapsulées dans de petites loges formées d'éléments à noyaux que Coyne et Cannieu regardent comme un endothélium tapissant une formation conjonctive, et que nous considérons comme une formation intermédiaire à la névroglie des centres et à l'épithélium de soutènement et d'isolement des papilles. Le noyau de ces cellules est remarquablement gros.

Les prolongements périphériques perdent leur gaine de Schwann en sortant des hiles osseux du labyrinthe. Les centraux perdent la leur progressivement à mesure qu'ils s'approchent des cellules des ganglions médullaires.

Cannieu a bien montré que la seule fragmentation complète du ganglion neural auriculaire était celle qui correspondait à la division des fibres elles-mêmes en nerf vestibulaire et en nerf cochléaire ; — avec le ganglion de Scarpa pour le premier et celui de Corti ou ganglion spiral pour le second. Il serait facile de diviser, au moins virtuellement, le ganglion de Scarpa, ou ganglion vesti- bulaire, en autant de ganglions qu'il y a de faisceaux se rendant aux taches criblées. Il nous suffira de retrouver dans la fragmentation des faisceaux et du ganglion un vestige de la fragmentation des papilles labyrinthiques.

1° La macule *utriculaire* est primitivement, ou du moins chez les premiers vertébrés, pourvus de labyrinthe (Petro- myzon), une macule double (Ayers). Il n'en reste guère de trace et c'est bien un seul faisceau qui part de la macule utriculaire, s'adjoignant deux autres faisceaux issus, l'un de la crête *ampullaire transversale,* l'autre de la crête *horizontale.* Ces faisceaux s'accolent et sortent par la tache criblée supérieure, formant le *rameau supérieur de Schwalbe.*

2° Un quatrième faisceau se détache de la macule *sac- culaire* par la tache criblée moyenne et se jette dans le prolongement de la masse du ganglion de Scarpa (Cannieu) dont Böttcher avait voulu faire un ganglion indépendant. De l'ampoule postérieure ou *sagittale* sort par la tache cri- blée de Reichert un rameau indépendant qui aboutit égale- ment au ganglion de Scarpa et forme avec le précédent le *rameau moyen de Schwalbe.* Corti et Schwalbe avaient également cru devoir faire un ganglion isolé du prolon- gement du ganglion de Scarpa (Cannieu).

Cet auteur a aussi décrit une bande cellulaire, remar- quable chez la souris et qu'on retrouve chez l'homme, émanée également du ganglion de Scarpa, et émettant des fibres qui se distribuent à la partie inférieure du

premier tour de spire du limaçon et qui doivent être
considérées, selon lui, comme l'équivalent morphologique du nerf qui, chez les vertébrés inférieurs, se rend
à la papille de la *lagena*.

3° La *pars initialis cochleæ* a disparu chez nous ; la *pars
basilaris* est devenue la *papille cochléaire* d'où partent un
grand nombre de fibres qui aboutissent soit directement,
soit après un certain parcours dans la rampe spirale
osseuse, aux cellules du ganglion de Corti, formant le
*rameauinférieur de Schwalbe*.

En résumé nous ne pouvons reconnaître aucune différence entre les deux fragments du ganglion primitif, sauf
dans le groupement des éléments bipolaires. Ceux du
ganglion de Scarpa sont disséminés dans le tronc vestibulaire pendant toute l'étendue du conduit auriculaire
interne, le ganglion s'étirant sous l'écartement des faisceaux vestibulaires divisés au niveau des hiles osseux.
Ceux du ganglion de Corti sont rangés en colonne spirale
dense et régulière, formant une gerbe presque immédiatement sous le hile spiral.

Une coupe transversale du tronc labyrinthique dans le
conduit nous montre deux troncs isolés par une cloison
conjonctive. L'un, formé de fibres assez fortes qu'on a
comparées (Erlitzky) aux fibres des racines antérieures
de la moelle, encombré des éléments du ganglion de
Scarpa, occupe une position supéro-postérieure ; c'est le
nerf vestibulaire. L'autre forme un faisceau compact de
fibres d'une épaisseur de moitié moindre que celle des
fibres vestibulaires, sans interceptions cellulaires. Ce
nerf cochléaire est donc placé en bas et en avant. Au-
dessus d'eux passe le tronc du facial, épais et dur ;
sous le facial se trouve l'intermédiaire de Wrisberg, qui
finira par se joindre à lui et qui reçoit un nombre variable
de fibres émanées d'éléments en îlots disséminés dans

le tronc vestibulaire et décrits par Erlitzky. On trouve dans le tronc vestibulaire des fibres de Remak qui semblent faire défaut dans le tronc cochléaire.

Chez l'homme, le nerf cochléaire ne contient pas d'éléments cellulaires; mais chez la souris et le chat, par exemple, le tronc cochléaire sort d'un prolongement bulbaire, formé de substance blanche et grise, qui pénètre avec le nerf dans le conduit et que Cannieu a particulièrement étudié. Il le rapproche du bulbe olfactif tout en remarquant certaines différences. Nous pensons que son homologation peut être faite d'une autre façon, et que cette formation mixte, placée entre les cellules du ganglion de Corti (ganglion spinal des racines postérieures), et les cellules du noyau antérieur (tête des cornes postérieures), avec lesquelles elle se continue d'ailleurs, ne peut être assimilée qu'aux cellules et aux fibres de la substance gélatineuse de Rolando, bien que la névroglie y soit moins abondante.

Tous ces prolongements centripètes des cellules du ganglion auriculaire neural, divisé en ganglions de Scarpa et de Corti, et qui sont les homologues des racines postérieures de la moelle, forment à leur entrée dans le tronc bulbo-protubérantiel deux faisceaux distincts et séparés par une cloison conjonctive. Le nerf vestibulaire devient la racine antérieure, interne. Le nerf cochléaire sera la racine postéro-externe. Nous étudierons leurs faisceaux constituants après avoir décrit les noyaux primaires du nerf labyrinthique.

IV. — *Formations médullaires.* — En montant de la moelle à la protubérance, les colonnes grises qui forment les cornes postérieures ont subi dans le bulbe d'importantes modifications.

Tout d'abord la tête a été séparée de la base par l'inclinaison en avant des fibres des cordons postérieurs qui après leur entrecroisement vont se placer derrière les fibres motrices ; puis la moelle s'est ouverte en arrière par la dilatation de l'épendyme devenu le lit du quatrième ventricule. Sous cette double action la base des cornes postérieures, adjointe au canal épendymaire, est maintenant isolée sur le plancher ventriculaire, tandis que la tête, repoussée en dehors après sa décapitation, est repoussée en avant à mesure que les faisceaux à destination cérébelleuse s'unissent pour former le corps restiforme.

La *base* des cornes postérieures donne successivement les noyaux sensitifs du pneumogastrique et du glossopharyngien, puis les noyaux contigus du nerf vestibulaire, c'est-à-dire le *noyau interne,* le *noyau de Bechterew* et le *noyau de Deiters.* Ce dernier, avec ses grosses cellules et surtout par la destination de ses fibres afférentes et efférentes, nous apparaît comme le prolongement des colonnes de Clarke, que nous retrouvons plus haut le long de la racine supérieure du trijumeau, jusque sous les tubercules quadrijumeaux antérieurs.

La *tête* des cornes postérieures, après avoir fourni les noyaux de la racine inférieure ou bulbaire du trijumeau, est repoussée en avant du corps restiforme et donne les deux amas qui constituent les noyaux du nerf cochléaire, *noyau antérieur* et *tubercule acoustique.*

Quant à la substance gélatineuse, on la suit le long du faisceau inférieur, du trijumeau, puis elle semble disparaître chez l'homme. Nous pensons qu'elle se retrouve dans le prolongement bulbaire du nerf cochléaire observé chez la souris et le chat par Cannieu, et qu'elle s'est chez nous absorbée dans la partie protubérantielle du noyau antérieur.

**Noyaux de la base.** — 1° Le *noyau interne* (Clarke, Meynert, Huguenin), noyau *dorsal médian,* noyau *principal* de Schwalbe, noyau *central* de Stieda, noyau *médian de la racine postérieure* de Krause, *partie médiane du noyau supérieur* de Henle, noyau *triangulaire,* etc. s'étale sous le plancher du quatrième ventricule, au-dessus du noyau sensitif des nerfs vagues, qu'il continue d'ailleurs en dehors, s'étend au-dessus des noyaux du glosso-pharyngien et du vague à mesure qu'ils s'enfoncent et atteint presque les noyaux de l'hypoglosse en dedans, recouvrant les noyaux de l'abducens et du facial placés au-devant de lui. Il est formé de cellules analogues à celles de la base des cornes postérieures, petites (20 μ.) et de forme variée.

2° Le noyau de *Bechterew,* noyau *vestibulaire,* noyau *angulaire,* noyau *d'origine du nerf vestibulaire* de Flechsig, est situé en arrière du corps restiforme, en dehors du noyau interne. Il jette un grand nombre de prolongements dans le tronc du corps restiforme, dans la direction du cervelet.

3° Le noyau de *Deiters* est placé en dedans du corps restiforme et en avant du noyau interne. C'est le noyau *externe* de Meynert, de Clarke, le noyau *médian des racines antérieures* de Krause, le noyau *latéral* de Stieda et Schwalbe, la *partie externe du noyau supérieur* de Henle, le noyau *dorsal latéral,* le noyau à *grosses cellules,* etc. Celles-ci peuvent atteindre 100 μ. chez l'homme. Ce sont les plus gros éléments de toute cette masse nucléaire complexe qui est l'homologue de la base des cornes postérieures ; ils établissent de plus la correspondance entre les grosses fibres de la racine vestibulaire et un faisceau cérébelleux direct qui aboutit au vermis supérieur comme celui de Flechsig. Nous en faisons pour ces raisons l'homologue de la colonne vésiculeuse de Clarke.

4° *Noyaux de la tête.* — Le noyau *antérieur* d'Huguenin et Meynert, l'*accessoire* de Schwalbe, le noyau *latéral des racines antérieures* de Krause, l'*inférieur* de Henle, le noyau *acoustique,* est placé entre les deux racines du nerf labyrinthique, dans le triangle formé par leur confluent et la partie antérieure du corps restiforme. On en a fait l'homologue du ganglion spinal (Onufrowicz). Il ne s'en rapproche par aucun caractère essentiel, et, comme le montre très bien Cannieu, c'est en réalité un noyau terminal, homologue selon nous de la tête d'une corne postérieure ; il n'appartient d'ailleurs qu'à la branche cochléaire du nerf labyrinthique. On lui reconnaît une partie protubérantielle et une partie bulbaire. La première contient de grosses cellules avec de gros noyaux et peu de prolongements. Ce caractère seul, avec un aspect encapsulé, le rapproche des ganglions spinaux, mais comment admettre deux formations ganglionnaires sur la même racine postérieure, car nous savons que le ganglion de Corti a déjà la signification d'un ganglion spinal ? Sa partie inférieure contient des cellules à type moteur, mais moins grandes que celles des cornes postérieures.

5° En arrière de ce noyau, sur le flanc du corps restiforme et superficiellement, se trouve le *tubercule acoustique, tubercule latéral, ganglion acoustique superficiel,* formé de petits éléments, de 10 μ. Ce noyau n'est qu'un prolongement latéral du noyau antérieur.

Tels sont les cinq noyaux primaires du nerf labyrinthique, correspondant aux cornes postérieures de la moelle. Le noyau interne, le noyau de Bechterew et le noyau de Deiters, qui sont les prolongements de la base des cornes postérieures, reçoivent les grosses fibres du

nerf vestibulaire qui correspondent aux grosses fibres
internes des racines postérieures. Le noyau antérieur et
le tubercule acoustique, prolongement de la tête des
cornes postérieures, reçoivent les fibres grêles du nerf
cochléaire, homologues des fibres minces externes des
racines postérieures.

V. — *Nerf vestibulaire.* — Un grand nombre de fibres
pénètrent directement dans la moelle allongée et se dirigent d'avant en arrière, laissant en dedans l'olive supérieure, le noyau du facial, la racine sensible du trijumeau,
en dehors le corps restiforme et se jettent dans le noyau
de Deiters, le noyau de Bechterew et surtout le noyau
interne. D'après Edinger, d'autres fibres se détachent de
ce faisceau principal, traversent le corps restiforme et
parviennent en le suivant dans le cervelet jusqu'aux
noyaux du toit et au noyau globuleux. Ce faisceau n'est
pas admis par tous les auteurs (Bechterew) ; ce serait en
effet un prolongement direct des cellules du ganglion
de Scarpa atteignant les noyaux cérébelleux. S'il existe
réellement, il n'a pas son homologue dans la moelle.

Ce nerf vestibulaire est avant tout cérébelleux. En effet,
après son interception dans les noyaux de la base, c'est-
à-dire l'interne, celui de Bechterew et surtout le noyau
de Deiters, on voit partir, mais surtout de ce dernier, un
important faisceau qui se dirige vers le vermis supérieur
du cervelet. Ce faisceau est l'homologue du faisceau cérébelleux direct de Flechsig, qui des cellules de la colonne
de Clarke remonte vers le même vermis supérieur. De
ce noyau de Deiters partent encore deux faisceaux cérébelleux, l'un vers l'*embolus* et le corps dentelé, l'autre
vers le noyau du toit du même côté et vers celui du côté
opposé.

Du vermis supérieur, rendez-vous commun des fibres

cérébelleuses directes et croisées de la moelle et du nerf vestibulaire, et d'un grand nombre de fibres provenant des noyaux cérébelleux, des fibres se dirigent par le pédoncule cérébelleux supérieur vers le noyau rouge du côté opposé, et de celui-ci s'élèvent d'autres fibres vers le lobe pariétal (Bechterew). Nous verrons qu'elles semblent devoir aboutir particulièrement à la pariétale ascendante.

Du noyau de Bechterew et de l'interne partent encore d'autres fibres cérébelleuses vers les noyaux du toit et peut-être les autres.

Ces fibres cérébelleuses issues des noyaux de la base sont les homologues de celles qui de la base, et en particulier de la colonne de Clarke, s'élèvent, dans le cordon de Burdach, passent du côté opposé jusqu'au noyau des cordons cunéiformes et se dirigent ensuite (Bechterew) vers le vermis cérébelleux supérieur.

C'est par ce double système de fibres que doivent être véhiculées les images d'attitude céphalique (*f. vestibulaires*) et d'attitudes segmentaires du tronc et des membres (*f. médullaires*), indispensables à l'équilibration réflexe (*vermis*) et volontaire (*pariétale ascendante*), et en général à tout l'exercice réflexe ou volontaire de la motricité appropriée au maintien ou à la variation des attitudes (1).

Du noyau interne et du noyau de Deiters partent d'autres systèmes de fibres, qui s'entre-croisent en avant au raphé, passent de l'autre côté, se mêlent aux fibres ascendantes qui proviennent des parties profondes de la moelle et gagnent avec elles l'anse latérale qu'elles contribuent à former et aboutissent à l'écorce pariétale (Bechterew).

---

(1) V. La Pariétale ascendante. Note à la *Soc. de Biologie*, 29 juin 1894.

Ces fibres ont pour homologues les fibres issues de la base des cornes médullaires et qui, par le faisceau de Burdach et le noyau des cordons cunéiformes d'une part, — par la commissure antérieure, où elles s'entre-croisent, par le faisceau fondamental antéro-latéral (Bechterew), d'autre part, — gagnent également l'écorce pariétale.

Quel point de l'écorce pariétale desservent-elles ? Dans le bulbe, un faisceau part du noyau de Deiters et aboutit au noyau de l'oculomoteur externe, et par celui-ci peut intervenir dans toute l'oculomotricité réflexe, grâce aux connexions des noyaux oculomoteurs entre eux ; un autre atteint les noyaux de l'oculomoteur interne du côté opposé (1). Or l'influence des perceptions ampullaires sur les mouvements compensateurs des globes oculaires est aujourd'hui démontrée depuis les observations de Cyon, Hogyes, Delage et d'un grand nombre de cliniciens. Il ne serait pas inadmissible que le lobule du pli courbe, qui intervient dans l'oculomotricité volontaire, ne soit tenu au courant des perceptions ampullaires d'attitude céphalique, et des perceptions d'attitudes segmentaires de tout le corps.

Du noyau interne (et peut-être aussi de celui de Deiters) partent des fibres que Held a pu suivre jusqu'au noyau du facial. Nous trouvons dans cette voie réflexe une des sources de l'accommodation et de l'interception stapédienne. Ces fibres qui unissent les noyaux de la base aux noyaux moteurs ont pour homologues les fibres médullaires unissant les cornes postérieures aux cellules motrices antérieures.

Du noyau interne et du noyau de Deiters, des fibres

_____

(1) Réflexes auriculaires. *Soc. d'Otologie de Paris*, 2 février 1894.

gagnent l'olive supérieure, dont nous allons examiner les remarquables connexions. Signalons seulement main-tenant le faisceau décrit par Edinger, unissant cette olive supérieure du noyau de l'abducens.

Enfin. de la partie antéro-interne du noyau de Deiters et d'îlots situés en dedans de lui, descend un fort fais-ceau de fibres que nous n'avons pu figurer, parallèle-ment au faisceau longitudinal postérieur, jusqu'au niveau de l'entre-croisement des cordons postérieurs. C'est la racine de Roller ou racine descendante vestibulaire, qui par l'intermédiaire du noyau de Deiters unit les cordons postérieurs au cervelet. Ce n'est donc pas une racine réelle du nerf labyrinthique, mais un faisceau cérébelleux des cordons postérieurs qui traverse le noyau de Deiters (Edinger, Bechterew).

Bruce a décrit un faisceau unissant le noyau de Deiters à l'olive inférieure.

VI. — *Nerf cochléaire.* — Il forme la racine postéro-externe du nerf labyrinthique. La plus grande partie de ses fibres se jettent dans le noyau antérieur; d'autres, plus externes, aboutissent au tubercule acoustique; enfin certains auteurs admettaient des fibres qui, sans s'arrêter au tubercule acoustique, formant les stries médullaires, arrivaient dorsalement jusqu'au raphé, le parcouraient en partie d'arrière en avant et remontaient du côté opposé dans l'anse latérale jusqu'aux lobes tempo-raux. Bechterew et les auteurs plus récents n'admettent pas ces fibres directes. L'anatomiste russe interprète tout autrement les connexions des stries médullaires dont il fait une commissure cérébelleuse.

Si ces fibres existent réellement, elles auront pour homologues les fibres des racines postérieures qui tra-versent sans s'y arrêter (Bechterew) les cornes postérieures, s'engagent dans la commissure postérieure, remontent du côté opposé dans la portion interne de la colonne latérale, traversent la partie externe de la formation réticulée tandis que les fibres acoustiques prennent sa partie interne, — et gagnent l'écorce pariétale.

Le nerf cochléaire a des rapports mieux établis avec l'écorce temporale.

Du tubercule acoustique partent des fibres décrites par Hans Held, Bechterew et Kœlliker, qui parcourent la surface du plancher du quatrième ventricule, dépassent et contournent les masses grises du noyau interne, celles de l'hypoglosse, plongent dans le raphé, le parcourent et remontent du côté opposé dans l'anse latérale et aboutissent les unes à l'écorce temporale directement, les autres au tubercule quadrijumeau postérieur. De ce noyau partent des fibres soit vers le corps postéro-basilaire de la couche optique, soit vers le corps genouillé interne et de là vers l'écorce temporale. — Ces fibres ont pour homologue le faisceau qui part de la tête de la corne postérieure, traverse la commissure postérieure, rejoint dans le faisceau interne de l'anse latérale les fibres médullaires dont nous avons parlé plus haut et aboutissent à l'écorce pariétale.

Certaines de ces fibres se comportent vis-à-vis de l'audition, en la véhiculant par le tubercule quadrijumeau postérieur, le corps genouillé interne et aboutissant à l'écorce temporale, comme les fibres du nerf optique qui aboutissent à l'écorce occipitale en passant par le tubercule quadrijumeau antérieur, le corps genouillé externe, se comportent à l'égard de la vision.

Ces fibres directes aboutissant à l'écorce temporale sans interception nucléaire ont également leur faisceau homologue dans l'appareil optique.

La tactilité tégumentaire véhiculée par la moelle vers

l'écorce pariétale emprunte des voies conductrices tout à fait comparables.

Du même tubercule acoustique, des fibres, décrites par Monakow, s'engagent à travers les noyaux de la base et se divisent en deux faisceaux dont l'un postérieur se dirige obliquement vers l'olive supérieure du côté opposé, et l'autre atteint directement l'olive supérieure du même côté. Nous verrons plus loin les connexions de ces noyaux.

Du noyau antérieur, des fibres partent en arrière, en dehors du corps restiforme, le contournent, reviennent en avant, passent entre le noyau du facial et la racine du trijumeau et atteignent l'olive supérieure du côté opposé. Kœlliker admet un faisceau parallèle au dernier et qui semble aboutir au noyau du facial.

Un second faisceau se dirige en arrière et en dedans, et gagne, d'après Held, l'anse latérale du même côté, et probablement la temporale correspondante.

Un troisième contribue à former les fibres du corps trapézoïde et atteint l'olive supérieure opposée (Edinger). Un quatrième aboutit à l'olive supérieure du même côté. Un cinquième se termine dans le noyau trapézoïde opposé (Held), un sixième aboutit au noyau trapézoïde correspondant.

Enfin un faisceau entre également dans la composition du corps trapézoïde, traverse le raphé, passe en arrière de l'olive supérieure opposée, et remonte dans l'anse latérale vers l'écorce temporale. Ce faisceau qui unit directement le noyau antérieur à l'écorce du côté opposé est homologue des fibres qui partent de la tête de la corne postérieure, s'entre-croisent dans la commissure postérieure remontent également par la colonne latérale, traversent la formation réticulée et atteignent l'écorce pariétale opposée.

De l'olive supérieure part un important faisceau qui atteint le noyau du toit du même côté (Edinger, Bechterew). Un deuxième aboutit au noyau trapézoïde correspondant (Held); un autre traverse le raphé et monte dans l'anse latérale vers le lobe temporal (Held). Un autre, parti de l'olive supérieure se termine dans le noyau du ruban de Reil; un autre encore quitte le noyau trapézoïde opposé pour une destination analogue.

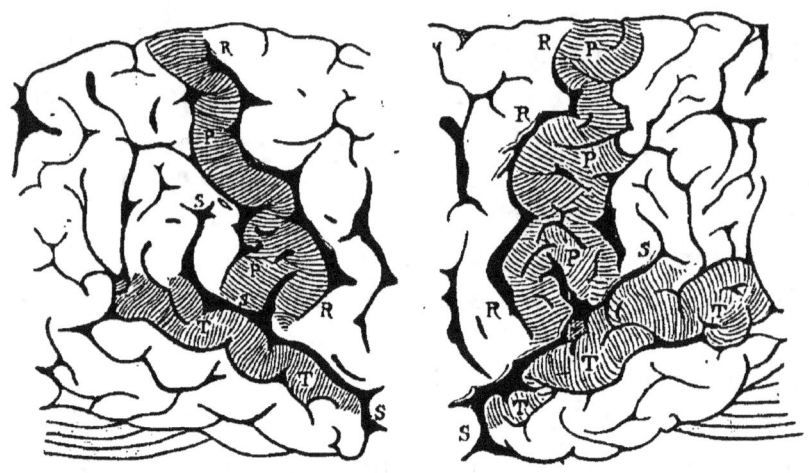

Fig. 1.

Hémisphère droit.          Hémisphère gauche.

R. Sillon de Rolando. — S. Scissure de Sylvius. — P. Pariétale ascendante. — T. Première temporale.

De ce noyau du ruban de Reil partent des fibres vers le tubercule quadrijumeau antérieur correspondant, et vers le postérieur, ce dernier présentant avec l'écorce les rapports que nous avons vus plus haut. De ce noyau part un autre faisceau qui passe dans l'hémisphère opposé et aboutit vraisemblablement à la temporale du même côté.

L'olive supérieure est enfin en rapport avec le nerf oculomoteur externe par un important faisceau (Edinger, Bechterew), et sans doute aussi, par le faisceau longitudinal postérieur, avec tout l'appareil de l'oculomotricité.

Nous voyons donc par cet exposé purement anatomique que le nerf vestibulaire est plutôt cérébelleux et le cochléaire surtout cérébral. Une dernière question se pose cependant. A quelle région du lobe temporal et du lobe pariétal aboutissent les fibres du nerf labyrinthique ? Nous l'apprenons par l'examen du cerveau d'Adolphe Bertillon, qui était gaucher de naissance, et n'avait en revanche gardé que l'usage du nerf labyrinthique droit. Nous trouvons du côté opposé une remarquable hypertrophie de la 1<sup>re</sup> *temporale* et des deux tiers inférieurs de la *pariétale ascendante,* atrophiées toutes deux du côté droit. Nous avons donc considéré la pariétale ascendante comme le centre cortical de l'appareil des fibres du nerf vestibulaire. C'est également là qu'aboutissent les fibres originaires du faisceau de Goll, par l'intermédiaire du noyau des cordons grêles (Bechterew) et il est aisé de remarquer le rôle de ces conducteurs vestibulaires et médullaires vis-à-vis de la motricité volontaire appropriée à l'équilibration.

VII. — *Applications physiologiques.* — Si nous cherchons à exploiter ces données anatomiques en vue d'une interprétation du rôle physiologique des noyaux et conducteurs de l'appareil labyrinthique, il nous est indispensable de rappeler tout d'abord les fonctions que nous avons cru devoir attribuer aux papilles de l'oreille interne.

On considère généralement l'oreille comme étant avant tout l'organe de l'ouïe. L'audition est certainement la plus consciente des fonctions auriculaires, mais c'est aussi la plus récemment acquise. L'immense majorité des êtres pourvus d'oreilles ou d'appareils analogues n'entend pas (1). Nous avons depuis plus de vingt ans entrepris

---

(1) P. Bonnier. L'audition chez les invertébrés. *Rev. scient.*, déc. 1890.

l'étude de la physiologie comparée des organes auriculaires, et nous pouvons actuellement résumer ainsi brièvement leurs fonctions.

Tous les appareils préauriculaires et auriculaires, depuis les organes en massue des Méduses, les balanciers des Diptères, les otocystes de la plus grande partie des êtres organisés, jusqu'aux formations labyrinthiques des Vertébrés, en passant par l'organe central du Cténophore et les organes latéraux des Vertébrés inférieurs, tous ont sans exception une double appropriation. Ils servent d'une part à renseigner l'animal sur les attitudes et variations d'attitudes, c'est-à-dire les mouvements passifs ou actifs, du segment qui porte l'appareil de signification auriculaire. C'est cette première et universelle fonction que nous avons appelée *orientation subjective directe*. Ils le renseignent d'autre part sur la pression et les variations de pression du milieu qui les baignent. L'audition, qui est la plus récente, la plus consciente et la moins générale des fonctions auriculaires, n'est que la perception de variations extrêmement légères et rapides de la pression ambiante, dues à la propagation d'ondes alternativement dilatantes et condensantes.

Sans entrer dans de trop complexes exposés physiologiques qui exigeraient l'étude du fonctionnement et des fonctions de toutes les formations inertes de l'oreille humaine, nous nous bornerons à énumérer les diverses formes de deux grandes fonctions des papilles labyrinthiques, telles que des recherches encore personnelles et isolées nous ont conduit à les formuler.

1°. Les *crêtes ampullaires,* par la combinaison de leurs analyses, nous fournissent les notions d'attitude et de variations d'attitude du segment céphalique, avec le sens, la durée et la vitesse de ses déplacements. C'est l'*orientation subjective directe*. Cette fonction est en effet purement subjective dans son analyse, et ses appréciations n'ont aucune base objective. Elle fournit des images d'attitude et de mouvement dans un espace qui n'a aucune signification objective, aucun aspect sensoriel.

2° La *macule utriculaire* nous renseigne sur la tension et les variétés de tension des liquides labyrinthiques et endocrâniens, qui sont communiquants. *Fonctions manoesthésiques.*

3° Elle nous indique également les variations de tension dues aux variations de la pression du milieu ambiant, et spécialement aux variations lentes. *Fonctions baresthésiques et sens de l'altitude* (1).

4° La *macule sacculaire* permet, comme les macules otocystiques, d'apprécier l'incidence des ébranlements communiqués ; elle fournit les images de localisation objective et d'extériorisation. C'est l'*orientation objective.*

5° Le tympan sphérique qui la recouvre la rend accessible aux variations rapides de pression extérieure, tels que les ébranlements, qu'elle perçoit de façon analytique, en tant qu'ébranlements. *Fonctions séisesthésiques.*

6° La papille *cochléaire* perçoit ces mêmes ébranlements ; elle les classe non plus, comme le saccule, selon la rapidité de leur succession, mais selon l'*acuité* de la sensation tonale dont cette papille spirale est le siège dès que les ébranlements se succèdent avec une certaine rapidité. *Fonctions auditives.*

7° Toutes les papilles recouvertes de formations inertes, et spécialement d'otolithes, sont sensibles aux trépidations communiquées à l'inertie de celles-ci par contact solidien. *Fonctions sismesthésiques* (2).

---

(1) P. Bonnier. Le sens de l'altitude. Valeur statographique de l'oreille. *Revue scientifique*, 25 janvier 1902.

(2) Perception des ébranlements. *Rev. neurol.*, mars 1904.

8° Enfin nous pouvons ajouter qu'à l'orientation objective, qui nous permet de définir l'espace ébranlé par rapport à nous, correspond, par renversement, l'*orientation subjective indirecte* qui nous permet de définir notre position dans un espace objectivement connu. C'est donc encore une fonction auriculaire.

Cherchons les centres et conducteurs utilisés par chaque fonction.

1° *Papilles ampullaires.* — L'*orientation subjective directe* commande un grand nombre de fonctions réflexes et volontaires.

*a*) On conçoit que l'analyse des variations d'attitude du segment céphalique intervienne tout d'abord dans l'appropriation motrice des efforts qui maintiennent ou font varier d'une façon inconsciente ou consciente cette attitude céphalique, et qu'elle régisse secondairement la coordination des efforts moteurs élémentaires destinés à réaliser ou à faire varier cette attitude. Le nerf vestibulaire et ses noyaux ne manquent pas de correspondants cérébelleux qui peuvent présider à la coordination et à l'appropriation simplement réflexe ; quand le maintien ou la variation d'attitude céphalique est volontaire, l'excitation part des images d'attitude céphalique que nous devons localiser au niveau des centres moteurs de la tête.

*b*) L'attitude de la tête joue un rôle considérable dans l'*équilibration* inconsciente ou consciente. Dans l'attitude debout, la tête est le point le plus éloigné de la base de sustentation et mesure les oscillations de l'axe du corps autour de la verticale.

L'étude de la signification du *signe de Romberg* (1) nous

---

(1) P. BONNIER. Syndrome de Ménière, Signe de Romberg et agoraphobie dans la maladie de Bright. *Progrès médical*, 1893, et le signe de Romberg, *Soc. de Biologie*, 2 novembre 1895.

permettra d'exposer brièvement le mécanisme de l'équilibration.

Trois grandes sources d'informations périphériques forment le système d'investigation sur lequel est étayée l'équilibration consciente ou inconsciente. C'est d'abord *la vue*, qui nous montre les objets variant de distribution perspective à chaque déplacement de la tête. Dans la recherche du signe de Romberg, la vue est supprimée. Il reste l'*orientation subjective directe,* qui fournit les images d'attitude du segment céphalique et par suite celles du corps entier quand il observe une certaine rigidité, et d'autre part le *sens des attitudes segmentaires* du reste du corps, tronc et membres, que l'on a souvent appelé sens musculaire, bien que peu de nos organes soient aussi profondément ignorés de notre conscience que le muscle. Ces attitudes segmentaires sont révélées par la tactilité péri-articulaire et tégumentaire, en tant que *localisation tactile.*

L'orientation vestibulaire exige l'intégrité des conducteurs et noyaux des nerfs ampullaires; le sens des attitudes segmentaires dépend de celle des cordons postérieurs de la moelle et des noyaux correspondants. Suivant que l'un ou l'autre, ou l'un et l'autre de ces appareils d'orientation segmentaire se trouve lésé, irrité, faussé ou supprimé, le signe de Romberg prend des caractères différents.

Chez le sourd-muet (James et Aloys Kreidl) dont le labyrinthe est si souvent atteint dans sa totalité, et chez bon nombre de nos brightiques ou néphrasthéniques (1), dont l'appareil vestibulaire était hors d'état de compenser les transsudations exagérées ou les paroxysmes neurovas-

---

(1) P. Bonnier. Brightisme auriculaire. *Bull. de Soc. d'Otologie de Paris,* juin 1892.

culaires, le signe de Romberg est tout différent, que l'appareil d'orientation subjective soit lésé dans l'organe périphérique, ou dans ses conducteurs, ou dans ses noyaux cérébelleux ou cérébraux (1). Le malade ne sent plus, les yeux fermés, son manque d'équilibre, que par le sens des attitudes du membre inférieur, son labyrinthe le trompe sans cesse ou ne l'avertit plus. S'il est poussé en avant, ou s'il s'y sent illusoirement poussé, ses gastro-cnémiens se contractent, le talon se lève, etc.; les mouvements des pieds n'ont aucunement les caractères outrés de ceux de l'ataxique. Il cherche son équilibre qu'il a perdu ou cru perdre comme on le cherche sur des échasses, par petits mouvements tendant à placer la base de sustentation sous le centre de gravité qui varie ou semble varier de position. C'est le sens des attitudes segmentaires qui seul fournit les images d'attitude totale correctes et régit l'équilibration dans sa motricité. L'homme ivre dont l'encéphale et le labyrinthe sont congestionnés et en rupture de compensation, a des illusions d'attitude pouvant aller jusqu'à l'impulsion, et qu'il cherche à corriger avec une grande logique. L'incohérence des mouvements dans la marche et l'attitude ébrieuses n'est qu'apparente. L'ivrogne titube parce qu'il est sans cesse à la recherche d'un équilibre perdu ou senti perdu. Sa titubation est parfaitement correcte et légitime. Mais son point de départ est une illusion sensorielle qui la fait paraître incohérente. Il existe chez les hystériques une astasie-abasie purement labyrinthique (2).

---

(1) Il en est naturellement ainsi de toute lésion intéressant l'appareil labyrinthique périphérique ou central.

(2) V. *Soc. de neurologie* mes observations au sujet d'un jeune malade présenté par MM. Dejerine et Thomas (juin 1902-mars 1903), et l'astasie-abasie labyrinthique. *Rev. neurologique*, 15 avril 1903.

Cette équilibration est avant tout consciente et volon
taire, bien que notre attention ne s'y fixe que rarement.
Si l'on considère que les images d'attitudes sont indispensables à la motricité volontaire, et que ce qui est
conscient dans la motricité volontaire, c'est l'attitude et
non l'acte musculaire, c'est la volonté de maintenir, de
faire varier une attitude actuelle ou d'en réaliser une
imaginaire, on sera porté à regarder avec nous les zones
dites motrices comme purement sensorielles, mais
régissant directement une motricité purement réflexe et
inconsciente dans son exercice intime, par une association
d'automatismes organiquement coordonnés, capables de
réaliser autant d'attitudes segmentaires que nous pouvons
en connaître ou en imaginer. La volonté motrice ne
serait donc que le réflexe moteur (1), issu d'une certaine
façon de désirer une attitude ou un changement d'attitude,
c'est-à-dire un geste, par irritation spéciale des zones
sensorielles qui sont le siège des représentations d'attitudes, et tout à fait comparable au réflexe issu non des
centres, mais de la périphérie sensorielle.

Le nerf vestibulaire a des centres corticaux dans la
pariétale ascendante, dite zone motrice, et que le cerveau
de Bertillon nous fait regarder comme centre des images
d'attitude céphalique. Bechterew y fait aboutir les fibres
issues du noyau des cordons grêles, provenant du cordon
de Goll, véhiculant les notions d'attitudes segmentaires
du reste du corps. Les cas de Dana et d'Allen Starr (2)
nous semblent confirmer cette interprétation.

D'autres importants faisceaux médullaires doivent
également aboutir aux zones dites motrices.. . . .. .. . .

---

(1) La pariétale ascendante. *Soc. de Biologie*, 29 juin 1894.
(2) Communication à la *Soc. de neurologie*. New-York, 2 octobre 1894
(V. *Sem. médicale* du 24 octobre).

D'autre part, le cervelet, qui joue un grand rôle dans l'équilibration et la coordination, reçoit également des fibres vestibulaires et médullaires qui se donnent rendez-vous au vermis supérieur. Ces fibres nous semblent devoir être physiologiquement homodynames.

De plus en plus la notion des images d'attitudes segmentaires, véhiculées par le nerf ampullaire et les cordons postérieurs, pénètre comme un coin dans la question si obscure et si peu correctement posée du sens musculaire; et nous pensons qu'elle se substituera à l'hypothèse si étroite de Ferrier sur la valeur purement motrice des circonvolutions centrales.

Il serait facile de compléter ce que nous avons dit de l'appropriation motrice aux fonctions d'équilibration par l'étude du rôle des images d'attitude segmentaire dans l'appropriation motrice et locomotrice en général. Ce qui est conscient, dans le geste, c'est la variation d'atti-tude; c'est donc une image d'espace et non de force. Celle-ci n'est appréciée qu'après l'effort lui-même.

*c*) Les variations d'attitude de la tête commandent des mouvements compensateurs des globes oculaires, comme les troubles labyrinthiques provoquent des réactions oculomotrices qne nous avons exposées ailleurs (1) et que nous reprendrons plus loin. Dans le signe de Romberg l'incohérence labyrinthique se manifeste par l'inco-hérence motrice des globes oculaires, livrés à différentes formes de nystagmus que l'on constate derrière les paupières abaissées. L'œil n'est plus fixé par la vision et n'obéit qu'à l'oculomotricité réflexe issue des noyaux labyrinthiques. De plus l'orientation visuelle objective

(1) Réflexes auriculaires. *Soc. d'Otologie de Paris*, fév. 1894. — Rapports de l'appareil ampullaire de l'oreille et des centres oculomoteurs. *Soc. de Bio logie*, 11 mai 1895.

repose sur la connaissance de l'attitude céphalique. C'est dans cette double adaptation physiologique que nous pouvons utiliser les rapports du nerf vestibulaire avec les noyaux bulbaires oculomoteurs et peut-être aussi avec la région du pli courbe.

*d)* Enfin la continuité et la contiguïté qu'on observe entre le noyau interne et les noyaux du glosso-pharyngien et du pneumogastrique expliquent surabondamment, par une simple application des lois de Pflüger, les irradiations de l'un à l'autre de ces noyaux, avec l'association si fréquente du vertige sous forme d'imperception, de superception, d'illusion ou d'hallucination d'attitudes ou de mouvements, de la nausée, des palpitations et d'autres phénomènes bulbaires du ressort du pneumogastrique, glycosurie, polyurie, etc.

2° *Papille utriculaire.* — *e)* Nous avons montré ailleurs que le fonctionnement normal des formations tympaniques de l'oreille interne et moyenne exigeait un équilibre constant entre la pression intralabyrinthique et endocrânienne, la pression de l'air tympanique et la pression atmosphérique. *(Sens de l'altitude.)* La papille utriculaire fournit les perceptions manoesthésiques indispensables à la régulation réflexe de ces tensions. Cette régulation est avant tout affaire de vaso-motricité. Le centre vaso-moteur général, et probablement les centres vaso-moteurs de l'oreille trouvés par MM. Duval et Laborde sont situés dans le bulbe à la hauteur de l'union du noyau interne et du noyau glosso-pharyngien. Ce noyau, *noyau central de Roller* ou *central inférieur de Bechterew,* appartient au champ inférieur de la formation réticulée et se trouve en arrière des olives inférieures, sur le passage du faisceau vestibulaire décrit par Bruce. Sa proximité d'un des noyaux du nerf vestibulaire et ses rapports nécessaires avec l'appareil manométrique, qui apprécie la variation de tension endolabyrinthique et endocrânienne d'un liquide qui n'est produit que par une transsudation liée à la vasomotricité, nous porte à croire que le noyau interne est en rapports avec le noyau vasomoteur et que ce noyau contient les centres manoes-thésiques de la régulation vasomotrice réflexe.

*f)* Les variations du rythme respiratoire et cardiaque qui accompagnent les variations de tension doivent nous faire examiner les rapports possibles entre les noyaux du nerf vestibulaire et les centres de pneumogastrique. Nous ne connaissons pas le détail des voies conductrices dans l'intimité de la masse grise complexe qui forme les noyaux juxtaposés de la VIIIᵉ paire, de la IXᵉ et de la Xᵉ ; nous ne pouvons douter, encore d'après les lois de Pflüger, que cette conductibilité n'existe et ne serve de voie réflexe de la variation compensatrice du rythme respiratoire et circulatoire.

Mislawsky a décrit un *noyau respiratoire,* qu'Obeisteiner appelle le noyau des colonnes antérieures. C'est un noyau moteur que les expériences de Mislawsky semblent faire présider à l'exercice du soufflet thoracique. Ce noyau est réuni au *nucleus ambiguus* du pneumogastrique par des fibres qui s'associent en partie à celles du faisceau solitaire et remontent avec elles (Bechterew).

3° *Papille sacculaire.* — *g)* Les perceptions sismesthé-siques, purement tactiles, auront leur centre dans la zone pariétale avec les autres perceptions de même ordre. De même les perceptions seisesthésiques qui sont localisables, et président aux perceptions d'orientation objective.

4° *Papille cochléaire.* — *h)* Les centres auditifs ont été localisés dans les deux premières temporales ; le cerveau de A. Bertillon montre que c'est surtout dans la première qu'il faut les chercher. Les perceptions cochléaires parviennent au lobe temporal peut-être directement si l'on accepte les voies douteuses des stries acoustiques, mais sûrement par l'intermédiaire du noyau antérieur et du tubercule acoustique d'abord, et aussi, par l'olive supérieure, l'anse latérale, le noyau du ruban de Reil, le tubercule quadrijumeau postérieur et le corps genouillé interne. L'écorce temporale perçoit le son sans le localiser ni l'extérioriser, l'orientation se fait ailleurs. Elle semble élaborer les images de mémoire auditive, qu'elle emmagasine. Les rapports avec les centres pariétaux de l'orientation et les centres frontaux du langage sont assez mal connus.

*i)* Nous avons étudié ailleurs *(Réflexes auriculaires)* les voies réflexes d'un grand nombre d'irradiations d'origine labyrinthique. Nous n'y insisterons plus ici. Nous ne ferons que rappeler ce point important :

Le nerf labyrinthique est l'homologue d'une racine spinale postérieure ; comme elle il véhicule les acquisitions d'une tactilité spéciale, qui fournit les images labyrinthiques que nous avons énumérées. Comme elle aussi il apporte des notions d'attitude segmentaire indispensables à la locomotricité et à l'appropriation motrice réflexe ou volontaire de l'équilibration. Il commande en outre d'importants réflexes de régulation circulatoire et respiratoire, et d'accommodation oculomotrice (1).

Le vertige peut naître des troubles de chacune de ces fonctions, et quelle que soit la forme clinique observée, il s'agira bien du vertige labyrinthique. Nous devons donc passer rapidement en revue le mécanisme de ces différentes fonctions auriculaires, pour mieux saisir le mécanisme propre à chaque réaction vertigineuse, la physio-

---

(1) Cette étude du nerf labyrinthique a paru dans la *Nouvelle iconographie de la Salpêtrière*, t. VII, 1894.

nomie clinique de chaque cas particulier, et en faire
ressortir les indications thérapeutiques.

# FONCTIONS LABYRINTHIQUES

*Le sens de l'altitude. Valeur statographique de
l'oreille.* — De toutes les attributions fonctionnelles de
l'oreille, l'audition est la plus consciente et par conséquent la mieux connue. Aussi est-il entendu que l'oreille
est l'organe de l'ouïe, et l'on ignore même généralement qu'elle puisse avoir quelque autre usage. Pourtant,
dans l'organe auriculaire, l'appareil réellement auditif
n'occupe qu'une certaine place, assez considérable il est
vrai, chez les vertébrés supérieurs, tandis qu'il est
d'autres régions de l'oreille qui n'ont absolument rien
à voir avec l'audition et ne sont cependant ni les moins
importantes ni les moins anciennement représentées
dans l'histoire de l'oreille à travers la série animale.

Si l'on remonte en effet cette série des corps organisés
depuis l'homme jusqu'aux êtres les plus primitifs, on
s'aperçoit bientôt que les parties de l'oreille qui, chez
nous, correspondent à l'audition, c'est-à-dire le limaçon,
qui nous fournit la sensation tonale continue, le son avec
son intensité, sa hauteur et son timbre — vont en per-
dant rapidement de leur importance en passant des Mam-
mifères aux Oiseaux, comptent peu chez les Reptiles,
n'existent plus au delà de certains Amphibiens. Chez les
Poissons, l'organe et la fonction de l'ouïe ne sont pas
représentés. C'en est fini déjà de l'audition tonale, et
dans l'immense variété des Invertébrés l'audition n'existe
pas. Même chez les Insectes les plus merveilleusement
développés, il a été impossible de faire se manifester la
moindre audition vraie. Non pas que ces diverses espèces

d'animaux, tant vertébrés qu'invertébrés, soient insen-
sibles aux ébranlements ; il s'en faut et de beaucoup,
mais il ne leur est pas donné de les percevoir sous la
forme tonale, sonore, qui caractérise l'audition, comme
je l'ai montré (1).

D'autre part, depuis les formations auriculaires les plus
rudimentaires jusqu'à l'oreille humaine, il est des appropriations organiques d'une remarquable délicatesse, d'une
grande pénétration sensorielle, qui n'ont aucun rapport
direct avec l'audition, et qui sont constamment représentées d'un bout à l'autre de la série animale. Telle est tout
d'abord cette fonction qui dessert à sa façon le *sens des
attitudes* et fournit la base d'informations la plus précise et
la plus immédiate à la motricité appropriée, à l'équilibration, à la locomotion, aux mille actes intentionnels
de la vie de relation. Elle procure à l'animal les images
de ses attitudes et de ses variations d'attitudes, c'est-à-
dire de ses mouvements ou tout au moins les plus importantes de ces images. Cette fonction est successivement
reprise par toutes les formations auriculaires, telles que
les *organes marginaux* des Méduses, les nombreux *appareils otocystiques* des Invertébrés en général, les *organes
centraux* des Turbellariés, les *organes latéraux* des Poissons et des Amphibiens, et les *canaux semi-circulaires* du
Vertébré (2). Breuer avait nettement entrevu le fonctionnement et la signification physiologique de ce dernier appareil ; mais la définition et l'interprétation métaphysiques
de M. de Cyon, qui en fit l'organe de ce qu'il appela le *sens
de l'espace,* eurent pour effet de rendre incompréhensible
pour beaucoup d'esprits dociles le rôle de cet important
organe, et l'une des plus vigilantes et des plus indispen-

---

(1) V. l'audition chez les invertébrés. *Rev. scientifique,* 27 déc. 1890.
(2) P. BONNIER. L'oreille, vol. II, coll. *Léauté,* chez Masson.

sables adaptations sensorielles est restée d'une façon presque absolue ignorée des cliniciens.

Pour l'audition, elle fut, elle aussi, engagée autrefois dans une impasse et, depuis la fin du xvii<sup>e</sup> siècle, la physiologie a demandé à toutes les conquêtes de l'anatomie la justification d'une hypothèse inacceptable, celle qui assimilait l'oreille à un appareil *résonateur*. Je ne referai pas l'historique de cette longue perte de temps. Toutes les parties de l'oreille, à mesure qu'on en connaissait mieux la structure, devenaient des résonateurs accordés d'avance à toutes les sonorités du milieu aérien. Helmholtz édita successivement deux théories dans lesquelles les mêmes parties de l'oreille interne étaient alternativement des corps vibrants ou des étouffoirs ; la dernière de ses théories, bien que ruinée depuis quelques années, est restée, et restera longtemps encore classique. Depuis Helmholtz, un certain nombre d'auteurs, Ewald, Gray, Hurst, Ter Kuile, Zimmermann, ont encore cherché à déterminer des zones de résonance différente au niveau de la papille auditive. Il n'y avait rien de vraiment satisfaisant à trouver en cherchant dans cette voie fausse et antiphysiologique, et aucune théorie n'est en effet acceptable.

Il faut donc chercher ailleurs, et on trouve immédiatement. L'oreille est un *enregistreur*.

Et ce n'est plus alors seulement l'audition qui s'explique dans son mécanisme, mais c'est encore toute une série de fonctions ignorées qui se sont exercées tout le long de la série des êtres organisés, et dont l'audition n'est que le dernier terme (1).

Pour ne pas avoir à faire appel à la description anatomique de l'oreille humaine, je me bornerai à rappeler ses

--------

(1) P. Bonnier. L'audition. 1901, Doin, édit.

rapports évidents avec certains appareils mieux connus et plus simples tels que les manomètres, ou mieux les *baro-mètres enregistreurs* que chacun connaît. L'oreille de l'homme est en effet absolument et étroitement compa-rable à un baromètre et c'est le plus délicat des appareils enregistreurs de ce genre.

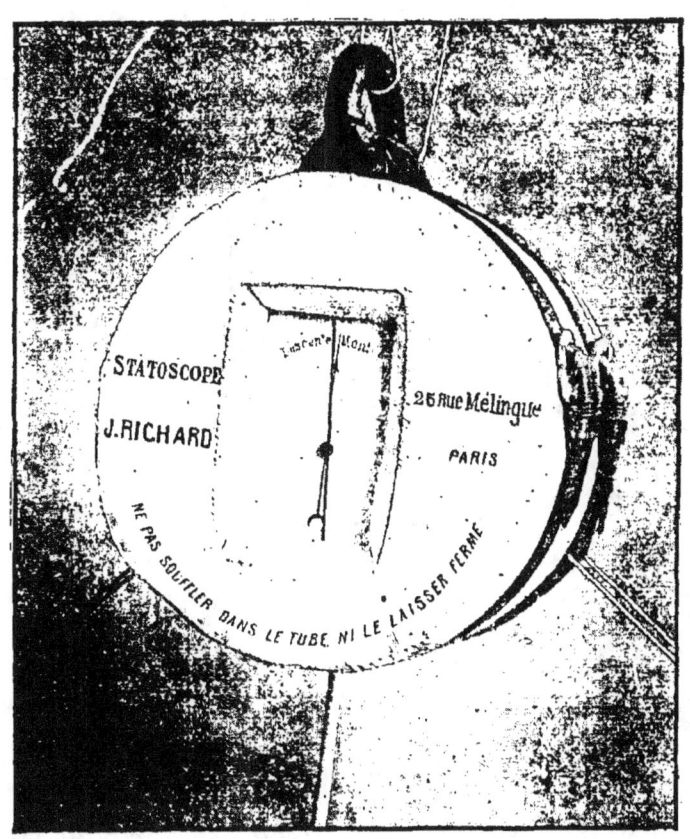

Fɪɢ. 2. — Statoscope.

Celui dont le dispositif rappelle le plus sensiblement l'oreille est le *statoscope* de MM. Richard frères, dont se ser-vent les aéronautes et qui leur indique le moindre mou-vement de descente ou de montée (fig. 2).

Il se réduit schématiquement à une simple membrane supportant sur l'une de ses faces la pression extérieure et ses variations, et sur l'autre face la pression de l'air contenu dans une chambre qui communique avec l'extérieur par un tube de caoutchouc. Quand le tube est ouvert, la membrane reçoit sur ses deux faces la même pression atmosphérique et reste dans l'attitude d'équilibre ; mais

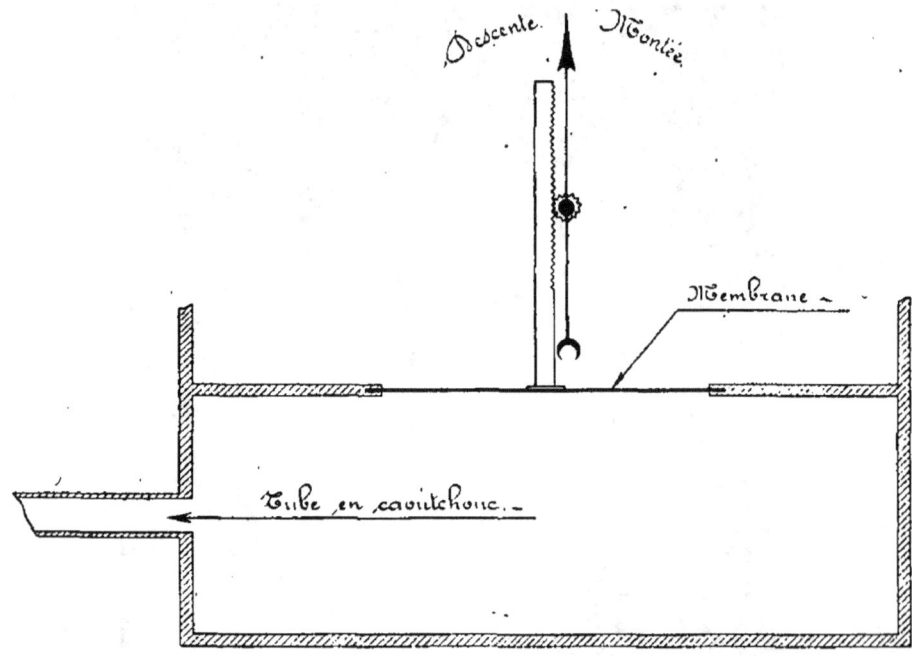

Fɪɢ. 3. — Statoscope enregistreur.

si l'on ferme le tube en le pinçant, la pression de la chambre intérieure ne varie plus et ne fait plus équilibre à la pression extérieure, qui s'abaisse si l'aérostat s'élève et augmente au contraire s'il descend. La membrane se déforme donc, bombe au dehors si l'aérostat monte, en dedans dans le cas contraire, et ces variations d'attitude de la membrane sont portées par une crémaillère sur le pignon d'une aiguille qui indique sur un cadran la montée ou la descente (fig. 3).

Cet appareil est sensible à une variation d'altitude de
0ᵐ,50 centimètres. Si l'on permet au tube de laisser se
refaire la communication entre la chambre interne et
l'extérieur, l'équilibre des pressions se rétablit, la membrane redevient plane et l'aiguille reprend la position
d'indifférence.

Dans d'autres appareils statoscopiques, qui ne sont
autres que les baromètres enregistreurs, le mécanisme

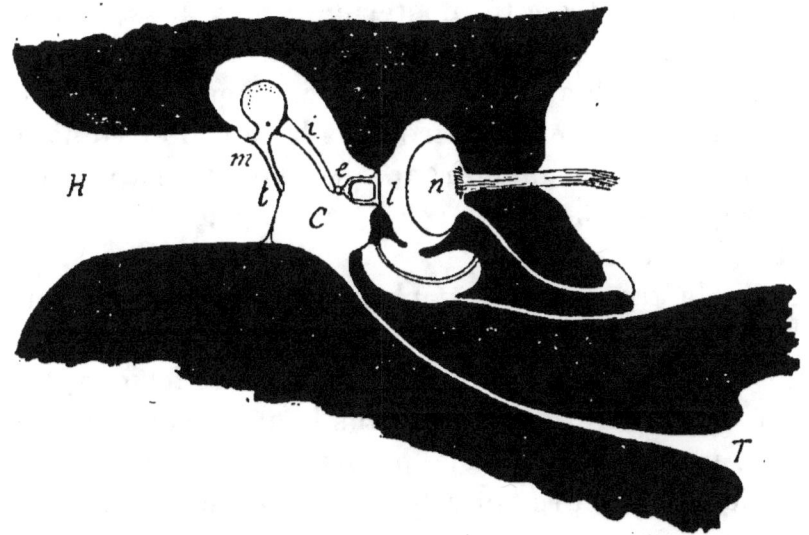

Fig. 4. — Schéma de l'appareil auditif.

H, Air extérieur. — t, tympan. — m, marteau. — i, enclume. — e, étrier. —
C, caisse. — T, trompe d'Eustache. — l, labyrinthe. — n, nerf.

est le même ; les membranes sont métalliques et le système de la crémaillère et de l'aiguille est remplacé par
un système de leviers articulés dont la composition a
pour effet de multiplier, au point de les rendre sensibles
et inscriptibles, les moindres déformations de l'appareil
membraneux, et de fournir un tracé de la courbe totale
sur un cylindre dont le mouvement de rotation est réglé
très minutieusement.

Or, l'oreille humaine est tout à fait comparable à cet

appareil, qui semble directement inspiré par ce qu'on sait de l'anatomie dé l'oreille et par ce qu'on devrait savoir de sa physiologie (voir fig. 4).

Le *tympan* (t), membrane souple, reçoit sur sa face externe la pression atmosphérique (H) et ses variations. En dedans du tympan se trouve la chambre intérieure, *caisse tympanique* (c), qui communique avec l'extérieur par un long tube souple, la *trompe d'Eustache* (T), qui vient s'ouvrir à l'extrémité postérieure des fosses nasales. Quand la trompe d'Eustache s'ouvre, ce qui arrive assez fréquemment dans les oreilles bien constituées, la pression atmosphérique pénètre dans la caisse et vient sur la face interne de la membrane faire équilibre à la pression que reçoit sa face externe. Le tympan est ainsi dans l'attitude d'équilibre.

Mais la trompe d'Eustache doit s'ouvrir pour rétablir cet équilibre, et elle s'ouvre seulement par intervalles, pour se refermer aussitôt. Quand elle est fermée, tout se passe dans l'oreille comme dans le statoscope et le baromètre enregistreur. Si la pression extérieure varie, la pression intérieure, intratympanique, ne variant pas, le tympan se trouve déprimé en dedans ou en dehors et sa déformation agit sur le système des petits leviers osseux articulés, qui forment la *chaîne des osselets*. Ces osselets, le *marteau* (m) et *l'enclume* (i), constituent par leur articulation un système de leviers coudés, délicatement suspendu sur des ligaments, et allégé par le contrepoids que forme au-dessus du point de suspension l'ensemble des têtes des deux osselets. Les moindre déplacements de la membrane tympanique sont ainsi transmis, comme par un mouvement de sonnette, à un troisième osselet auquel sa forme a fait donner le nom d'*étrier* (e). La branche du levier coudé formée par l'enclume est plus grande que celle que forme le marteau,

et l'excursion de la pointe de l'enclume est donc plus
grande que celle de la pointe du marteau. Le petit os
étrier est placé à la surface du liquide (l) de l'oreille interne, ou *labyrinthe*, comme le piston d'une machine
hydraulique et chacun de ses déplacements tend à faire
varier la pression que reçoivent, par l'intermédiaire de
ce liquide incompressible, les papilles nerveuses (n) du
fond de l'oreille. Ces papilles jouent donc le rôle de la
bande des appareils enregistreurs sur laquelle s'inscrit
le diagramme des variations de la pression extérieure, et
le parallélisme des deux appareils enregistreurs, l'un
barométrique et l'autre *baresthésique*, est absolu.

L'oreille semble donc appropriée organiquement à la
perception des variations de la pression extérieure, c'est-
à-dire aux variations barométriques. Cette perception
existe-t-elle réellement et pouvons-nous légitimement
attribuer à l'oreille et aux organes analogues dans la
série animale ce que j'ai appelé en 1893 les fonctions
*baresthésiques* ?

Il est difficile à l'homme de décider si des êtres différents de lui sont ou non capables de percevoir de telle
ou telle façon certain phénomène. L'homme sait qu'il
entend ; sait-il qu'il perçoit des ébranlements du milieu
aérien, que ces ébranlements qu'il appelle sonores ne
sont que des variations rapides de la pression du milieu
extérieur? Sait-il qu'il perçoit par l'oreille les altitudes
et les variations d'attitudes de sa tête et de la totalité du
corps? Nous ne connaissons de nos sens que les phénomènes qui nous deviennent conscients et sous la forme
que leur prête cet exercice sensoriel qu'est la conscience. Et de tous les phénomènes sensoriels et même
sensitifs, notre conscience ne met en lumière que ceux
dont notre volonté doit consciemment faire usage. Or,
dans la vie ordinaire, l'homme subit peu de variations

de pression atmosphérique et les faibles digressions
barométriques peuvent ne déterminer en nous que des
dispositions réflexes dont notre conscience n'a pas à
s'inquiéter, car elles ne dirigent pas la conduite de notre
vie de relation.

Néanmoins, les grandes variations barométriques deviennent sensibles à beaucoup de personnes par une
gêne mal définie qu'elles provoquent, même chez les
natures les plus équilibrées. Il faut les grandes variations des ascensions en montagne ou en ballon, les des-
centes dans les mines profondes ou le séjour dans les
cloches à plongeur pour que cette gêne prenne une signification auriculaire, avec surdité, obnubilation auditive,
bourdonnement, oppression auriculaire, vertige, etc., etc.

Mais chez les sujets dont les oreilles ont, par suite de
sclérose des membranes et des vaisseaux, perdu leur
élasticité physiologique, ces troubles apparaissent bien
plus vite et les médecins auristes savent combien l'oreille
en rupture de compensation labyrinthique est sensible à
des écarts de pression atmosphérique qui laissent indif-
férents les sujets sains. Néanmoins la conscience est
trop peu attirée de ce côté pour que l'observation personnelle se soit créé un langage précis, et l'investigation éclairée et raisonnée du médecin fournit plus de
renseignements cliniques que les déclarations spontanées du sujet examiné.

Si au lieu d'interroger les phénomènes subjectifs de
l'homme, nous parcourons toute la série animale, nous
nous privons naturellement de l'observation subjective,
mais nous constatons immédiatement d'abord que la
perception des variations barométriques est *indispensable* à tous les êtres immergés dans un milieu pesant,
liquide ou aérien, et d'autre part que *tout se passe comme
si* cette perception existait en réalité.

En effet tout organisme oppose à la pression extérieure une certaine pression intérieure, et quel que soit
le rapport établi chez chaque animal entre ces deux
pressions, nous ne pouvons pas admettre que la pression intérieure puisse, sans danger pour l'organisme,
ne pas maintenir ce rapport quand la pression extérieure
varie. Il y a là une accommodation physiologique de
toute première importance et dont le maintien et l'exercice vigilant semblent indispensables à la vie même de
ces immenses colonies cellulaires que nous sommes.
Cette régulation, par cela qu'elle est une des nécessités
fondamentales de la vie organique, se fait d'une façon
réflexe, automatique, et chez les êtres supérieurs, doués
d'un système nerveux centralisé, elle doit être capitali-
sée par des centres qui, dans une certaine mesure, sont
placés hors du domaine de la conscience, comme les centres de la circulation, de la tension vasculaire, de la
thermicité, etc. Ces centres, chez l'homme, sont localisés dans cette partie du bulbe rachidien qui avoisine
précisément les centres de l'appareil labyrinthique, sous
le plancher du quatrième ventricule.

Si nous examinons maintenant toutes les formations
auriculaires dans la série animale, nous reconnaissons
que dans toutes, soit directement, soit indirectement,
*les papilles sensorielles sont en rapport avec la pression exté-
rieure* et que tout lui permet de se faire apprécier d'elles.
Dans un très grand nombre d'appareils marginaux, centraux, otocystiques, le milieu extérieur est *directement*
en contact avec les papilles ; ce sont des organes ouverts
à l'extérieur, tantôt largement, comme chez certaines
Méduses, certains Mollusques et certains Crustacés,
tantôt communiquant par un canal, un aqueduc, avec
ce milieu, comme chez d'autres Mollusques et, même,
chez des Vertébrés, tels que les Squales. Quand il n'y a

pas communication directe, la cavité auriculaire n'est séparée du milieu extérieur que par des parois molles et dépressibles et la pression intérieure est toujours celle qu'exerce le milieu. Chez l'homme même l'oreille est faite de façon à équilibrer la pression intra-auriculaire avec la pression extérieure, et c'est une condition formelle de son fonctionnement.

Mais les animaux chez qui le rôle barométrique et manométrique de l'oreille est le plus évident, sont les Poissons qui possèdent une vessie natatoire, dont les expansions variables régissent les mouvements d'ascension et de descente de l'animal. Cette hydrostation, tout à fait comparable à l'aérostation des ballons, exige ce qu'on est tenté d'appeler des lectures manométriques et barométriques comme en font les aéronautes en l'absence de tous autres repères, et l'anatomie nous montre que l'oreille de ces Poissons présente avec la poche gazeuse des rapports au moins aussi remarquables qu'avec l'extérieur. On sait, en effet, qu'entre la vessie natatoire du Poisson et son oreille est établie une chaîne d'osselets articulés, *l'appareil de Weber,* qui précède de beaucoup, dans l'évolution des espèces, l'apparition de la chaîne des osselets tympaniques qui réuniront l'oreille avec l'extérieur chez les animaux à respiration pulmonaire (1).

L'oreille a donc toutes les qualités d'un enregistreur barométrique et manométrique, et tout y indique la pénétration physiologique de la pression extérieure. Il serait difficile de supposer que ce dispositif n'a pas sa raison d'être et tous les caractères d'une appropriation physiologique.

---

(1) Sur les fonctions statique et hydrostatique de la vessie natatoire et leurs rapports avec les fonctions labyrinthiques. *Soc. de Biologie,* 23 nov. 1895.

Une autre raison nous pousse à admettre que l'oreille
est sensible aux variations lentes et irrégulières de la
pression du milieu fluide qui nous entoure, c'est qu'elle
est sensible aux variations rapides et régulières, et
même quand ces variations sont d'une très faible intensité. Quand nous entendons les sons les plus aigus dont
notre ouïe soit capable, nous percevons sous forme
sonore, continue et tonale, des variations de pression
barométrique qui peuvent se chiffrer par 20 000 à la
seconde. Et ces variations de pression, nous en percevons l'amplitude, sous forme d'intensité du son, — la
fréquence sous forme de hauteur tonale, — la distribution, sous forme de timbre, — et la direction de propagation, sous forme d'incidence du son.

Si l'oreille fonctionnait comme les résonateurs, on
pourrait avec raison ne pas conclure de sa sensibilité aux
ébranlements rapides et périodiques à sa sensibilité aux
variations lentes et non périodiques ; mais outre que rien
ne permet de comparer l'oreille aux résonateurs et que
tout, au contraire, s'y oppose, comme je l'ai montré
ailleurs (1), nous avons toutes les raisons possibles de
faire de l'oreille un enregistreur de pressions extérieures, dont certaines parties sont plus sensibles aux variations lentes et irrégulières (utricule avec ses fonctions
*baresthésiques, statographiques* et *manoesthésiques*), d'autres plus sensibles aux variations rapides et régulières,
(saccule avec ses fonctions *seisesthésiques*, ou perception
des ébranlements *in natura*, sous forme analytique,
comme chez les Invertébrés), d'autres aussi plus sensibles à ces mêmes ébranlements perçus sous forme conti-

---

(1) *Soc. de Biologie*, 23 févr. 1895. — De la nature des phénomènes
auditifs. *Bull. scient.* de A. Giard, 11 mai 1895. — L'Oreille, 1900, et l'Audition, 1901.

nue, tonale (limaçon avec ses fonctions *auditives*). L'histoire de l'oreille est l'acquisition progressive de ces perceptions.

J'avais, dans l'ascension que nous fîmes en ballon, le 21 novembre 1901, M. Jolly et moi, sous l'aimable et habile direction de M. Maurice Farman, et sur l'initiative de M. Guglielminetti, qui me céda obligeamment sa place, une agréable et intéressante manière d'observer sur moi-même l'action d'une forte variation de pression, qui, sans effet sur un appareil résonateur, devait en avoir beaucoup sur un appareil enregistreur de pressions lentes ou rapides, régulières ou non périodiques.

Notre oreille est, en effet, formée de trois milieux fluides : le conduit extérieur, empli par l'air atmosphérique, la caisse du tympan, également remplie d'air, le labyrinthe plein d'un liquide séreux ; lesquels milieux sont séparés par des membranes inertes dont le jeu physiologique exige qu'elles supportent sur leurs deux faces des pressions égales. La pression du liquide labyrinthique, celle de l'air tympanique doivent donc faire équilibre à la pression atmosphérique, comme je l'ai montré antérieurement (1), et suivre ses variations à l'aide de ce que j'ai nommé la *compensation tympanique* et la compensation *labyrinthique*.

La compensation tympanique se fait par l'ouverture de la trompe d'Eustache, qui permet à la pression extérieure de venir se faire équilibre à elle-même sur la face interne du tympan. C'est, nous l'avons vu, exactement ce qui se passe dans le *statoscope* de Richard dont se servent les aéronautes. Ce statoscope est sensible à une

---

(1) Sur la tension des liquides labyrinthiques et céphalo-rachidiens. *Soc. de Biologie*, 29 déc. 1894.

différence d'altitude de 0ᵐ,50. Notre oreille perçoit un son correspondant à 20 000 vibrations, c'est-à-dire que pendant une seconde elle est capable de réagir 20 000 fois à une très légère variation de pression ; c'est donc un enregistreur d'une grande susceptibilité barométrique ou auditive, comme on voudra le considérer.

Cette compensation tympanique ne se fait pas aussi facilement chez tous les sujets. On conçoit que les personnes affectées d'un catarrhe hypertrophiant de la muqueuse de l'arrière-nez et de végétations adénoïdes ne puissent pas ouvrir leurs trompes d'Eustache aussi fréquemment qu'il le faudrait, et la grande majorité des surdités progressives et à marche insidieuse n'ont pas d'autre cause. Dans les cas de variations faibles de la pression atmosphérique, cette rupture de compensation tympanique ne produit guère de symptômes subjectifs et le sujet ne s'en plaint guère, bien que presque toujours on observe, ou on puisse observer chez lui un début de surdité et une *paracousie* déjà marquée, c'est-à-dire une diminution de l'audition aérienne avec exaltation de l'audition par contact. Avec le temps, le tympan se rétracte, la chaîne des leviers osseux de la caisse se raidit, se fige et s'ankylose progressivement ; alors apparaît la surdité appréciable par le malade et son entourage ; la paracousie se traduit par la perception pathologique des bruits auriculaires ou juxta-auriculaires, battements vasculaires, bourdonnements, etc., tendance au vertige, sensibilité exagérée à la trépidation, etc. Ces mêmes sujets seront plus vite surpris par les troubles auriculaires quand ils seront soumis à de grandes variations de la pression extérieure et, aussi, quand la tension vasculaire et labyrinthique subira de grands écarts.

Certaines personnes ouvrent *à volonté* leurs trompes d'Eustache, et j'ouvre pour ma part à volonté l'une ou l'autre. En général, elles s'ouvrent à la faveur de la *déglutition*; dans les altitudes élevées, la gorge se dessèche, la salive est rare, et la rupture de compensation tympanique apparaît bientôt avec tout son retentissement labyrinthique. Le *bâillement* réflexe intervient alors pour y remédier par un dernier effort d'ouverture tubaire, et précède chez beaucoup de sujets les autres symptômes du mal des hauteurs.

La compensation labyrinthique est plus lente, et ses limites sont plus étroites. Elle se fait par régulation vasomotrice du calibre des vaisseaux flexueux et glomérulaires qui tapissent la paroi labyrinthique, modifiant légèrement la capacité labyrinthique et la tension de son contenu.

Dans notre ascension, qui fut assez rapide, nous nous sommes trouvés, en une heure 20 minutes, à une altitude de 4 500 mètres, avec 430 millimètres de pression, c'est-à-dire à près de la moitié de la pression que nous supportions au sol, et — 4°,5 de température.

Voici, telles que je les ai communiquées à la Société de Biologie, le 30 novembre 1901, les observations que m'a fournies l'examen attentif de mes variations auditives et paracousiques, et de mes facultés de compensation tympanique et labyrinthique. Ce sont celles d'un artérioscléreux de quarante ans.

Ces variations de l'*audition aérienne* et de la *paracousie* (1), évaluées par le diapason acoumétrique et le procédé que j'ai antérieurement présentés à la Société de Biologie (2), au *Congrès international d'otologie* de 1900, ont été les suivantes :

---

(1) La paracousie. *Soc. de Biologie*, 30 juillet 1898.
(2) Séance du 18 mars 1899.

L'audition aérienne a baissé à mesure que je m'élevais, tandis que la paracousie s'exaltait très sensiblement. Voici d'ailleurs les mensurations, prises à différentes altitudes, pendant les répits que me laissaient les recherches de M. Jolly.

| | | DÉPART. | 1 700ᵐ | 3 200ᵐ | 4 400ᵐ | 3 500ᵐ. |
|---|---|---|---|---|---|---|
| | | secondes. | secondes. | secondes. | secondes. | secondes. |
| Or. dr. | Aud. aérienne. . . | o | — 5 | — 7 | — 10 | — 5 |
| | Paracousie.. . . . | — 60 | — 4o | — 3o | — 15 | — 35 |
| Or. 'g. | Aud. aérienne. . . | o | — 10 | — 12 | — 15 | — 10 |
| | Paracousie.. . . . | — 55 | — 3o | — 20 | — 10 | — 25 |

Les évaluations de l'audition aérienne devraient subir des corrections dues à l'action de la pression et de l'humidité sur la conduction sonore par l'air, à l'action de l'humidité sur les membranes, et aussi à celle du bruit ambiant, assez gênant jusqu'à près de 3 000 mètres : à 3 450 mètres nous entendîmes encore aboyer un chien, et le silence vrai, d'une sensation rare et pénétrante, ne s'établit que vers 4 000 mètres. La paracousie, au contraire, ou audition par contact du diapason sur le genou, est à l'abri de ces causes d'erreur, et sa valeur symptomatologique, très grande en otologie, indique une rupture de la compensation labyrinthique aussi nette que chez des individus très sourds. A gauche, l'audition aérienne, vers 4 400 mètres d'altitude, avec une pression se rapprochant de la moitié de la pression atmosphérique, fut inférieure à l'audition paracousique, et la formule physiologique fut ainsi retournée.

L'*oppression labyrinthique,* sensation pénible de plénitude auriculaire, apparut à gauche vers 1 800 mètres, à droite un peu après 2 000 mètres.

Le *bourdonnement* se manifesta à gauche vers 2 800 mètres, et à droite vers 3 200 mètres. En ouvrant les

trompes d'Eustache, je le fis cesser à volonté jusqu'à
3 500 mètres à gauche, jusqu'à 4 000 mètres à droite. Il
réapparaissait si rapidement, grâce à la rapidité de notre
montée, qu'aux environs de 3 000 mètres je devais aérer
ma caisse tympanique deux ou trois fois par minute.
L'action isolée du muscle du marteau, sans ouverture de
la trompe, l'atténuait sans le faire disparaître, et pendant
un temps très court. Puis il s'installa d'une façon continue pendant la partie la plus élevée de notre ascension ;
mais l'action compensatrice de la vasomotricité se montra
en ceci, que le bourdonnement diminua en quelque sorte
de lui-même, au point que la compensation tympanique
parvint de nouveau à l'effacer à droite dès 4 400 mètres,
à gauche dès 4 000 mètres, au retour, c'est-à-dire plus
haut que les points où elle l'avait abandonné pendant
l'ascension. Cette compensation labyrinthique s'est donc
manifestée *utilement* en moins de vingt minutes d'une
station au delà de 4 000 mètres.

Le *battement vasculaire* apparut dans l'oreille gauche à
4 400 mètres, et ne dura qu'un quart d'heure. Il était
d'ailleurs perceptible un peu partout à ce moment, et je
retrouvai aussi à cette altitude les tiraillements péricar-
diques d'une ancienne pleurésie diaphragmatique et
d'une péricardite, oubliés depuis onze ans.

L'*angoisse pharyngée,* avec sécheresse de la gorge,
commença vers 3 000 mètres ; l'*oppression respiratoire* se
montra, très légère, entre 3 500 et 4 000 mètres, à la
montée comme à la descente. Je ne l'éprouvai pas après
4 000 mètres. La sensation de plénitude vasculaire, l'*oppression artérielle,* n'apparut en revanche aux extrémités
que vers 4 000 mètres, avec une sensation de léger tremblement. La raideur des muscles de la nuque et du tra-
pèze, fréquente dans les affections labyrinthiques, se
montra également vers 4 000 mètres.

A aucun moment, et malgré de consciencieux efforts, je ne pus provoquer le *vertige,* auquel je'suis d'ailleurs aussi rebelle à l'état de veille que j'y suis sujet dans mes rêves ; les oscillations, vite compensées, du signe de Romberg, n'existèrent que pendant la période de bourdonnement continu.

Ces mensurations montrent suffisamment combien cet appareil de membranes et de leviers est sensible aux variations de la pression extérieure, et ici l'expérience est plus démonstrative que dans les ascensions de montagne, car nous n'étions soumis à aucun surmenage musculaire et vasculaire et à aucune des intoxications de la fatigue. Elles nous révèlent combien l'exercice de ces aptitudes auriculaires doit être développé chez les animaux qui ont, par leurs déplacements dans le sens vertical, à subir et à compenser de grandes variations extérieures, comme certains Oiseaux ou certains Poissons. L'oreille est sans aucun doute, pour ces animaux, beaucoup plus que pour nous, un admirable appareil statographique, et en dehors des fonctions seisesthésiques et auditives qu'on lui connaît, et du sens des attitudes qu'elle dessert si copieusement, il est tout à fait légitime qu'on lui attribue un *sens de l'altitude* qui, peu utilisé par l'homme, habitué à ne se mouvoir que dans le plan horizontal ou à peu près, doit être hautement spécialisé et exploité chez les autres animaux qui ont à se mouvoir dans le sens vertical.

**Fonctions baresthésiques.** — Les formations neuro-épithéliales des appareils pré-auriculaires et auriculaires (otolithiques, otocystiques et labyrinthiques) présentent, depuis les organes marginaux des Cœlentérés jusqu'à l'appareil auditif de l'homme, l'intégrité absolue de leurs caractères ectodermiques. Non seulement leur morpho-

logie n'a pas varié essentiellement, mais leur milieu même
ne s'est que très relativement altéré : dans sa forme pélagique comme dans sa formule endolymphathique, il maintient une remarquable constance de composition. De plus,
pour avoir suivi l'invagination progressive de cet ectoderme rentré qui est le neuroderme auriculaire, le contenu de la vésicule n'en a pas moins gardé une pression
que certaines dispositions anatomiques équilibrent toujours avec celles du milieu extérieur. Ce sont ces dispositions que nous voulons examiner.

Avant l'apparition des formations labyrinthiques, nous
ne trouvons que des appareils otolithiques en communication plus ou moins large avec le milieu marin. Il y a
donc identité de milieu et de pression. Chez certains
mollusques supérieurs, la communication de la vésicule otocystique avec le milieu est déjà plus lointaine,
mais persiste. Le premier des appareils labyrinthiques,
l'organe central des Cténophores, déjà très parfait, et
unique dans son fonctionnement, communique directement avec le milieu extérieur par des ouvertures symétriques.

Nous trouvons chez les Vertébrés inférieurs une disposition que l'évolution du crâne rend plus complexe. Il
s'agit surtout ici des Poissons cartilagineux. Du labyrinthe de chaque côté partent deux prolongements postérieurs qui aboutissent à une fossette médiane, de signification otocystique, formant une oreille occipitale que
l'on peut comparer à l'œil médian pariétal (glande pinéale).
Cette formation est en communication avec le milieu
extérieur par plusieurs petits pertuis qui traversent les
téguments. La régulation de la pression intra-labyrinthique se fait donc ici encore par communication.

Il en est tout autrement chez certains Poissons osseux
dont le labyrinthe n'entre plus en communication directe

avec le milieu extérieur et ne peut plus, par conséquent, participer à sa pression.

Dès que le labyrinthe cesse de régler sa pression par la pénétration du milieu pélagique dans sa cavité on le voit s'aboucher avec la vessie natatoire, soit sans autre intermédiaire que des membranes, soit au moyen d'une chaîne d'osselets (appareil de Weber). Tantôt les labyrinthes s'unissent par des prolongements en un réservoir basilaire, dont il ne reste plus tard d'autre souvenir que les sacs endolymphatiques, et qui s'unit par de petits diverticules avec la vessie natatoire ; tantôt c'est cette dernière qui émet un prolongement bifurqué en culs-de-sac, terminés ou non par des osselets.

Le labyrinthe se trouve donc ainsi supporter en dehors la pression centripète du milieu extérieur, et en dedans la pression centrifuge de l'air de la vessie natatoire. Il en est séparé par des membranes ; or nous admettons que le fonctionnement de ces membranes, qui sont des tympans, n'est possible que si elles sont planes, à l'état de repos, c'est-à-dire supportent sur leurs deux faces des pressions se faisant équilibre. Le liquide labyrinthique doit donc faire équilibre à la pression extérieure et à la tension de l'air de la vessie. La pression extérieure variant peu, il est vrai, avec la profondeur, et la tension de l'air de la vessie lui faisant équilibre quand l'animal plane, il est légitime d'admettre que le labyrinthe perçoit ces changements de pression avec lesquels il doit équilibrer sa poussée sur ses propres tympans. Il est de plus probable que ses rapports communs avec le milieu extérieur et la vessie natatoire ne sont pas sans utilité pour l'adaptation de celle-ci à l'équilibre de pression indispensable à l'hydrostation.

Quand l'animal doit monter ou descendre, il rompt volontairement cet équilibre en faisant varier le volume de sa vessie. La tension du contenu subit une variation inverse de celle de la capacité du contenant, et le labyrinthe est soustrait à la poussée centripète ou centrifuge qui en résulte par l'appareil musculaire frénateur des osselets de Weber.

Quant aux animaux dépourvus d'osselets, il nous semble assez difficile de comprendre comment ils obvient aux dangers de la distension des tympans et à la compression qui la suit.

A mesure que chez les Vertébrés la tête devient mobile sur un cou dont les côtes disparaissent, les osselets qui terminent les culs-de-sac antérieurs de la vessie natatoire et qui sont d'origine costo-vertébrale, vont repasser la fonction à des formations hyo-mandibulaires plus complexes que nous pouvons immédiatement étudier chez l'homme.

Le prolongement antérieur de la vessie natatoire qui se bifurquait pour atteindre deux labyrinthes est chez nous représenté par la trachée et les deux trompes d'Eustache issues du pharynx respiratoire. L'orifice membraneux interne du labyrinthe est devenu la *fenêtre ronde,* qui s'applique d'abord à l'extrémité de l'expansion en cœcum de l'arbre aérien. Cette expansion tympanique aérienne gagne la membrane externe ou *fenêtre ovale* et s'étend même autour de la partie interne, proximale des arcs osseux mandibulaire et hyoïdien, formant plusieurs articles, marteau, enclume, étrier — et s'adosse au tympan. — Le milieu ambiant, aérien maintenant, pénètre donc de nouveau à la surface du liquide labyrinthique suspendu entre ses deux membranes et recevant sur ses deux orifices membraneux une pression centripète (tympans, osselets, fenêtre ovale) et une pression centrifuge (fenêtre ronde, face interne du tympan) qui se font équilibre puisque la seconde, la pression intra-tympanique, n'est que la pression atmosphérique déglutie par la trompe d'Eustache.

Il suffit donc que la trompe s'ouvre pour que la pression s'équilibre sur les deux parties mobiles de la paroi labyrinthique.

***Mécanisme tubo-tympanique.*** — L'arc *mandibulaire* forme deux des muscles tubo-tympaniques et son nerf, le *trijumeau,* les innerve.

Le *péristaphylin externe* ouvre la trompe en prenant son insertion fixe sur le voile du palais attiré en bas et fixé momentanément par la déglutition. Il est aidé par le salpingo-pharyngien qui agit sur le cartilage tubaire. Cette ouverture de la trompe rétablit subitement la pression atmosphérique dans la caisse tympanique : la membrane du tympan, la plus grande et la plus mobile de ses parois, reçoit toute la poussée et se porte d'autant plus facilement en dehors que la même poussée centrifuge s'exerce également sur la membrane du tympan secondaire (fenêtre ronde) et refoule le liquide contre la base de l'étrier, qu'elle pousse au dehors.

L'effet de la pénétration de l'air est donc de déplacer au dehors tout le liquide labyrinthique, suspendu entre ses membranes sollicitées par la même pression centrifuge. C'est à cet effet que s'oppose la contraction du *frénateur tympanique externe,* ou muscle du marteau, qui retient la membrane en dedans et s'oppose à la traction en dehors de la chaîne des osselets et du liquide lui-même à sa suite. Ces deux muscles externes, le dilatateur tubaire et le frénateur tympanique malléaire ont même origine, même innervation. Il est donc vraisemblable que leur action synergique et antagoniste sert pour l'un à neutraliser les effets extraphysiologistes de la poussée centrifuge que l'autre a provoquée.

L'arc *hyoïdien* a formé, de son côté, les deux autres muscles tubo-tympaniques, naturellement innervés par le *facial* qui est le nerf de cet arc ; dans le clignement tubaire qu'accompagne la déglutition, le *péristaphylin interne* relève les insertions inférieures du péristaphylin externe et s'oppose à son action dilatatrice ; de plus, l'épaississement de sa masse charnue repousse le cartilage tubaire dans le sens le plus défavorable à la dilatation ; il est donc obturateur et antagoniste du premier. Dès que la trompe se referme sur l'air introduit, ce qui se produit immédiatement après son introduction, l'élasticité de la membrane la ramène en dedans et l'action du muscle du marteau exercerait maintenant une pression centripète sur le liquide labyrinthique, si le muscle de l'étrier, *frénateur tympanique interne,* ne s'opposait à cette action en immobilisant l'étrier au moment de ce recul de dehors en dedans. Les deux muscles tubo-tympaniques se contractent donc synergiquement et les deux frénateurs tympaniques s'opposent, en agissant sur la chaîne, au va-et-vient du liquide pendant le clignement, c'est-à-dire l'ouverture et la fermeture rapides de la trompe.

Le réflexe tubo-tympanique règle l'équilibre de pression entre l'air de la caisse, le liquide labyrinthique et l'air extérieur, et cet équilibre apparaît d'autant plus nécessaire que divers tympans membraneux disposés non seulement dans la caisse (tympan, fenêtre ronde), mais dans l'oreille interne (membrane de l'utricule, membrane de Reissner et membrane basilaire), ne pourraient fonctionner normalement sans lui, — ce même réflexe s'oppose donc aux déformations des membranes, à l'immobilisation des osselets articulés dans des attitudes qui leur enlèveraient leur flexibilité, les exposeraient à l'ankylose, et mettraient l'oreille moyenne hors d'état de compenser par la mobilité la flexibilité et l'élasticité de ses parties, les variétés de tension des liquides internes.

*Compensation labyrinthique.* — Nous appellerons compensation labyrinthique l'ensemble des procédés et conditions qui permettent à l'oreille de soustraire, dans une certaine mesure, le neuro-épithélium à la compression du liquide qui le baigne.

Lorsque, pour l'une des nombreuses causes que nous observons dans la partie clinique de cette étude, la tension du liquide labyrinthique vient à augmenter, la compensation peut s'établir tout d'abord par le refoulement du liquide, qui fait bomber dans la caisse la membrane de la fenêtre ronde, qui sort du labyrinthe par les gaines péri-vasculaires de la paroi osseuse, les aqueducs du vestibule et du limaçon, et le sac endolymphatique ; quand ces voies d'échappement sont épuisées, il reste le frénateur tympanique interne, muscle de l'étrier, qui s'oppose aux pénétrations exagérées de l'étrier, quand la compression labyrinthique est de causes extérieures. Cette résistance du stapédius détermine la flexion de la chaîne des osselets et retarde ainsi la compression centripète. Quand enfin la flexion des osselets, du tympan, la résistance du frénateur interne, l'issue du liquide par les gaines et les aqueducs sont insuffisantes ou impossibles, le liquide ne peut plus échapper à la compression que par la rupture du tympan ou celle du tympan secondaire ou fenêtre ronde.

Si la compensation labyrinthique ne peut plus se faire, la compression apparaît, se traduisant par des bourdonnements, de la surdité dans le domaine auditif, c'est-à-dire le limaçon, et par une sensation de plénitude, de compression tactile, de lourdeur et d'oppression labyrinthique que tout le monde connaît plus ou moins, dans le domaine du vestibule ; enfin par le vertige.

Pas plus que les sensations qui réalisent l'orientation subjective directe, les sensations baresthésiques ne sont conscientes.

Elles le deviennent comme beaucoup de sensations de ce genre, quand elles sont douloureuses, ou encore quand leur économie est troublée et que, sans aller jusqu'à la douleur, le trouble fonctionnel ou l'acuité de la perception causent une sensation de gêne, qui, elle, est consciemment perçue.

Néanmoins nous savons qu'un grand nombre de personnes sont très susceptibles aux variations barométriques, et sont véritablement indisposées, quand le temps va changer. Ces personnes sont d'ailleurs très sujettes aux troubles labyrinthiques et il suffit de les interroger pour le reconnaître et le leur apprendre même.

Chez les sujets qui compensent mal, le bourdonnement et l'oppression labyrinthique apparaissent naturellement plus vite, mais ne devons-nous pas admettre que tout en compensant bien, l'exercice même de la compensation, pour ce qui concerne le muscle de l'étrier, implique des perceptions centripètes, qui sont la source de la régulation réflexe (1)? Ces perceptions inconscientes ont d'autres effets, soit sur la disposition générale de l'esprit, tantôt déprimé, tantôt au contraire surexcité et singulièrement léger, soit sur certaines fonctions bulbaires auxquelles elles irradient volontiers. Les rapports de contiguïté et peut-être de continuité entre le noyau de Deiters et les noyaux sensitifs des nerfs mixtes, glossopharyngien et pneumogastrique peuvent peut-être nous

_____

(1) Réflexes auriculaires. *Soc. d'Otologie de Paris*, 2 fév. 1894.

expliquer pourquoi le rythme cardiaque et respiratoire se ressent de la pression atmosphérique, pourquoi il se ralentit quand celle-ci augmente (cloches à plongeur) et s'accélère quand elle diminue (mal des montagnes); pourquoi les malades du cœur, les brightiques sujets à accès de palpitation et d'oppression, certains asthmatiques auront plus volontiers leurs crises à certains jours qu'à d'autres, et souffriront véritablement des variations barométriques ; pourquoi la nausée, le bâillement et une foule de troubles subjectifs apparaîtront plus facilement chez les malades qui compensent mal leurs troubles de tension labyrinthique.

Ajoutons que la meilleure preuve de la perception des pressions par le labyrinthe est celle-ci : la perception auditive, la perception des ébranlements du milieu aérien, n'est que la perception des variations rapides et rythmées de la pression aérienne, selon le passage et la phase des ondulations. L'appareil qui s'est progressivement adapté aux analyses des vibrations rapides, peut sans doute apprécier les variations lentes et par conséquent percevoir les pressions quelles qu'elles soient.

Chez les Poissons, les rapports internes du labyrinthe et de la vessie natatoire nous font prévoir les rapports bulbaires du noyau du labyrinthe avec les noyaux pneumogastriques chez l'homme.

En résumé, nous devons accorder au vestibule, et plus particulièrement au saccule la perception des pressions centripètes auxquelles est soumise l'oreille interne. La compensation réflexe, dont nous avons parlé, a ses sources périphériques dans cette perception. Tant qu'elle peut soustraire le labyrinthe à la compression, ces perceptions restent inconscientes ou ne se trahissent que par leurs irradiations bulbaires ; aussitôt que la compensation est rompue, il se produit du bourdonnement et

de l'oppression labyrinthique, qui sont alors des perceptions conscientes.

M. Gellé met en évidence la perception baresthésique
de l'oreille au moyen de l'expérience suivante, qu'il des-
tine toutefois à la démonstration des synergies fonctionnelles de l'accommodation binauriculaire. « Le diapason
vibrant près de l'oreille droite, si l'on comprime avec la
pulpe du doigt assez fortement le méat opposé, ou qu'au
moyen de la poire à insufflation adaptée à l'oreille gauche, on en comprime le tympan, aussitôt le son perçu à
droite baisse ; voilà le fait expérimental observé sur
l'individu dont les deux organes sont sains, c'est l'effet
et la preuve de la synergie fonctionnelle des deux oreilles
dans l'accommodation pour l'audition binauriculaire. »
(*Soc. de Biologie,* 10 avril 1884.)

Le frénateur tympanique interne de droite s'est con-
tracté synergiquement avec le gauche, cela est évident ;
mais il n'est pas moins évident que la contraction réflexe
du frénateur de gauche provenait d'une perception, d'ailleurs inconsciente souvent, de compression labyrinthique
à gauche, provoquée par la tension exagérée de l'atmosphère dans le conduit en dehors du tympan.

Quant au mode de perception baresthésique, il se confond avec celui des fonctions manoesthésiques.

*Fonctions manoesthésiques.* — Nous avons vu dans
le chapitre précédent que l'oreille constituait en quelque
sorte un baromètre très sensible aux variations de pression centripète exercée à la surface des liquides qu'elle
renferme. Dans toute la série animale, différents artifices
organiques sont employés pour que la tension des
liquides labyrinthiques égale la pression extérieure et
lui fasse équilibre. Le neuro-épithélium de l'oreille
interne supporte donc une pression égale à la pression

extérieure, à l'état normal ; il perçoit donc cette pression.

Cette tension du liquide labyrinthique peut varier non seulement par les différentes pressions centripètes qu'elle reçoit par l'intermédiaire de l'oreille moyenne, elle peut varier encore par participation plus ou moins complète de cette tension à la pression sanguine. Il importe donc ici d'examiner quelles sont les sources du liquide endolymphatique et périlymphatique.

Si l'on fait abstraction de la forme labyrinthique du sac endothélial qui renferme les liquides de l'oreille, on peut la réduire par la pensée à la forme d'une sorte de grande capsule de Bowman recouvrant un certain nombre de glomérules analogues à ceux du rein. En effet Schwalbe a montré que les artères de l'oreille interne, et particulièrement celles du limaçon, sont très flexueuses et que les flexuosités terminales se ramassent çà et là en de véritables glomérules. Des terminaisons artérielles recouvertes d'un sac endothélial se retrouvent encore dans la formation des espaces sous-arachnoïdiens, et ce n'est pas sans raison que nous rapprochons ici ces trois sortes d'organes. Dans chacun d'eux se fait une transsudation du sérum sanguin de l'artère dans le sac endothélial, formant le liquide urinaire, le liquide céphalo-rachidien, et les liquides labyrinthiques ; le choix endothélial laisse ici passer les produits toxiques qu'il écarte là où ils entreraient en contact avec les centres nerveux. Retenant l'albumine dans le rein, ils la laissent pénétrer dans les liquides qui baignent les neuro-épithéliums. Cette transsudation, sans doute réglée par des réflexes que nous ignorons, permet aux centres endocrâniens d'échapper à la compression qu'exerceraient les artères terminales qui les pénètrent comme autant de coins, dans les moments de congestion céphalique, si

une partie du liquide ne transsudait dans les sacs endothéliaux pour rentrer ensuite dans la circulation générale quand la pression congestive diminue. Dans l'oreille
il est très vraisemblable que des réflexes analogues mettent le neuro-épithélium à l'abri d'une compression exagérée, et d'autre part la facilité de renouvellement du
liquide labyrinthique, comme celle du liquide céphalo-
rachidien, nous autorise à supposer une grande latitude
de transsudation séreuse.

Le sérum artériel est soumis dans les artères à une
pression supérieure à celle des liquides labyrinthiques,
puisque ceux-ci font équilibre à la pression atmosphérique. — On comprend que le passage du sérum de l'artère au sac endothélial soit plus facile que la résorption,
malgré le drainage lymphatique et veineux. Il faut donc
que l'appareil vaso-moteur des artères soit sous l'action
d'une régulation réflexe qui a ses origines sensorielles
dans ce que nous appelons les fonctions manoesthésiques de l'oreille.

Ces liquides, endolymphe et périlymphe, sont fluides
et limpides, incolores chez l'adulte, rosés chez le nouveau-né, et de réaction alcaline. Ils se troublent par
l'alcool et contiennent, outre l'eau, des carbonates de
chaux, de soude, de magnésie, du chlorure de sodium
et du phosphate d'ammoniaque. On y trouve de plus de
l'albumine et ce détail a son importance ; il nous montre
que le filtre endothélial laisse passer ce que retient le
filtre rénal, et nous aurons à faire jouer un certain rôle
à cette production de l'albumine dans l'étiologie du vertige.

Le plexus artériel sous-endothélial et les formations
glomérulaires qui terminent ces vaisseaux expliquent
assez le mode de production de ces liquides, la constance
de leur température et de leur tension en dehors de

toute déviation pathologique. L'entretien des liquides
de l'oreille interne dépend d'une part d'une certaine
régulation neuro-vasculaire sujette à s'altérer dans de
multiples conditions, et d'autre part de l'intégrité de
composition des endothéliums. Or l'oreille interne, si
sujette aux différentes formes de sclérose, subit sans
doute les mêmes vicissitudes que l'endothélium rénal ou
arachnoïdien, que le glomérule rénal ou le champ vasculaire de la pie-mère et nous pourrons par analogie soupçonner un grand nombre d'affections auriculaires non
décrites, reconnaissant les mêmes causes générales que
celles qui se traduisent, par exemple, par l'excès d'albumine dans l'urine ou l'apparition de produits toxiques à
la surface corticale des centres nerveux supérieurs, les
hydropisies, les suintements hémorragiques ou de véritables inondations apoplectiformes.

Le canal endolymphatique, issu du saccule et de l'utricule, et parcourant l'aqueduc du vestibule, se termine à
la face postérieure du rocher par une dilatation (sac
endolymphatique) dans laquelle débouchent de petits
canaux (Rudinger) qui mettent l'oreille endolymphatique
en communication avec les espaces lymphatiques de la
dure-mère et ceux des autres enveloppes. L'oreille membraneuse semble n'être qu'un diverticule de l'espace
péricérébral, tandis qu'en réalité elle est comparable aux
dilatations épendymaires que sont les ventricules cérébraux, formés comme elle d'une gouttière ectodermiqué,
refermée au-dessus d'un neuroderme.

La périlymphe de son côté, formée par une raréfac-
tion du tissu muqueux embryonnaire, communique avec
les méninges par l'aqueduc du vestibule et par celui
du limaçon, faisant une gaine lymphatique au contenu
de ces canaux. La dure-mère pénètre dans ces conduits.
Il y a encore de petits canaux accessoires (Siebenmann)

qui remplissent les mêmes fonctions de canaux périlymphatiques émissaires en même temps qu'ils apportent
les vaisseaux de la dure-mère au limaçon.

Ces conduits, ainsi peut-être que la gaine du nerf
labyrinthique, font communiquer le récipient périlymphatique avec les espaces sous-arachnoïdiens. En
résumé, l'oreille peut se comparer à un cerveau qu'une
hydropisie ventriculaire aurait transformé en une poche
à paroi mince, qui serait le récipient endolymphatique,
et isolé de sa paroi crânienne par une gaine liquide à
paroi endothéliale et par un périoste formant dure-mère.

L'oreille a donc la signification morphologique et
embryologique d'un petit crâne communiquant avec le
grand et contenant un petit ganglion cérébroïde dilaté
par l'expansion de sa cavité ventriculaire ; c'est-à-dire
que le mésoderme s'est comporté pour le ganglion de
la chaîne latérale devenu vésicule otocystique et
oreille labyrinthique comme il s'est comporté pour le
neuroderme médullaire devenant tube médullo-céré-
bral avec son épendyme et ses dilatations ventriculaires.

Que ce soit l'endothélium qui faiblisse, qu'il y ait
paralysie vasomotrice passagère ou durable, ou même
suintement du sérum artériel en trop grande abondance,
l'effet mécanique est le même, la pression endolabyrinthique participe incomplètement ou complètement à la
pression artérielle. S'il y a hémorragie, le labyrinthe
reçoit directement l'impulsion cardiaque ; le choc se traduit par une apoplexie dans le labyrinthe comme dans le
crâne ; mais sans aller jusque-là, la pression labyrinthique peut s'accroître et dépasser les limites de la compensation labyrinthique que nous avons étudiée plus
haut. Il y a alors oppression labyrinthique et bourdonnement. La compensation réflexe, au moyen de l'appareil frénateur de l'étrier, ou de la régulation vaso-

motrice, implique forcément des sensations internes, inconscientes tant qu'il n'y a pas rupture de compensation, et que nous ne saurions que supposer, sans les définir autrement, puisqu'elles sont inconscientes.

Nous croyons volontiers que pour ces fonctions manoesthésiques les rapports du labyrinthe avec le noyau du pneumogastrique déterminent des irradiations et des réflexes de la nature de ceux que nous avons examinés plus haut, et qu'en particulier les rapports indirects par l'intermédiaire du noyau interne avec le centre vaso-moteur ne sont pas sans jouer un rôle dans la vaso-motricité labyrinthique et peut-être endocrânienne.

Ces fonctions manoesthésiques nous renseignent, ou plutôt renseignent certains de nos centres bulbaires sur le degré de tension des liquides de l'oreille et, par communication, des liquides endocrâniens.

Ils déterminent tout d'abord la régulation réflexe de l'alimentation des sacs endothéliaux par la vaso-motricité des artères terminales et agissent peut-être aussi sur le noyau vaso-moteur général, sur les noyaux de la régulation cardiaque et pulmonaire.

Elles nous annoncent, par l'oppression labyrinthique et le bourdonnement, l'excès de tension artérielle dans l'encéphale et président sans doute à des réflexes plus généraux qui combattent le danger d'une compression.

***Fonctions seisesthésiques*** (1). — La faculté de perce-

---

1. Des deux mots *seisesthésie* et *sismesthésie* qui tous deux auraient également le sens de perception des ébranlements, des trépidations, nous avons dû laisser au second, à cause du mot *sismographie* déjà créé, le sens de perception des ébranlements solidiens communiqués par le squelette et qui s'effectue tactilement, et donner au premier l'acception de perception des ébranlements aériens ou liquidiens, qui jouent un rôle fondamental dans la physiologie auriculaire. Voy. la perception de l'ébranlement. *Rev. neurolog.*, mars 1904.

voir les ébranlements et les trépidations est générale et commune à toutes les formations auriculaires dans la série animale. Elle n'est qu'une appropriation remarquable des fonctions baresthésiques, car dans l'ébranlement l'oreille ne perçoit que la succession de condensations et de raréfactions du milieu en contact. La pression de ce milieu oscille en plus et en moins autour de la pression d'équilibre et il a suffi pour l'oreille qu'elle s'adaptât à la perception des variations rapides de pression ; c'est une simple spécialisation du tact.

De même qu'un bouchon, à la surface d'une eau parcourue par les ondulations concentriques qui s'éloignent de l'endroit où l'on a jeté une pierre, ne suit aucunement la propagation de l'ondulation, mais s'élève et s'abaisse, au passage des ondes condensantes et dilatantes, c'est-à-dire décèle les phases de l'ondulation, — de même l'oreille semble rester indifférente à la propagation de l'ébranlement, et son contenu labyrinthique réagit aux variations de pression dans l'atmosphère du conduit auriculaire.

La pression augmentant dans le conduit au moment du passage de l'onde condensante, l'équilibre entre la tension labyrinthique et celle du milieu extra-tympanique se trouve momentanément rompu et avant que la compensation se soit établie, les papilles nerveuses, adossées à une paroi solide, ont été légèrement comprimées par l'accroissement passager de la tension intra-labyrinthique. Puis arrive la partie négative de l'ondulation et l'inverse se produit.

Quand la pression de l'air du conduit refoule le tympan, celui-ci ne se laisse déprimer qu'autant que le permettent son élasticité d'abord, et le recul de toutes les parties mobiles qui lui font suite dans l'oreille moyenne et l'oreille interne jusqu'au tympan secondaire. La course de l'étrier dans la fenêtre ovale n'est, d'après Helmholtz, que d'un dixième de millimètre ; le recul de la membrane de la fenêtre ronde est moindre encore. Il s'ensuit que le chemin parcouru par les membranes diminuant avec la vitesse du refoulement, l'effet produit par la force de refoulement se précise et s'accentue davantage de dehors en dedans. L'étrier transmet à la surface du liquide labyrinthique tout l'effort du refoulement que subit la membrane tympanique, d'une surface bien supérieure ; la force de refoulement de l'étrier est donc relativement considérable. De plus l'enclume et le marteau forment un levier coudé dont la branche incudo-stapédienne est plus courte que le manche du marteau ; la force de refoulement de l'étrier s'en trouve encore accrue. L'oreille moyenne a donc pour effet de transformer la force d'expansion de l'air condensé dans le conduit en un refoulement d'une vitesse très inférieure à celle de la propagation de l'ébranlement, mais d'une puissance bien supérieure. C'est une machine qui fait gagner en force ce qu'elle fait perdre en vitesse et en amplitude.

Au moment où l'étrier pénètre à la surface du liquide labyrinthique, la pression s'installe immédiatement dans tout le labyrinthe et s'exerce normalement et également sur tous les points de sa paroi, diminuée dans sa totalité par le recul du liquide dans les parties dépressibles de cette même paroi (voyez Compensation).

Précisément à cause de ces facilités de compensation, et de l'élasticité même de certaines parties de la paroi labyrinthique, il semble que des variations assez rapides de pression cesseraient bientôt d'être perçues distinctement par la paroi neuro-épithéliale et qu'il s'établirait une sorte de régime permanent qui rendrait inappréciables les variations de pression au delà d'une certaine rapidité dans le rythme.

Plusieurs dispositions semblent corriger cet inconvénient dû à l'élasticité des membranes d'échappement, à
la plasticité et à la fluidité même du liquide labyrinthique.

C'est tout d'abord la présence des corpuscules otolithiques qui saupoudrent la paroi ciliée des terminaisons
nerveuses. Des petits corps inertes et solides ne peuvent
diviser leurs mouvements comme le liquide qui le tient
en suspension. Ils oscillent en totalité et martèlent la
paroi nerveuse avec une précision d'autant plus grande
que leur volume est plus réduit.

Si nous examinons maintenant la structure du saccule
nous comprenons immédiatement le rôle de la membrane
qui le forme, établissant une sorte de tympan convexe
au-dessus de la papille nerveuse. S'il n'existait pas pour
le liquide sacculaire une voie d'échappement par le canal
endolymphatique et le canal de réunion, au moment du
passage de l'onde condensante, la membrane inerte du
saccule ne jouerait aucun rôle et pourrait à l'égard de la
papille nerveuse ne pas exister. Mais comme elle se
trouve séparer le liquide périlymphatique comprimé le
premier, du liquide endolymphatique qui peut fuir en
partie dans le canal endolymphatique et la rampe moyenne
du limaçon, elle se laisse déprimer par la pression qui
s'exerce sur sa paroi convexe, comme elle s'exerce sur
toutes les autres parois rigides du récipient périlymphatique. Elle oscille donc sous le passage des ébranlements
successifs et sa forme convexe d'une part, et le mode
d'oscillation spécial à une membrane de cette disposition
d'autre part, font que le liquide placé entre elle et la paroi
nerveuse est animé d'une oscillation autrement précise,
puissante et courte que si cette membrane ne s'interpo-
sait pas entre elle et le piston stapédien.

La papille sacculaire saupoudrée de ses otolithes reçoit

donc l'effort de compression autrement que tout autre
point de la paroi rigide, et l'ébranlement y est, pour une
même phase, d'une sensibilité d'action plus grande et
d'une moindre amplitude.

Pour les variations lentes, ce dispositif présente sans
doute de grands avantages, mais infiniment plus encore
pour les variations rapides et faibles. Pour celles-là il
importe que l'amplitude d'oscillation soit réduite de façon
à permettre aux otolithes d'osciller en totalité en conti-
nuant à rythmer les phases d'oscillation avec précision,
de même il importe que la précision de martèlement des
otolithes soit rendue plus grande par l'espèce de concen-
tration qui résulte de la disposition convexe du tympan
sacculaire.

L'utricule jouit, mais à un degré beaucoup plus faible,
des mêmes propriétés que le saccule, mais la fonction
labyrinthique s'est dichotomisée de bonne heure, laissant
à l'utricule et à ses canaux les fonctions d'orientation
subjective, celles de perception baresthésique, manoesthésique et au saccule celles de perception séisesthé-
sique dont va dériver l'audition à mesure que le limaçon
sortira phylogénétiquement du saccule.

Ces perceptions de trépidation forment la fonction la
plus utile à tous les Invertébrés, en particulier aux Ar-
thropodes, qu'elle a fait gratuitement doter par bon
nombre d'observateurs de facultés musicales. Nous avons
examiné ce point de détail dans un article de la *Revue
scientifique* (1).

Chez l'homme elles sont déjà conscientes et le seraient
plus si la perception d'ébranlement sous forme d'audition ne les masquait pas. Néanmoins bon nombre de

---

(1) L'audition chez les invertébrés. *Rev. scientifique*, déc. 1890.

sourds, de surdité limacéenne, perçoivent encore les trépidations, et affirment entendre le diapason appliqué sur
le crâne ou l'apophyse mastoïde. C'est une perception
seisesthésique et non l'audition. Ils entendent, comme
les Invertébrés, par une forme de perception qu'il faut
distinguer de la paracousie, ou audition par contact.

Chacun sait combien peuvent devenir pénibles les trépidations solidiennes que l'on ressent en se tenant
debout, par exemple sur la plate-forme d'un omnibus, à
moins qu'on ne les amortisse en s'élevant sur la pointe
des pieds. Les trépidations aériennes d'une force trop
grande surprennent par leur rapidité l'exercice réflexe de
la compensation, mais nous sommes pourvus de certains
moyens de défense à cet égard. Quand le frénateur tympanique interne (m. de l'étrier) et le frénateur tympanique externe (m. du marteau) se contractent synergiquement, les deux osselets se fléchissent l'un vers l'autre
et l'appareil de transmission se trouve ainsi affaibli
dans l'exercice de l'oscillation. Il transmet avec moins
de force et l'oreille échappe aux commotions excessives.

Comment se produit ce réflexe ?

*Nerf de Wrisberg*. — Bien des obscurités règnent
encore sur les origines et les terminaisons du nerf de
Wrisberg. Sans rejeter les hypothèses qui le font sortir
du glossopharyngien et du facial sécrétoire pour former ensuite la corde du tympan, nous ne croyons pas
impossible que certaines de ses fibres aient le rôle suivant. Erlitzky a montré que le nerf de Wrisberg avait
pour origine des îlots cellulaires semés dans le tronc de
la branche vestibulaire du nerf labyrinthique, et même
dans le noyau antérieur. Or on ne suit ce nerf que jusqu'au ganglion géniculé du facial. Si l'on observe que
le petit pétreux superficiel d'une part, qui va fournir au
ganglion otique la racine motrice qui se prolongera jus-

qu'au muscle du marteau, et le nerf du muscle de l'étrier, d'autre part, ne sortent du facial qu'en aval du point où s'y est jeté le nerf de Wrisberg, on sera porté à supposer que les frénateurs tympaniques ont, grâce à ce nerf, une innervation réflexe toute spéciale dont la voie centripète serait dans le tronc du nerf vestibulaire.

Ces réflexes de frénation tympanique destinés à mettre le labyrinthe à l'abri des compressions trop brusques peuvent être indépendants du réflexe tubo-tympanique et par conséquent peuvent avoir une innervation différente et un arc réflexe plus court.

Selon notre hypothèse, les deux muscles frénateurs tympaniques seraient innervés d'une part par le nerf de Wrisberg avec la racine vestibulaire pour voie centripète, et d'autre part par le facial et le trijumeau (racine motrice) avec le glossopharyngien comme voie sensitive, ou mieux avec le nerf sacculaire.

Nous verrons plus loin combien le vertige apparaît fréquemment dans les compressions brusques du labyrinthe quand ce réflexe de frénation des osselets est insuffisant, ou se laisse surprendre.

**Audition.** — Ce n'est que chez les vertébrés inférieurs qu'apparaît dans les parois du saccule une formation spéciale qui peu à peu deviendra le limaçon tel qu'il existe chez l'homme, et avec cette formation apparaît également une fonction dérivée des fonctions seisesthésiques et qui finira par devenir l'audition telle que nous la possédons. L'audition est la propriété qu'ont les parties de l'oreille les plus récemment formées, de nous traduire les ébranlements sous forme de sensations continues, unies et planes, que nous distinguons entre elles non plus par la rapidité du rythme vibratoire, comme peut le faire le saccule, mais par une qualité spéciale qu'on nomme l'acuité tonale.

La physiologie du limaçon serait d'une exposition trop étendue pour que nous l'entreprenions ici. L'audition est d'ailleurs de toutes les fonctions auriculaires celle qui engendre le moins le vertige.

Je renvoie pour l'exposé du mécanisme de l'audition à mes ouvrages antérieurs, L'Oreille, vol. II et III, et L'Audition (Doin, 1901).

*Orientation auriculaire objective.* — C'est dans l'oreille que la fonction de localisation peut le plus facilement s'étudier, car elle y est complètement isolée de l'audition proprement dite. Le limaçon entend, mais ne localise pas ; il ne donne aucune perception d'espace. Nous allons, sans grand détail, établir succinctement la façon dont un ébranlement, quelle que soit sa forme, est analysé par l'oreille interne, dans son orientation, c'est-à-dire comment est appréciée son incidence, abstraction faite de son rythme et de son intensité.

Un ébranlement parcourt l'air et vient à intéresser la petite masse gazeuze immobilisée par les replis du pavillon et la conque, et la mise en mouvement de cette masse aérienne se communique au contenu aérien du conduit, jusqu'au tympan. Celui-ci ne se déplace qu'autant que le permettent les osselets suspendus dans l'oreille moyenne, le mouvement des liquides et des tympans membraneux de l'oreille interne, et enfin l'élasticité de la membrane de la fenêtre ronde. L'inertie de ces différents appareils solides et liquides suspendus entre les deux membranes flexibles est peu à peu sollicitée par la répétition des ébranlements, et la mise en branle de tous ces appareils inertes a pour résultat de diminuer, de dehors en dedans, la vitesse et l'amplitude de l'oscillation, en augmentant dans le même sens sa force. C'est ainsi qu'un ébranlement sonore, d'une énorme vitesse de propagation et d'une énergie presque nulle, parvient, grâce à l'inertie des appareils suspendus qu'il sollicite sur son parcours, et la périodicité même de ses sollicitations, à produire au niveau des papilles neuro-épithéliales des oscillations dont la vitesse est extrêmement réduite, tandis que leur puissance est accrue en proportion inverse.

L'oscillation de tous les milieux gazeux, solides et liquides de l'oreille est donc solidaire, bien que variant dans sa vitesse et dans sa force selon le point que l'on observe.

Sans entrer dans trop de détails, disons simplement que l'inertie de ces milieux oscillants est gênée de diverses façons par leurs connexions anatomiques, et que le mouvement que chaque partie exécute en oscillant est très différent du mouvement initial et extérieur. Néanmoins on conçoit que dans une oreille donnée, les gênes apportées de différentes façons à l'inertie des divers segments de l'appareil de transmission sont également constantes, et que les différences dans l'oscillation des milieux seront déterminées par les variations d'incidence de l'ébranlement à l'orifice extérieur, l'intensité et le rythme mis à part.

Selon l'incidence au méat, le tympan, toutes réflexions faites dans le conduit, sera plus ou moins obliquement sollicité suivant l'un de ses rayons, et le mouvement de dehors en dedans se compliquera d'une oscillation latérale dont le sens sera déterminé par l'incidence extérieure. Le marteau, l'enclume s'associent à l'oscillation latérale, et la platine de l'étrier, outre son mouvement de piston à la fenêtre ovale, offrira des présentations dont le sens variera selon l'incidence de l'ébranlement.

La surface du liquide périlymphatique à la fenêtre

ovale, et la convexité de l'utricule et du saccule rece-
vront donc l'impulsion de la platine stapédienne,
selon des directions qui varieront toujours avec l'incidence de l'ébranlement et seront déterminées par
elle, sans pour cela coïncider dans leur direction avec
la sienne.

Dans le saccule, l'ébranlement, traversant le tympan
sphérique que lui offre la paroi membraneuse, se concentre et tombe diamétralement sur le point de la macule
opposé au pôle intéressé. Il se fait là une orientation
analogue à celle des appareils otocystiques et des rétines oculaires. C'est sans doute la véritable orientation
objective.

Or, la qualité, l'aspect sonore de l'ébranlement est
fourni par le limaçon, qui n'oriente pas, et l'orientation
de l'ébranlement est fournie par le saccule, qui n'entend
pas tonalement. Il faut donc que les deux perceptions,
qui coïncident dans le temps, se superposent ou coïncident ainsi quelque part dans l'espace, c'est-à-dire que
les deux opérations, l'audition d'une part et l'orientation
seisesthésique d'autre part, s'associent dans les centres,
puisque nous orientons auditivement. Où se fait cette
jonction ? Est-ce dans la protubérance, ou simplement plus
haut, à quelque relais, ou plus haut encore dans l'écorce,
il semble difficile de le dire actuellement.

L'orientation auditive, que nous voyons si nettement
isolée de l'audition proprement dite, a été différemment
expliquée par les auteurs. Certains ont considéré le pavillon comme conducteur, condensateur et réflecteur du
son. En réalité, aucune partie de l'oreille ne conduit plus
mal le son que le pavillon ; quant à la condensation, elle
existe non dans le pavillon, mais dans la masse d'air qu'il
immobilise au-devant du méat et dont l'inertie est gênée
par les surfaces concaves du pavillon et de la conque, de

façon à faire converger plus ou moins tous ces ébranlements vers ce méat.

Il est un excellent réflecteur du son, et la condensation et la réflexion se confondent ici. Son rôle principal
est d'étendre au delà du méat la colonne d'air de l'oreille
externe et de la prolonger en quelque sorte au sein des
ébranlements de l'air extérieur, auxquels elle participe
facilement.

L'audition étant naturellement meilleure dans le prolongement extérieur de l'axe contourné du conduit auriculaire, l'orientation se fait d'une façon assez grossière
par la recherche du maximum d'audition, et c'est ici que
l'orientation subjective de l'oreille interne, d'une part,
et le sens des attitudes, d'autre part, qui connaissent les
déplacements de la tête sur le cou, nous permettent
d'orienter objectivement la source sonore vers le lieu de
la meilleure audition. Cette orientation a son analogue
dans les mouvements angulaires du globe de l'œil cherchant à faire tomber le point visé dans le prolongement
de l'axe optique.

Mais, de même qu'en fixant un point de l'espace et en
immobilisant, par conséquent, le globe oculaire, nous
orientons néanmoins par rapport au centre de l'image
tous les autres points du champ visuel, de même nous
orientons dans le champ auditif sans déplacer la tête sur
le cou, et nous obtenons une image auditive dont tous
les points sont localisés. C'est bien là l'orientation purement sensorielle, dans laquelle le sens des attitudes et
l'orientation subjective n'interviennent en quelque sorte
qu'à l'état statique. Dans ce cas, l'orientation se fait
selon le mécanisme que nous avons développé plus
haut.

Les auteurs, en effet, confondent sous le nom d'orientation auditive l'orientation du champ auditif lui-même,

c'est-à-dire la recherche du maximum de perception, la visée auriculaire, et d'autre part, l'orientation à l'intérieur du champ auditif, c'est-à-dire la définition de l'image sonore. Quand nous écoutons, nous cherchons à orienter le champ auditif de telle façon que la partie de l'image sonore que nous voulons percevoir mieux se trouve dans l'axe du méat ; c'est donc l'orientation sensorielle proprement dite qui guide la recherche ; de même que pour l'œil nous déplaçons le globe oculaire de façon qu'un point intéressant, apparu dans une partie nette du champ visuel, vienne à en occuper le centre. L'orientation auditive formée par le mécanisme que nous avons décrit, guide les mouvements cervicaux qui permettent l'accommodation à l'audition la plus favorable.

L'orientation visuelle se fait mieux par le contrôle des deux yeux ; l'orientation auditive gagne sans doute aussi à la contribution des deux oreilles. Seulement, tandis que les deux champs visuels se superposent, grâce à la distribution faciale des yeux qui permet la vision stéréoscopique, les deux champs auditifs sont diamétralement opposés, tout en se superposant en partie. Néanmoins, on conçoit que la comparaison entre les deux perceptions auriculaires facilite, par une grossière orientation, l'accommodation cervicale. Beaucoup de personnes ne peuvent plus orienter autrement.

Gellé a fait à ce sujet une expérience qui est loin d'avoir, à notre avis, la signification que lui ont donnée la plupart des physiologistes. Dédoublons-la tout d'abord pour mieux l'interpréter.

Si nous plaçons dans le conduit auriculaire l'extrémité d'un tube de caoutchouc, et sur ce tube un diapason vibrant, quelle que soit la position du tube, l'oreille reçoit toujours l'ébranlement selon l'axe de l'embout engagé dans le conduit. Si ce sujet a fermé les yeux dès le début, l'oreille localise invariablement l'origine du son sur le prolongement de l'axe du méat. L'orientation auditive est trompée par cette captation de l'ébranlement de l'air du tube, comme l'orientation visuelle serait illusionnée par la rotation d'un prisme ou d'un miroir qui lui montreraient toujours au même point un objet qu'ils suivraient dans tous ses déplacements. Le sujet ne peut soupçonner l'origine variable des vibrations qui lui sont toutes amenées, en dernier lieu, suivant l'axe du conduit. Il localise nettement et toujours dans le prolongement de cet axe.

S'il ouvre les yeux et voit le diapason devant lui, par exemple, il sacrifie immédiatement l'orientation auditive à l'orientation visuelle, qu'il reconnaît comme infiniment plus sûre, et cesse de s'en rapporter à l'oreille ; et fermant de nouveau les yeux, il s'obstine à préférer le souvenir de la vision au jugement direct de son ouïe.

Cette expérience est des plus faciles à répéter et nous montre qu'en supprimant les conditions organiques de l'orientation auditive, celle-ci ne se fait plus, ce qui ne saurait beaucoup nous surprendre, et que, forcé de s'en rapporter à un contrôle fait une fois pour toutes, le sujet s'en tient à ce contrôle, ses perceptions auriculaires ne variant pas. Voyons maintenant l'expérience de Gellé.

Gellé met chaque bout du tube dans un méat et relie ainsi une oreille à l'autre par une même colonne d'air. En plaçant le diapason au milieu, chaque méat reçoit, selon son axe, un seul et même son, qui est localisé par chaque oreille dans le prolongement même de son axe. L'illusion est ici assez semblable à celle que produit l'expérience dite d'Aristote, dans laquelle on sent deux boules en en faisant rouler une seule entre deux doigts croisés.

Le sujet entend deux sons identiques, d'origine diamétralement opposée. On peut faire passer le tube der-

rière la tête, au-dessus, le tordre, etc., les conditions
de l'orientation auditive restant les mêmes pour chaque
oreille, le sujet continue à localiser les deux sons dans le
prolongement de ses axes auriculaires. L'illusion que
nous avons vue d'abord se produire pour une oreille, se
produit pour les deux oreilles avec, en plus, l'illusion
diplacousique.

Si le sujet ouvre les yeux et voit par exemple le diapason unique devant lui, il cesse de s'en rapporter à ce
qu'il entend et apportera indéfiniment la même rectification à une illusion qui ne varie pas. Il affirmera n'entendre qu'un son, placé là où il l'aura vu. Néanmoins
l'expérience ne convaincra pas tout d'abord un sujet
dont l'une des oreilles entendra le son plus grave qu'il
n'est ; la diplacousie s'opposera alors nettement à la réfutation visuelle.

Nous voyons donc que l'expérience de Gellé ne prouve
aucunement le rôle de l'audition binauriculaire dans
l'orientation, puisqu'elle peut s'effectuer sur une seule
oreille ou sur un sujet qui est sourd d'un côté. Elle a
l'inconvénient de supprimer les conditions de l'orientation dans chacune des deux oreilles séparément, par l'introduction de l'embout, et ne peut, par conséquent, prou-
ver qu'il faut les deux oreilles pour orienter. Il est naturel
qu'en supprimant l'orientation dans chaque oreille, on la
supprime dans l'audition binauriculaire, et que d'une
double illusion résulte une illusion complète. L'expérimentateur supprime la base même de l'expérimentation.

L'orientation auditive est faussée par le fait même que
tous les sons étaient dérivés selon l'axe du méat, au
moyen de l'embout introduit dans l'oreille. Le fait que
nous ne pouvons plus écrire quand nous avons les deux
mains liées prouve-t-il que nous aurions besoin de deux
mains pour écrire ?

L'orientation objective directe opérée exclusivement par l'appareil auriculaire, ou indirecte, c'est-à-dire avec le concours de l'orientation subjective que nous avons étudiée, et du sens des attitudes dans l'appareil cervical, nous renseigne sur les mouvements de la tête sur le cou ; cette orientation objective est fort limitée. En effet, chaque champ auriculaire est assez restreint par lui-même, et les mouvements de la tête chez l'homme, malgré leur grande variété, ne donnent que peu de renseignements à la fois. Néanmoins, grâce à l'orientation auriculaire directe, grâce à l'audition et à l'orientation binauriculaire, grâce à la mobilité si facile de la tête, qui fait varier incessamment les champs auditifs, nous localisons très suffisamment les ébranlements qui nous parviennent et nous nous orientons dans le monde sonore comme nous l'orientons par rapport à nous.

Cette fonction de localisation et d'extériorisation nous permet de distinguer les accords, formés par des sons harmoniques d'origine distincte dans l'espace, des timbres formés des mêmes sons harmoniques auxquels l'oreille reconnaît une parfaite unité d'origine dans l'espace. De même les complexes sonores formés de sons non harmoniques, ayant différentes origines, donnent la sensation atonale de cacophonie, tandis que l'identité de localisation en fait des bruits.

Dans un milieu bruyant, le trouble vertigineux apparaît autant et plus par la multiplicité des origines objectives de la sensation que par l'intensité même du bruit.

*Orientation subjective indirecte.* — Nous n'insisterons pas sur cette fonction que l'oreille partage avec tous les autres appareils sensoriels. Tout organe qui nous permet de définir objectivement l'espace par rapport à nous, nous révèle par cela même notre propre position par rapport aux objets de notre entourage. Nous nous étayons, comme on l'a dit, sur nos perceptions objectives, et de l'orientation objective naît par renversement une orientation subjective que nous appelons indirecte pour la distinguer de celle que fournissent l'utricule et les canaux en dehors de toute perception objective.

Les troubles subjectifs liés à cette désorientation, sans être aussi immédiats et accentués que ceux que produit la désorientation directe, apparaissent néanmoins dans certains cas définis, tels que le passage d'un train en sens inverse de celui où nous nous trouvons, surtout quand ce train siffle.

*Centres du nerf labyrinthique, et leurs fonctions.* — Nous retrouvons dans la physiologie de l'appareil périphérique du nerf labyrinthique et dans les attributions de chacune des deux branches, la cochléaire et la vestibulaire qui le forment, de quoi les distinguer assez nettement. Néanmoins, nous voyons que le nerf cochléaire n'est qu'un dérivé du nerf sacculaire, comme le limaçon est lui-même issu du saccule, comme l'audition est enfin une différenciation dernière des fonctions seisesthésiques du saccule. — En résumé, même dans l'orientation subjective directe, le labyrinthe n'est qu'une adaptation de la tactilité ectodermique à la perception de la pression sous ses différentes formes.

Pouvons-nous maintenant, au moyen des conducteurs nerveux qui véhiculent vers les centres bulbaires, cérébelleux et cérébraux, les irritations spécialisées que nous avons énumérées, définir les fonctions de ces centres et comprendre la nature des correspondances qu'ils établissent entre les mille voies nerveuses de la substance blanche ?

Nous avons dû, à chaque noyau primaire ou secondaire du nerf labyrinthique, supposer qu'il mettait en rapport l'appareil périphérique avec tous les autres noyaux avec lesquels il était anatomiquement en correspondance ; il est évident que toutes les correspondances ainsi supposées ne constituent pas des voies centripètes des racines de la huitième paire. Nous nous contenterons des rapports les plus vraisemblables.

Les rapports du vestibule avec le cervelet nous expliquent pourquoi Stefani et Weiss ont vu les cellules de Purkinje des trois circonvolutions postérieures du cervelet et le tractus labyrinthique qui en part dégénérer après la destruction des canaux semi-circulaires. Si nous comparons le faisceau cérébelleux direct du vestibule à celui des cordons latéraux de la moelle (f. de Flechsig), nous voyons que 1° l'un et l'autre sont formés de grosses fibres tôt engainées de myéline ; 2° tous deux ne subissent qu'une interception ganglionnaire entre la périphérie et le cervelet ; c'est, d'une part, le ganglion de Scarpa pour le nerf vestibulaire et d'autre part la colonne vésiculeuse de Clarke à laquelle aboutissent les grosses fibres internes des racines postérieures (Bechterew) ; 3° tous deux ne s'entre-croisent ni dans la moelle, ni dans le bulbe, mais en arrivant près du vermis supérieur.

Si notre assimilation de ces deux systèmes de conducteurs centripètes vers le cervelet est légitime, elle nous permet de les associer dans une fonction identique, celle de fournir au cervelet les notions d'orientation, d'attitude et de mouvements du segment encéphalique d'une part (vestibule, orientation subjective directe) et des autres segments du corps (faisceau de Flechsig). Ils appartiennent ainsi au sens dit à tort musculaire et véhiculeraient vers le cervelet les images d'attitudes indispensables à la coordination réflexe inconsciente. L'équilibration réflexe est donc édifiée sur ces renseignements directs de la périphérie, et nous nous expliquons ainsi la logique réelle des mouvements en apparence incohérents et désordonnés par lesquels les animaux réagissent à des images faussées de leur propre attitude et aussi les variations subites de la dépense réflexe d'excitation motrice et les troubles de la tonicité musculaire générale.

Les faisceaux croisés cérébelleux, entre-croisés dans la bulbe, peuvent, ainsi que les faisceaux directs, provoquer par leur lésion la déséquilibration. Ils ne donnent pas plus qu'eux directement la sensation vertigineuse avec ses réflexes, parce qu'ils. vont avec ou sans interception bulbaire, jusqu'aux régions cérébelleuses.

Ils ne semblent d'ailleurs convenir à aucune des autres fonctions attribuées par nous au labyrinthe, et appartiennent aux sources centripètes de l'équilibration réflexe.

Les voies cérébelleuses ne fournissent que des perceptions destinées à la motricité, et si le cerveau en tire des perceptions conscientes, ce ne peut être que très indirectement par les pédoncules supérieurs du cervelet.

Leur lésion doit provoquer les phénomènes de titubation, de manège, d'impulsions observées dans les troubles périphériques des canaux semi-circulaires.

Le faisceau le plus important du nerf vestibulaire va directement au noyau de Deiters.

En dehors des fibres qu'il émet et qu'il reçoit, ce noyau présente par son siège même d'importants rapports avec les centres gris voisins.

Tout d'abord, avec les noyaux de la sixième paire du même côté et de la troisième paire du côté opposé, qui nous expliquent les nombreux troubles de l'appareil oculomoteur associés au vertige, et sur lesquels je reviendrai plus loin.

Il forme en quelque sorte le prolongement du noyau glossopharyngien, ce qui nous explique les *irradiations réciproques des sensations vertigineuse et nauséeuse,* quand elles présentent une certaine intensité. Cette contiguïté nous permet de supposer que la fonction tubo-tympanique de régulation de la tension labyrinthique au moyen du réflexe de la déglutition a des voies centrifuges directes.

Le noyau vestibulaire et le noyau interne sont en rapport également avec le noyau du pneumogastrique situé plus bas que celui du glossopharyngien. Nous pouvons encore ici exploiter les données anatomiques et supposer que les perceptions *baresthésiques* commandent certains réflexes de *régulation pulmonaire*. Dans la cloche à plongeur, le rythme respiratoire se ralentit. Il s'accélère quand la pression devient inférieure à la normale (mal des montagnes, etc.). Nous savons d'ailleurs que chez les poissons, c'est la vessie natatoire dont le jeu varie avec la pression perçue par le labyrinthe.

De même les perceptions manoesthésiques règlent le rythme cardiaque qui diminue quand la pression labyrinthique augmente et s'accélère quand elle diminue.

Il est d'observation clinique que l'aura bulbaire, fréquente dans certaines formes de maladies de Bright, par exemple, est constituée par de l'oppression, des palpitations avec congestion céphalique, pulsations des temporales, éblouissements, obnubilation de la vue, céphalée, bourdonnement d'oreilles, nausées, vertige, etc., et qu'inversement le vertige s'irradie dans le bulbe et éveille successivement tous ces troubles que connaissent bien les malades.

Nous verrons que le vertige stomacal, intestinal,

laryngé, celui qui accompagne la colique néphrétique ou hépatique, avec nausées et vomissements, angoisse épigastrique ; celui qui suit ou précède l'angine de poitrine, les toux pénibles, etc., est un vertige irradié du noyau pneumogastrique au noyau interne, le noyau du trouble vertigineux.

Par les noyaux du pneumogastrique et peut-être par celui du spinal, le noyau interne serait réuni au noyau respiratoire de Mislawsky, lequel s'unit par le faisceau respiratoire de Bell aux noyaux des nerfs respiratoires et, en première ligne, à ceux du phrénique, ce qui nous expliquerait certaines irradiations des troubles vertigineux vers l'incohérence du rythme respiratoire pouvant simuler l'asthme. On sait que l'homme pris de vertige retient momentanément sa respiration, comme par une inhalation involontaire, qui ne cesse complètement qu'après l'accès, au moment où commencent les sueurs profuses.

De ce même noyau de Deiters partent des fibres à direction cérébelleuse vers les noyaux du toit du même côté et du côté opposé. Ces importants centres cérébelleux entrent eux-mêmes en rapport avec le vermis supérieur dont nous avons déjà décrit les fréquentes connexions avec les noyaux du nerf de la huitième paire et les fibres cérébelleuses de la moelle. Il est difficile de définir la nature des élaborations sensorielles dont ils sont le siège et leurs fonctions spéciales par rapport à l'écorce du vermis. Ce sont vraisemblablement les différents modes d'exploitation des notions d'espace nécessaire à la coordination des mouvements réflexes.

De ces noyaux cérébelleux des fibres remontent vers le *noyau rouge* de Stilling, qui est en rapport avec les régions psychomotrices pariétales. De même que la coordination des mouvements appropriés (cervelet) n'est pas possible sans appréciation d'espace, de même la volition de ces mouvements ne peut se réaliser sans représentation d'espace (cerveau). Il était indispensable que les nerfs de l'espace, ceux de l'oreille comme ceux des autres appareils sensoriels, fussent en rapport avec les zones psychomotrices. Des expériences de Bechterew montrent que ces zones pariétales sont en relation avec les fonctions d'équilibre, et celles de Nothnagel, que leur lésion s'accompagne de troubles dans la sensibilité cutanée et musculaire.

Vouloir exécuter un mouvement ne se peut qu'à la condition de se représenter la position initiale, la position terminale et les positions intermédiaires dans l'espace, du membre qui l'exécutera. La volonté d'un acte musculaire ne peut se définir que par une image d'espace et de localisation indépendamment des notions de force et de vitesse, celle-ci combinant les notions d'espace et de temps. Le cerveau de Bertillon nous montre le développement de la pariétale ascendante coïncidant, concurremment avec celui de la temporale, avec le surtravail de l'oreille du côté opposé. Nous y verrions volontiers un centre sensorio-moteur formant des images motrices avec des images d'espace, c'est-à-dire y faisant intervenir l'élément force.

Un dernier centre bulbaire du nerf de la huitième paire est l'olive supérieure.

Elle met en rapport les noyaux antérieurs (audition), le noyau interne du même côté (pression, orientation, localisation, équilibre), le cervelet (coordination motrice), les zones cérébrales auditives, le noyau de l'oculomoteur externe par le faisceau longitudinal postérieur, les autres noyaux oculomoteurs, et le facial.

Les opérations cérébelleuses provoquées par perceptions vestibulaires sont révélées au cerveau par le pédoncule antérieur et exécutées par les faisceaux spinaux du pédoncule moyen, qui communiquent, par le noyau réticulé, les impulsions centrifuges au faisceau fondamental des cordons antéro-latéraux.

Ajoutons enfin que la région du vermis abonde en fibres commissurales qui relient, avec celles de la protubérance annulaire, les uns aux autres les noyaux gris et les lobes du cervelet, fibres sans lesquelles on ne peut s'expliquer les procédés cérébelleux de coordination.

En résumé, l'écorce cérébrale présente des centres pour les perceptions auditives, mémoire, esthétique, langage, musique, et indépendantes des notions d'objectivité, d'espace, de direction des sons (lobes temporaux), des perceptions d'espace sonore, qui définissent les diverses apparences stéréacousiques du monde des sons, timbres ou accords, bruits ou cacophonies (lobes temporaux recevant des synthèses opérées par les noyaux bulbaires ou association des perceptions des lobes temporaux et pariétaux) ; des perceptions d'espace indépendantes de l'audition, définissant l'orientation subjective et objective par localisation des ébranlements extérieurs, par connaissance de la position de la tête, fournissant à la psychomotricité le point de départ des volitions de mouvements, qui seraient impossibles sans notion d'espace (lobes pariétaux ou zones d'appropriation motrice).

Le cervelet, par ses noyaux et son vermis supérieur, reçoit de la branche vestibulaire et du noyau interne les perceptions d'espaces, d'équilibre, d'orientation objective et subjective indispensables à la coordination des mouvements tant réflexes que voulus (zones de coordination motrice).

Le bulbe a des centres pour les divers réflexes d'accommodation, de défense, d'orientation de l'appareil

auriculaire, des centres pour la régulation de la tension
des liquides labyrinthiques par voie vaso-motrice, par
réflexes tubo-tympaniques, des centres pour les mouvements des globes oculaires sous la dépendance des perceptions labyrinthiques; des centres pour le rythme cardiaque et respiratoire actionnés par les perceptions
vestibulaires, des centres pour la nausée, le vomissement et autres troubles viscéraux associés aux fonctions
du sens de l'espace, des centres pour différentes sécré-
tions, enfin des autres centres convulsifs, etc.

**Clinique**. — Nous ne nous occuperons dans ce chapitre
que du vertige ayant son origine directe dans le labyrinthe
et dans les nerfs qui en sortent, nous réservant d'examiner le rôle des racines centrales et des noyaux du nerf
labyrinthique dans les chapitres du vertige bulbaire, cérébelleux ou cérébral.

Les causes directes et indirectes du vertige dans le
labyrinthe et ses conducteurs nerveux sont extrêmement
variées et nombreuses : elles échappent à toute classifica-
tion un peu étroite et précise par cette raison qu'une
même cause produit ici de multiples effets et qu'un
même effet relève de plusieurs causes, ce qu'expliquent
la complexité physiologique et les attributions variées de
ce délicat organe.

Nous chercherons l'origine du vertige :

1° *Dans les lésions directes de l'appareil de perception :
neuro-épithéliums auriculaires,*

2° *Et nerf labyrinthique ;*

puis dans les troubles de l'appareil de transmission ; et
comme tous ces troubles ne produisent guère le vertige
que par des variations exagérées de la tension du liquide
qui baigne les neuro-épithéliums, nous aurons à examiner :

3º *Les obstacles à la compensation labyrinthique,*
4º *Les causes d'abaissement exagéré,* et
5º *Les causes d'élévation exagérée de la tension de ce liquide.*

Nous éviterons ainsi des redites trop fréquentes, et notre symptomatologie sera plus physiologique qu'anatomique, ce qui convient d'ailleurs à l'étude d'un trouble purement fonctionnel, comme le vertige.

**Symptômes labyrinthiques.** — Le vertige labyrinthique se caractérisant avant tout par sa coïncidence avec d'autres troubles fonctionnels relevant de cet organe, nous devons rechercher la façon dont réagissent les parties sensorielles de l'organe auriculaire, et nous attribuerons

Au *limaçon* :

1º Les troubles auditifs, tels que, *bourdonnements, sifflements, bruits de vapeur, de jet d'eau, bruissements, sons musicaux, hyperacousie, dysacousie, paracousie, diplacousie, surdité* partielle ou totale, *ouïe douloureuse, réactions hallucinatoires* ou *épileptiformes, hystériformes,* etc. Une de nos brightiques nous disait qu'elle ne pouvait entendre un bruit un peu violent, un coup de fouet dans la rue, sans que son bras gauche (côté de l'oreille atteinte) fût subitement comme engourdi et anesthésié dans toute la région de l'épaule et du cubital. Nous pûmes à volonté réaliser cette singulière réaction par des douches d'air administrées selon le procédé de Grüber. Cette sensation et cette anesthésie précédaient régulièrement ses accès de vertige avec latéropulsion gauche.

2º Les réactions telles que la *peur des sons trop intenses,* ou encore la *peur du silence,* observée plusieurs fois chez certains brightiques à tendance encéphalopathique.

3° Les *hallucinations auditives,* quand les centres corticaux sont particulièrement susceptibles de ce mode de
réaction ; elles sont signalées par Bürckner (1879), Régis,
Ball (1882), Furstner, Mabille (1883), Boucheron, Cozzo-
lino, Lannois (1887), Ballet, Eichbaum, Gruber (1888),
Gellé, etc. Elles peuvent être unilatérales.

4° Les *obsessions,* comme celle que rapporte Bieliakow
d'un jeune homme qui souffrit plusieurs nuits d'insomnie sans pouvoir se défaire d'un air du *Devin de village* ;
et un singulier phénomène de *répétition* centrale dans
lequel il semble au malade, en entendant une phrase,
que l'impression auditive actuelle retrouve et réveille
dans sa mémoire l'impression d'une phrase toute semblable avec intonation identique, qu'il aurait entendue
autrefois et qu'il reconnaissait. Ce phénomène a été
signalé pour la vue, pour la mémoire des faits.

5° La *réaction vertigineuse* associée à certaines perceptions sonores, réaction observée par divers auteurs pour
certains morceaux de musique joués sur le piano (Gellé),
pour certains sons brefs et intenses comme le claquement
du fouet *(id.),* pour certaines formules mélodiques ou
harmoniques, pour certaines répétitions monotones de
sons, de bruits. Nous avons nous-même éprouvé cette
sensation de vertige, avec des constrictions épigastrique
et labyrinthique, oppression, palpitation, frisson et
suspension de perceptions tactiles, au cours de la représentation de la *Gœtterdæmmerung,* chaque fois qu'apparaissait à l'orchestre le troublant motif du Tarnhelm.
Dans ce cas, l'impression ressentie concorde nettement
avec la signification dramatique du motif et l'horrible
trouble de la situation scénique. La musique dramatique
de Wagner abonde du reste en effets physiologiques
de cet ordre pour qui écoute et regarde *exactement,*
et quand l'attention esthétique et psychique est fixée

par la puissante manifestation sensorielle de l'œuvre
d'art.

Au *saccule* :

6° Les perceptions *sèisesthésiques*, avec sensation de battement artériel, la sensibilité exagérée aux chocs, aux
trépidations, que nous avons souvent notées.

7° La *désorientation objective*, illusions sur l'origine des
sons et des ébranlements, sur l'objectivité ou la subjectivité des phénomènes auriculaires : source féconde d'hallucinations auditives, puisqu'elles permettent au malade
d'extérioriser des bruits intra-auriculaires et empêchent
l'oreille de contrôler nettement les opérations des autres
sens.

A *l'utricule* :

8° Les perceptions *manoesthésiques,* avec sensation de
compression, d'oppression labyrinthique, de plénitude ou
de vide, de lourdeur ou de légèreté extrême de la tête
et de l'être entier, de lucidité et de vivacité réveillées par
réaction dans les opérations cérébrales.

9° Les perceptions *baresthésiques* avec susceptibilité
aux variations atmosphériques, avec réactions bulbaires
dans le domaine du rythme cardiaque et pulmonaire,
oppressions, palpitations, angoisse épigastrique, troubles
digestifs, nausées, bâillements, mal des montagnes, etc.

A *l'utricule et aux canaux semi-circulaires* :

10° Les troubles de l'orientation subjective directe, le
*vertige* sous les quatre formes que nous avons décrites
plus haut, avec les irradiations les plus variées.

Nous y ajouterons quelques remarques.

11° Le symptôme *agoraphobie* est, à notre avis, fréquemment associé au vertige labyrinthique au moins dans ses formes simples. Les malades débutent par la peur des espaces dépourvus d'appuis, et peu à peu la peur des espaces en général l'emporte et subsiste même quand le sujet ne peut craindre une chute. Un agoraphobe brightique, que nous avons guéri de son vertige et de son agoraphobie par le lait, a reparcouru en sens inverse toutes les étapes par lesquelles le vertige simple du début l'avait amené à une agoraphobie telle qu'il ne pouvait plus traverser les rues sans tenir devant lui un journal qu'il feignait de lire et sous lequel il voyait sa route. La vue pouvait à peine le soustraire à la réaction agoraphobique et ne parvenait plus à en neutraliser les effets.

Des *peurs* et des *angoisses* que ne peuvent définir les malades les rendent incapables de supporter même l'idée d'un espace évoqué à leur esprit ; ils se refusent à toute tentative de traitement « par la peur même de se retrouver comme auparavant dans les rues, isolés et découverts ». Ils en arrivent à avoir peur de guérir de leur agoraphobie, par agoraphobie même. La malade brightique dont nous avons observé l'hallucination purement vestibulaire était prise de peur et de vertige quand on ouvrait une fenêtre de la chambre où elle se trouvait, eût-elle le dos tourné à la fenêtre, avertie suffisamment par la modification sonore des bruits de la rue.

12° Les *illusions de mouvements passifs* sont fréquentes. Certains malades disent qu'il leur semble qu'on a pris leur tête dans un linge et qu'on fait tourner ce linge comme pour le tordre. Certains autres affectent des attitudes vicieuses du cou, observées d'ailleurs chez des animaux opérés, ou des oscillations rythmées de la tête (Singer, *Prager, med. Woch.* 1890). Gellé.

Mais, il est un symptôme que l'on attribue presque uniquement au tabes, et qui est fréquent chez les vertigineux labyrinthiques, c'est le *signe de Romberg*. Dans la grande majorité des cas, il n'y a aucune différence entre le signe de Romberg des labyrinthiques simples et celui que l'on observe chez le labyrinthique tabétique. J'en ai ailleurs (1) étudié les formes. Tant qu'il n'y a pas tabes dorsal, c'est-à-dire avant l'ataxie proprement dite, le labyrinthique et le tabétique perdent leur équilibre de la même façon, et le signe de Romberg est identique chez eux ; quand l'ataxie apparaît, la recherche de l'équilibre la rend manifeste. Mais c'est la perte de l'équilibre, et non sa recherche, qui constitue le signe de Romberg. Il est évident qu'un hémiplégique, qu'un boiteux ou un tabétique, trahiront leur insuffisance par la façon dont chacun cherche à rétablir la correction de son attitude, mais le signe de Romberg, c'est-à-dire l'oscillation avec ou sans chute, appartient à l'insuffisance et surtout à l'irritation labyrinthique.

Quatre cas pourront se présenter :

Le sujet n'éprouve aucune oscillation et n'a pas à rectifier l'attitude. C'est-à-dire que ses images d'attitudes (sens ampullaire et sens segmentaire) sont si nettes qu'il approprie exactement, correctement et constamment, sa motricité au maintien de l'attitude d'équilibre. Il n'a pas le signe de Romberg.

Il oscille plus ou moins, mais parvient à corriger ses écarts d'attitude et garde l'équilibre. Les images ampullaires sont vagues et la notion de l'attitude verticale n'est pas suffisamment définie ; aussi, l'appropriation motrice correspondant à cette attitude est elle-même

---

(1) Bonnier. Le signe de Romberg. *Soc. de Biologie*, 2 novembre 1895.

flottante et hésite entre certaines limites. Le sujet oscille, et oscille *activement,* réalisant volontairement un équilibre dont l'image varie sans cesse. Quand ses oscillations deviennent incompatibles avec l'équilibre réel, elles s'imposent à la vigilance ampullaire, et le sujet qui ne savait pas vouloir correctement l'équilibre absolu, sait néanmoins corriger les écarts grossiers. C'est le signe de Romberg compensé. On le rencontre presque constamment dans les cas d'insuffisance labyrinthique ou d'irritation labyrinthique légère et double. La correction du sens des attitudes segmentaires détermine les efforts compensateurs des muscles tibio-tarsiens. Cette correction manque chez les tabétiques ordinaires. Cette forme de signe de Romberg est de règle dans beaucoup d'affections de l'appareil labyrinthique périphérique ou central ; James et Aloys Kreidl l'ont signalée comme très fréquente chez les sourds-muets. Je l'ai souvent isolée chez les tabétiques supérieurs.

Quand l'irritation labyrinthique est considérable (inflammations, intoxications ébrieuses, excès de tension des liquides, etc.), le sujet est en proie à des illusions du sens ampullaire qui lui font dépasser la mesure des oscillations compatibles avec l'équilibre, et c'est maintenant la base de sustentation qui doit courir après le centre de gravité. Les remarquables appropriations d'attitudes de l'ivrogne, qui obéit aux sollicitations de son labyrinthe affolé, ont un tel caractère de rectitude qu'elles nous apparaissent comme réellement impulsives: elles sont, au point de vue locomoteur, absolument correctes, mais suggérées par des images d'attitudes fantaisistes et le sujet poursuit un fantôme d'équilibre qui se dérobe et varie sans cesse, suscité par le désarroi labyrinthique. Il n'est relativement corrigé que par la vue. Tel est le signe de Romberg de l'irritation labyrin-

thique, et nous pouvons affirmer qu'il est de règle de
l'observer, quand on songe à le chercher, dans un très
grand nombre d'affections auriculaires moyennes ou
internes, et dans beaucoup d'affections générales aiguës
ou chroniques chez des individus porteurs d'appareils
ampullaires ou de centres labyrinthiques particulièrement
susceptibles ; il est alors intermittent ou paroxystique
comme le vertige lui-même.

Il va sans dire que c'est la perte de l'équilibre qui
est ampullaire, et que les ataxiques, les boiteux, les hémi-
plégiques auront chacun leur façon particulière de
rechercher l'équilibre perdu ; il faut donc distinguer
dans le signe de Romberg l'insuffisance ou l'irritation
ampullaire, qui fait perdre l'équilibre et commande
l'oscillation, et l'insuffisance du sens des attitudes segmentaires qui compromet l'appropriation et la coordination de l'effort musculaire destiné à ramener le centre
de gravité et la base de sustentation sur la même verticale.

Le tabétique présente le signe de Romberg en qualité
de sujet dont l'appareil ampullaire périphérique ou central, parfois les deux, se trouve lésé. Il ne diffère aucunement en ce point de tous les labyrinthiques. Ce qui
le distingue, c'est l'incoordination motrice qui apparaît
quand il doit avoir recours au sens des attitudes pédieuses
qui lui manque. Nous n'avons jamais trouvé le signe de
Romberg chez un ataxique sans qu'il nous ait été possible d'incriminer un trouble labyrinthique. Il sera particulier dans la recherche active de l'équilibre, et non dans
sa perte.

Quand il y a abolition simultanée du sens ampullaire et du sens des attitudes segmentaires, le sujet
tombe sans le sentir.

En résumé, dans le signe de Romberg, nous pensons

que la perte de l'équilibre est toujours due aux lésions
de l'appareil ampullaire, ou de ses noyaux et conducteurs ; car ce signe apparaît presque constamment dans
les cas d'insuffisance ou d'irritation labyrinthique, si fréquents d'ailleurs chez les tabétiques.

Il en est de même de *l'incertitude de la marche dans
l'obscurité*. Quand la vue, qui fixe notre orientation subjective par les variations de la distribution perspective
des choses de notre milieu, nous fait défaut, c'est surtout par le labyrinthe que nous nous orientons, et par le
sens des attitudes. Or il suffit d'un trouble labyrinthique
pour nous troubler dans notre orientation, sans tabes,
et toute l'économie de nos mouvements de progression,
la sécurité et la certitude de notre marche, s'en ressentent. Ce signe, comme le signe de Romberg, se trouve
fréquemment et passagèrement au cours d'affections
labyrinthiques troublant l'appareil ampullaire.

13° *Réactions épileptiformes.* — Mac Bridge et James,
cités par A. Robin, admettent que toute cause augmentant la pression labyrinthique serait capable de produire
aussi bien le vertige que des attaques épileptiques,
accompagnées d'ailleurs toujours d'une aura qu'ils
appellent auditive, mais que nous préférerons nommer
labyrinthique. Ils ont rapporté un cas où un malade, à
la suite d'une otite moyenne, présentait des alternatives
de grand mal, de petit mal et de vertige proprement dit.
Ces auteurs ont pu, par une violente rotation, déterminer chez le lapin et surtout le cobaye, de véritables crises
d'épilepsie qu'ils attribuent à une excitation des canaux
semi-circulaires. Schwartze et Kappe (*Arch. fur. Ohr.*
1878) ont observé l'épilepsie réflexe dans un cas de carie
du rocher et dans une otorrhée double après scarlatine.
Hamilton, cité par Biéliakow (*Rev. de psychiâtrie et de
neuropathologie clinique et légale* de Merjeewski, 1891),

l'a observée dans une otorrhée double ; Boucheron dans un cas de catarrhe tubaire, Pius avec un polype du conduit, Heydenreich pour une graine de tournesol introduite dans le conduit, Ormerod (Brain 1883), Jackson (*Arch. fur. O.* Bd. V), Herzog, pour un bouchon de cérumen, etc.

Cette épilepsie réflexe est-elle vraiment réflexe, c'est-à-dire suit-elle une voie nerveuse centrale, est-elle bien de l'épilepsie vraie provoquée par une cause périphérique, ou une réaction épileptiforme appartenant en propre à l'appareil auriculaire ? Dans tous ces cas, les phénomènes épileptiformes ont cessé quand la compression labyrinthique a disparu. Nous savons d'ailleurs que les voies réflexes ne manquent pas du vestibule aux centres moteurs corticaux, et nous devons en outre supposer qu'aux associations fonctionnelles correspondent des associations vaso-motrices dont l'anatomie ne nous est pas connue et qui, sans nul doute, jouent quelque rôle dans les réactions épileptiformes. Peut-être dans certains de ces cas y a-t-il simplement irradiation bulbaire du noyau vestibulaire jusqu'aux noyaux convulsifs de Nothnagel.

Ajoutons, pour être complet, que les réactions épileptiformes sont également associées à des perceptions auditives. On connaît l'observation de Steinbrugge (*Zeitsch. f. O.* XIX) d'un malade ayant des accès d'épilepsie pour des sons musicaux, les bruits ne produisant rien de semblable ; le cas de Merjeewski (*Soc. de psychiâtrie russe,* 1884) cité par Béliakow, avec accès d'épilepsie par des sons musicaux, contraction de la gorge, pâleur, convulsions et aura vertigineuse quand le sujet entendait une mélodie nouvelle ; enfin l'observation d'Erlitzky, également citée par Béliakow, que certains chiens ont des accès d'épilepsie pour des sons musicaux à l'exclusion des autres.

14° On trouvera également des *réactions hystériformes,* surtout des anesthésies partielles comme celle que nous avons citée plus haut; enfin des troubles visuels directs, des associations centrales d'audition colorée, des déterminations psychiques de tout ordre, des altérations de la personnalité psychique et morale, de l'astasie abasie à type exclusivement labyrinthique, et même des hémianesthésies sensitivo-sensorielles dues au traumatisme bulbaire qui a atteint les centres labyrinthiques.

J'ajouterai enfin, pour m'efforcer d'être complet, les variations dans l'excitabilité réflexe de la moelle au cours d'affections labyrinthiques, et particulièrement les variations du *réflexe rotulien*, l'*inégalité* patellaire apparaissant et disparaissant avec l'affection auriculaire (1), ce qui s'accorde avec la théorie d'Ewald et avec les expériences de A. Thomas, et les variations dans l'excitabilité au vertige voltaïque. Ritter, en 1803, puis Erb, Hitzig, Brunner, Michalski, Spamer, Ewald, Stamoff et Babinsky, ont étudié ce vertige ; mais il faut reconnaître que la réaction auriculaire est souvent due à une action complexe sur tout le labyrinthe, et difficile à interpréter physiologiquement, et nous devons donc réserver l'interprétation de ces épreuves au point de vue diagnostic.

15° Il est un appareil qui ne peut se passer des images d'attitudes et de mouvements céphaliques : c'est l'appareil de la vision (2). Cyon avait créé pour les mouvements des globes associés aux mouvements de la tête le nom de mouvements compensateurs, mais sa théorie inad-

---

(1) Bonnier. Variations du réflexe patellaire au cours de certaines affections labyrinthiques. *Soc. de Biologie,* 1er février 1896.

(2) Les pages qui suivent ont paru dans la *Nouvelle iconographie de la Salpêtrière,* dans une étude sur le Tabes labyrinthique.

missible du sens de l'espace compromet l'interprétation
qu'il donne de ce mécanisme d'association. Breuer a
mieux compris le rôle de l'oculomotricité à l'occasion
des mouvements passifs des globes pendant les déplacements de la tête. Ils sont inertes et mobiles au moins
dans une certaine mesure dans les cavités orbitaires et
doivent naturellement apporter quelque indocilité à
suivre les mouvements de la tête. Si, quand la tête tourne
d'un certain angle, l'œil ne suit pas exactement la variation d'attitude, ou si même il met du retard à la suivre,
la notion de la variation d'attitude fournie par le labyrinthe et celle fournie par la vue ne concordent plus, et
il faut que l'oculomotricité répare cette cause d'erreur.
Cette erreur d'appréciation, ou plutôt ce trouble résultant des deux procédés d'orientation révélant la variation
d'attitude, disparaît dès que l'œil est, par l'oculomotricité, immobilisé dans l'orbite et que par conséquent la
vue indique un écart d'attitude absolument superposable à celui que révèle le labyrinthe. Il faut distinguer
l'indocilité que met le globe à se conformer immédiatement au déplacement de la tête, de la paresse qu'il
apporte à détacher le regard de la direction qu'il avait
avant le déplacement de la tête. Ce dernier fait a quelque chose de volontaire ; il s'agit d'un mouvement approprié appartenant à l'acte volontaire du regard, et l'action
de l'oculomotricité n'a ici rien de réflexe ni de compen-
sateur. Quand le mouvement de la tête ne permet plus
à l'œil de fixer le même point, l'œil s'en détache et fixe
un autre point ; c'est ce qui produit le nystagmus de
rotation, ou le nystagmus de translation, celui qu'ont en
chemin de fer les personnes qui veulent fixer des objets
que le déplacement du train force à abandonner aussitôt.

Ce n'est pas du nystagmus à vrai dire, c'est un regard

rapidement déplacé ; c'est le report continuel du regard
vers d'autres points ; le vrai nystagmus est spasmodique
et celui dont nous nous occupons en ce moment se produit également les paupières fermées. Chez certains
sujets, le globe de l'œil met un grand retard à suivre le
mouvement de la tête, et il revient en position normale
par une véritable secousse ; si le mouvement continue,
l'œil fait ainsi une série de sauts dans le sens de la rotation ; au moment du saut, il n'y a pas de vision nette, tandis que, pendant le retard du globe à se déplacer, l'œil
semble reculer par rapport au mouvement de la tête, et
se déplacer en sens inverse. Les objets que perçoit la
rétine sont donc animés du mouvement rotatoire inverse
de celui de l'œil et par conséquent de même sens que le
déplacement de la tête. Si notre milieu paraît tourner
avec nous, nous pensons tourner nous-même moins que
nous ne tournons en réalité, et c'est cette erreur qu'une
oculomotricité très sensible à l'action de la vigilance
ampullaire doit combattre aussitôt qu'elle tend à se produire. Cette question a été également discutée par
Delage, qui remarque qu'au moment de l'arrêt du mouvement de rotation de la tête, il se produit un nystagmus dans le sens de la rotation, et par conséquent
l'espace semble tourner en sens inverse de cette rotation, et se déplacer par conséquent encore dans le même
sens, après que nous nous sommes arrêtés. Il fait de ce
phénomène l'explication du vertige visuel de Purkinje.
Il se passe quelque chose d'analogue dans le mouvement
de translation. En chemin de fer, si nous sommes placés face à la machine, « allant en avant », le paysage
court naturellement en sens inverse ; si nous entrons
dans un tunnel, à la faible lueur de la lampe, il nous
semble que la partie opposée du compartiment vient à
nous et que nous nous mettons à marcher en sens

inverse ; l'illusion disparaît en sortant du tunnel. Il n'y
a pas cependant ici de nystagmus, et cependant l'illusion
visuelle est nette. Il y a ici plus qu'une illusion due à
un trouble moteur de l'œil, et j'y vois une véritable hallucination d'une grande simplicité. Avant d'entrer dans
le tunnel, la fuite en arrière du paysage nous confirmait
dans la sensation de la projection du train dans le sens
direct ; cette fuite en arrière disparaissant subitement par
l'entrée dans le tunnel, l'image de la projection en avant
s'efface rapidement et la *sensation* produite par cette
image antérieure se transforme en la sensation inverse,
laquelle éveille l'hallucination sensorielle. Il y a peut-
être un mécanisme du même genre dans la vision de la
couleur complémentaire de la couleur que nous cessons
subitement de voir.

Ce que Delage prend pour un renversement subit du
nystagmus n'est, à mon avis, autre chose que l'oscillation
du globe, qui se continue dans le même sens que la rotation de la tête, après l'arrêt brusque de celle-ci. Certains
tabétiques ont ainsi des globes oculaires qui oscillent
dans l'orbite et dépassent à chaque rotation de la tête
la position normale. Les yeux sont indociles à suivre la
rotation, puis, quand celle-ci s'arrête, ils sont encore
indociles à l'action de cet arrêt. Il y a un ralentissement
dans l'intervention oculomotrice de fixation parce qu'il
y a retard dans les opérations labyrinthiques. De même
ce que Delage appelle le *nystagmus inverse* n'est autre
chose que l'indocilité que met le globe à suivre le mouvement de l'orbite.

Mais ces phénomènes doivent s'étudier en dehors de
l'action du regard, c'est-à-dire les paupières abaissées,
en appuyant les doigts sur la cornée dont on perçoit les
mouvements ; ou bien en faisant ouvrir les yeux du malade aussitôt le mouvement de la tête exécuté et en

notant la position immédiate des yeux, avant que le regard les ait de nouveau fixés et orientés. On constate alors que ce nystagmus de rotation n'est pas sensible chez le sujet sain et qu'il appartient donc surtout à la recherche du regard ; tandis que chez le labyrinthique il apparaît au contraire assez nettement quand les yeux sont fermés, ainsi que les oscillations exagérées du globe. Le tabétique présente ce retard du globe à suivre le mouvement et l'arrêt de l'orbite ; quand le labyrinthe est lésé dans ses centres, les mouvements dits, je ne sais pourquoi, compensateurs, disparaissent quand la lésion labyrinthique centrale est définitive et bilatérale, car l'œil n'a plus à se reprendre pour suivre ce mouvement qu'il ne connaît plus.

Le noyau oculomoteur le plus directement en rapport avec l'appareil labyrinthique est celui de la *sixième paire*. La paralysie de ce noyau et la *diplopie* qui en résulte, ne sont pas bien rares dans les affections labyrinthiques. Je rappellerai les observations de Keller, de Bœrne Bettmán, de Styx, d'Urbantschitsch. J'ai publié (1), pour ma part, celle d'un malade qui vint me consulter à l'hôpital Cochin pour un vertige violent, qui datait d'une opération subie trois mois auparavant. La cicatrice qu'il portait derrière l'oreille indiquait l'opération de Stacke.

On sait que cette opération consiste à rogner la partie antéro-supérieure de l'apophyse mastoïde, pour pénétrer, par la partie supérieure du conduit, dans la caisse et l'antre mastoïdien. Il me semble vraisemblable que le labyrinthe fut lésé dans l'opération, car, dès le réveil, le malade, qui n'avait qu'une otorrhée, accusa un vertige

---

(1) Rapports entre l'appareil ampullaire de l'oreille interne et les centres oculumoteurs. *Soc. de Biologie*, 11 mai 1895 et *Revue neurologique*, déc. 1895.

violent, des bourdonnements intenses, et une surdité totate de ce côté, le côté gauche. Quelques jours après il commença à voir double. Quand je le vis (trois mois après), je cherchai le signe de Romberg ; le malade tombait invariablement à gauche, c'est-à-dire du côté lésé, ce qui est de règle dans le vertige auriculaire périphérique. L'œil gauche était en adduction forcée et la diplopie très accusée. J'indiquai un traitement plus médical de son otorrhée et adressai le malade à M. Brissaud, qui voulut bien le garder en observation dans son service, où sa vue fut examinée également par M. Péchin. En moins d'un mois, l'otorrhée, le bourdonnement et le strabisme disparurent. Le vertige et le signe de Romberg persistèrent plus longtemps.

La paralysie de l'oculomoteur externe, paralysie passagère, comme la paralysie réflexe, d'origine purement labyrinthique, se retrouve dans le tabes, favorisée dans sa fréquence sans doute par l'irritabilité nucléaire. Je ne rappellerai que l'observation de M. Dieulafoy, au sujet d'un tabétique syphilitique, qui présentait, en même temps qu'une surdité notable à gauche, une paralysie de l'oculomoteur externe du même côté (1).

Il peut se produire dans ces paralysies, du tremblement paralytique qui provoquera de la diplopie, de la triplopie monoculaires, par suite des mouvements du globe et des déplacements de l'image, déplacements qui peuvent permettre l'impression simultanée en plusieurs points de la rétine.

Un autre phénomène assez fréquent dans les affections labyrinthiques, celui-là même qui produit l'illusion

---

(1) *Gaz. hebdom.*, 21 août 1877, et *Thèse* de GIRAUDEAU, Accidents vertig. et apoplectif. dans les maladies de la moelle épinière, 1882, p. 45.

visuelle qui a donné son nom au vertige, le *nystagmus*, se rencontre encore dans le tabes, bien que rarement.

J'ai eu souvent l'occasion de provoquer le vertige labyrinthique, et dans tous les cas où le sujet voyait les objets tourner, je constatai un nystagmus passager plus ou moins prononcé ; et presque constamment les choses se passent ainsi. Le nystagmus est un mouvement spasmodique non pas de deux muscles antagonistes alternativement contractés, mais d'un seul muscle, généralement l'abducteur du côté de l'oreille sollicitée. La crispation, le spasme de l'abducteur est immédiat, brusque, et jette l'œil de côté sans laisser à la rétine le temps de fixer les objets. Puis, ce spasme cessant, le globe est ramené en position moyenne et même au delà, si l'abducteur est relâché, par l'adducteur, et ce mouvement de retour beaucoup plus lent, montre au sujet la série des objets que rencontre successivement l'axe visuel.

Comme ce mouvement de retour n'est pas plus conscient ni volontaire que le premier, le malade a forcément l'impression que ce sont les objets qui se déplacent dans son champ visuel supposé fixe, et non que celui-ci se déplace dans l'espace visible.

Supposons que nous irritions l'oreille chez certain vertigineux labyrinthique gauche, le spasme de l'abducteur gauche et de l'adducteur droit associés jette les globes oculaires.vers la gauche, avec une telle brusquerie que le malade ne voit rien. Puis l'abducteur droit et l'adducteur gauche ramènent à leur tour les globes vers la droite, mais plus lentement, et cette fois le malade voit les objets tourner en sens inverse du déplacement oculaire, c'est-à-dire sur la gauche, vers l'oreille sollicitée.

En d'autres termes, les objets se déplacent dans le sens de la déviation spasmodique, mais pendant l'intervalle même des spasmes ; et comme ceux-ci sont extrêmement courts et rapides, l'illusion semble continue.

Toujours mes expérimentations ont concordé sur ce point et il m'est habituel de présumer le siège de l'affection auriculaire vertigineuse en l'attribuant au côté vers lequel le malade voit les objets tourner. Ajoutons que quand le malade se sent lui-même tomber, il tombe également de ce côté, contrairement à ce que l'on pourrait supposer d'abord et que ces deux signes, sans être infaillibles, ont une grande valeur clinique d'usage.

Ce nystagmus peut devancer et même remplacer le vertige, et c'est sans doute ce qui a poussé Mendel à donner aux troubles oculaires une telle importance dans sa théorie du vertige.

Le nystagmus vertical, beaucoup plus rare, s'expliquerait par le jeu réflexe d'autres muscles. J'en ai observé deux cas, dont un d'origine nettement labyrinthique.

Le nystagmus expérimental dû aux interventions sur le labyrinthe est connu depuis les recherches de Flourens, Brown-Sequard, Cyon, Baginsky, Lucæ, Högyes, Sewall. Je l'ai, comme ce dernier, mis en évidence chez les Poissons.

Schwabach provoquait le nystagmus en comprimant chez un de ses malades la région mastoïdienne tuméfiée ; Pflüger le vit pendant l'ablation d'un polype de la caisse ; Deleau, Kipp, au cours d'otites moyennes purulentes ; Burckner, Moos, Jansen, Michaël Cohn, Gellé, Verdos, et plus récemment encore Urbantschitsch ont publié des cas analogues. Celui-ci l'a également observé à l'occasion de l'audition de certains sons ; Laurens en a réuni quelques observations. Le nystagmus peut apparaître quand on fait un effort d'attention auditive (cas de Burckner) ou dans certaines attitudes. Juliusberger signale le cas du malade tabétique qui provoquait en lui l'audition d'une

certaine mélodie en tournant les yeux à droite. Il semblerait que le nystagmus permanent d'origine labyrinthique
est assez rare. Il en est une forme extrêmement fréquente
sur laquelle j'attirerai l'attention.

Soignant il y a quatre ans un jeune homme atteint d'une
otorrhée rebelle et ancienne, je remarquai à plusieurs
reprises un *strabisme* léger qui exagérait la *divergence* de
l'œil correspondant au côté de l'oreille atteint. Je savais
le père atteint d'un tabes à marche très lente, qui avait
débuté autrefois par du vertige, de la diplopie et un
certain degré d'incertitude de la marche dans l'obscurité.
Ces phénomènes existaient chez le fils et je voulus
aussitôt me rendre un compte exact de l'état fonctionnel
de son oculomotricité réflexe.

Quand les paupières sont fermées, ou dans l'obscurité,
les repères objectifs de la distribution perspective des
objets nous font défaut et notre orientation subjective ne
dépend plus, à part le secours du toucher, que du sens
des attitudes et par-dessus tout des opérations du sens
ampullaire. Si celui-ci est lésé le malade présente l'une
des formes du signe de Romberg, de l'incertitude dans
la marche comme dans la station, mais souvent aussi
une véritable incohérence de l'exercice de l'oculomotricité réflexe.

Mon malade eut à peine fermé les paupières, très
clignotantes d'ailleurs, que je pus percevoir, par la saillie
de la cornée, et en y appuyant légèrement le doigt, un
*nystagmus* très actif, *avec spasme abducteur du côté de
l'oreille atteinte.* Ce nystagmus cessait avec l'ouverture
des paupières. Le diagnostic s'imposait, à mon avis, d'un
tabes débutant, comme il semble logique, par la plus
grosse des racines postérieures, c'est-à-dire par l'appareil
labyrinthique.

J'ai depuis méthodiquement et fréquemment dépisté

ce nystagmus précoce, dissimulé derrière les paupières et qu'il faut y chercher, et dans un très grand nombre de cas d'insuffisance et surtout d'irritation labyrinthique, je l'ai rencontré ; parfois, il était remplacé par des *mouvements* absolument *incohérents* des globes. A défaut de nystagmus, on trouve quelquefois chez les tabétiques des *oscillations exagérées des globes oculaires* par défaut de fixation oculomotrice, à l'occasion des mouvements de la tête. Ce trouble est fréquent chez les labyrinthiques. Je l'ai trouvé° très nettement chez un jeune homme, aujourd'hui paralytique général. J'ai encore rencontré dans ces cas de la *déviation conjuguée* du côté de l'oreille atteinte ; un phénomène plus fréquent est le *strabisme convergent* avec *diplopie* au moment où le malade rouvre les paupières : ce strabisme, que je n'ai pas encore rencontré divergent, — il en existe un cas d'Urbantschitsch — est généralement limité au côté de l'affection auriculaire. Urbantschitsch le vit augmenter subitement par l'extraction du polype de la caisse et persister après la guérison de l'otorrhée. Il est tout différent de l'attitude vague que prennent spontanément les yeux quand la vue se trouve privée, par l'occlusion des paupières, d'un exercice objectif.

J'ai signalé des cas de diplopie et de triplopie monoculaire, dues au tremblement paralytique du globe, par suite de paralysie d'un des droits.

Deux fois, j'ai pu constater encore qu'après une longue occlusion des paupières, quand le malade rouvrait les yeux, la pupille du côté de la lésion auriculaire mettait *du retard à se contracter* et à *accommoder* comme l'autre.

On peut encore trouver le *myosis* bilatéral ou unilatéral ; et l'*inégalité pupillaire,* d'origine labyrinthique. Je n'ai jamais rencontré le signe d'Argyl-Robertson unilatéral, dans une affection labyrinthique pure. J'ai publié un cas de *mydriase* observée chez une surveillante de l'hôpital Necker. Enfin Gellé a observé un cas d'exophtalmie double après l'ablation de polypes de la caisse.

Tous les malades de cette catégorie avaient soit de l'insuffisance, soit surtout de l'irritation ampullaire, que j'avais constatée par l'examen forcément indirect du fond de l'oreille et par d'autres épreuves sur lesquelles il serait oiseux d'insister maintenant.

Si l'on songe que, les paupières étant closes et les attitudes du globe n'étant plus commandées par la nécessité de la vision active ni par les repères de la perspective objective, les globes oculaires devraient tout naturellement revenir à l'état de repos, il semble évident que les mouvements et les attitudes absurdes des globes ne peuvent dans ces cas être attribués qu'à l'irritation nucléaire de l'appareil ampullaire qui après l'appareil visuel lui-même, reste seul chargé de la coordination et de l'appropriation oculomotrices.

Ces troubles oculomoteurs réflexes, apparaissant quand l'oculomotricité cesse d'être directement réglée par la vue elle-même, me semblent donc symptomatiques d'une affection de l'appareil ampullaire périphérique ou central.

Si nous revenons à l'accès vertigineux lui-même, nous trouverons que beaucoup de ses caractères sont associés à des troubles oculomoteurs réflexes. L'irritation d'origine labyrinthique périphérique ou nucléaire peut dépasser l'abducens et aller fondre sur d'autres noyaux plus haut placés, enjambant certains d'entre eux, provoquant des troubles de l'accommodation avec illusion de distance rapprochant ou éloignant les objets, les effaçant ou donnant l'illusion d'un grossissement énorme de tout le champ visuel, qu'on s'explique mal.

L'obnubilation visuelle qui accompagne l'irritation ampullaire, et qui peut être le seul symptôme vertigi-

neux, sera due soit à un trouble de l'accommodation et
résultera de l'irritation des noyaux les plus élevés de la
chaîne des oculomoteurs, soit à la contraction momentanée de plusieurs muscles droits, produisant la rétraction du globe et la compression rétinienne. C'est encore
un phénomène banal. Laurens a publié un cas d'asthénopie oculaire évoluant avec une otite moyenne.

Le cas d'enjambement internucléaire le plus curieux
que j'aie signalé est celui d'un malade, que m'adressa
mon ami Charrier, affecté d'une surdité passagère due à
un bouchon cérumineux de l'oreille droite. Le sujet étant
assez susceptible et le bouchon profondément serti dans
la paroi étranglée du conduit, je recommandai, en atten-
dant une seconde tentative, des injections délayantes.
Dès la première, qui poussa le bouchon contre le tympan,
le malade sans avoir éprouvé ni vertige, ni sensation de
constriction labyrinthique, mais seulement une surdité
et un bourdonnement plus marqués, s'aperçut que sa
vue s'était troublée et reconnut bientôt que tandis que
son œil gauche restait myope comme auparavant, il ne
lisait plus de l'œil droit qu'à une distance assez grande.

L'accommodation à la distance était paralysée de ce
côté. Cet état dura plusieurs heures, et s'atténua peu à
peu. Le lendemain, une seconde injection eut des effets
identiques, et le même phénomène pénible se reproduisit
à plusieurs reprises. Tout disparut, surdité, bourdonnement et presbyopie unilatérale, avec le cérumen.

Nous voyons donc une irritation labyrinthique, sans
symptômes du côté des noyaux ampullaires eux-mêmes,
sans trouble de la sixième paire, ni de la quatrième,
enjamber, dans son irradiation, la série des noyaux de
la troisième paire et épuiser tout son effort sur le plus
élevé de ces noyaux, celui de l'accommodation à la
distance, et le paralyser. Ce phénomène est resté unila-

téral et s'est répété plusieurs fois dans des conditions identiques. Aujourd'hui, quatre ans après, ce malade est un tabétique confirmé.

Holt a signalé un cas de paralysie de l'accommodation coïncidant avec une otite moyenne et une paralysie faciale, toutes deux et peut-être toutes trois *a frigore*. Ce cas n'est pas démonstratif.

M. Brissaud voulut bien m'adresser, il y a plusieurs années, une malade atteinte de vertige labyrinthique consécutif à une otite grippale, et qui présentait, pendant ses accès, non seulement de la diplopie passagère, mais un *nystagmus vertical* qui lui faisait voir les objets s'élevant sans cesse au-dessus d'elle. Sa première attaque de vertige, remontant à trois mois et au début de son otite, s'était compliquée d'emblée non seulement de cette diplopie et de cette illusion nystagmique, mais de *ptosis*. Je ne pus assister à une crise et constater son strabisme, mais comme l'oreille gauche était atteinte, que la malade tombait de ce côté, il me semble légitime de l'attribuer à une irritation paralysante de l'abducteur de ce côté, indépendamment du nystagmus vertical, spasme des élévateurs. Buzard, Ziem rapportent des cas de *blépharo-spasme* d'origine auriculaire.

Autres cas. — M. Sauvineau a présenté dans le service de M. Dieulafoy, à l'hôpital Necker, une malade sur laquelle on constatait, outre un ptosis du côté droit, une paralysie des mouvements de l'adducteur du même côté pour les mouvements conjugués de droite à gauche, l'adducteur restant actif dans les mouvements de convergence. C'est-à-dire que l'adducteur droit fonctionnait normalement quand il était en quelque sorte attelé avec l'adducteur gauche, mais qu'il se refusait à fonctionner avec l'abducteur gauche et que l'œil droit restait immobile tandis que l'œil gauche se portait en dehors. « De plus, remarque M. Sauvineau, le droit externe gauche présentait un état spasmodique nettement caractérisé. » Chez cette malade, syphilitique, M. Sauvineau a supposé qu'une petite lésion, artérite ou gomme, avait pu toucher à la fois et le noyau du releveur palpébral droit (ptosis) et le rameau anastomotique décrit par Duval et Laborde entre l'adducteur droit et l'abducteur gauche (paralysie du premier et spasme du second).

A quel point du filet anastomotique était la lésion ; était-ce en haut vers la troisième paire ou en bas vers la sixième ? La maladie avait débuté par un violent accès de *vertige* qui s'était précédemment esquissé plusieurs fois et c'est immédiatement après que le ptosis et la diplopie était apparus.

Il est difficile d'admettre une lésion artérielle intéressant à la fois le noyau palpébral, le filet anastomotique de l'adducteur à l'abducteur opposé et les noyaux ampullaires sans toucher aux noyaux des muscles obliques, des droits supérieur et inférieur. De même pour une gomme. Je ne connais, pour expliquer ces capricieuses associations, que l'enjambement internucléaire des irradiations réflexes dont nous avons vu un exemple remarquable plus haut.

Je pense que, dans le cas présenté par M. Sauvineau, il s'agissait du vertige labyrinthique nucléaire, bulbaire, comme il s'en voit assez fréquemment dans la syphilis des centres, et irradiant des noyaux du nerf ampullaire vers l'abducteur du même côté, l'irritant sans le paralyser, et vers l'adducteur opposé qu'elle paralyse ainsi que l'élévateur palpébral voisin. Pourquoi ces muscles-là et pas les autres ? Nous le saurons quand à côté de l'anatomie normale théorique, celle qui explique les troubles constants et définis, nous pourrons systématiser et classer les anatomies individuelles que la clinique

nous force· à tout instant de considérer comme très
variées.

J'ajouterai que j'ai fait observer que dans certains cas
de paralysie faciale, surtout quand la lésion intéressait
la caisse ou ses parois, le *signe de Charles Bell* prenait
une forme *spasmodique,* le redressement du globe vers
la paupière incapable de s'abaisser avait les caractères
du mouvement de ressort que l'on devait attribuer à
l'irritation labyrinthique, et à son action sur la vivacité
avec laquelle le noyau protubérantiel redressait le
globe oculaire dès que la volonté de fermer la paupière
suspendait momentanément la tenue du regard volontaire.

Nous voyons en résumé que les troubles ampullaires
peuvent emprunter leur symptomatologie à· toute espèce
de troubles oculomoteurs, et qu'en présence de ces derniers, il faut bien se rappeler qu'après la rétine elle-
même, c'est le labyrinthe et particulièrement l'appareil
·ampullaire qui commande aux appropriations oculomotrices, comme aux fonctions d'équilibration.

Les troubles oculomoteurs sont fréquemment symptomatiques d'affections labyrinthiques, surtout nucléaires.

Tous les noyaux oculomoteurs, à l'exception peut-être
de ceux des obliques, que pour ma part je n'ai jamais
vus intéressés, peuvent ainsi se trouver pris par l'irradiation réflexe issue de l'appareil ampullaire, et réaliser
les tableaux cliniques les plus complexes, parfois durables. Il faut donc, en présence de ces troubles oculomoteurs, songer à l'appareil ampullaire et se rappeler que
le nerf labyrinthique, en sa qualité de racine postérieure
la plus active et la plus grosse de toutes, sera la victime
de choix guettée par le tabes.

# UN NOUVEAU SYNDROME BULBAIRE (1)

Une des combinaisons symptomatologiques le plus souvent réalisées par la clinique est certainement le syndrome suivant, que j'attribue au noyau de Deiters, un des principaux noyaux bulbaires.

*Vertige avec dérobement partiel ou total de l'appareil de sustentation et troubles oculomoteurs réflexes, état nauséeux et anxieux, phénomènes auditifs passagers et manifestations douloureuses dans certains domaines du trijumeau.*

Ce syndrome, assez peu cohérent au premier aspect, associe à des phénomènes cérébelleux les réactions propres aux 3e, 4e, 5e, 6e, 8e, 9e et 10e paires crâniennes. Il est, je le répète, extrèmement fréquent en clinique et transporte l'ancien syndrome classique de Ménière, — vertige, bourdonnement et surdité, — en pleine protubérance, au foyer de multiples irradiations qu'explique l'anatomie et qui concordent, en partie du moins, avec des données physiologiques bien établies aujourd'hui.

Ce noyau de Deiters est vaste et sa réaction totale ne se rencontrera que rarement, car il ne sera le plus souvent que partiellement touché. Comme dans tout syndrome, chacun des troubles composants peut se présenter avec des formes et des intensités variables, et le syndrome n'est pas toujours explicitement complet; mais les notes essentielles de l'accord, vertige, dérobement et troubles oculomoteurs, fixent sa tonalité propre.

On le rencontre en clinique surtout à l'occasion de troubles périphériques de l'oreille, comme le syndrome

---

(1) *Presse médicale*, 18 février 1903 et *Soc. biologie*, 27 décembre 1902.

de Ménière; et cela s'explique aisément puisque le noyau
de Deiters est avant tout un centre labyrinthique. On le
trouve fréquemment aussi dans ce que j'ai nommé la
phase, la forme labyrinthique du tabes, caractérisée précisément par les symptômes labyrinthiques tels que bourdonnements, surdité, vertige, dérobement partiel ou total
de l'appareil de sustentation, signe de Romberg, incertitude de la station et de la marche dans l'obscurité,
troubles oculomoteurs réflexes et plus ou moins durables,
bref, tout ce qui indique que le processus tabétique s'est
emparé de la plus grosse et de la plus active des racines
spinales postérieures, le nerf de la 8e paire. J'y ai longuement insisté ailleurs.

Ce syndrome apparaît souvent aussi, complet ou non,
mais se complétant parfois en plusieurs bonds, dans les
lésions protubérantielles de diverses affections générales,
et particulièrement chez des sujets dont le bulbe est déjà
touché au niveau des centres pneumogastriques, comme
dans l'anxiété syncopale, le pouls ralenti, les affres diverses de l'asthme, de l'angine de poitrine ou des crises
viscéralgiques sus et sous-diaphragmatiques, ou simplement dans la polyurie avec ou sans glycosurie, dans les
crises de vomissements réflexes, etc.

La définition de ce syndrome s'établit sur des données
anatomiques et physiologiques, sur les connexions qui
rattachent ce noyau à d'autres centres bulbo-protubérantiels, sur la constante physionomie de fréquentes manifestations cliniques et sur une autopsie survenue depuis
et qui a été publiée (1). Comme dans toute réaction
nucléaire et surtout plurinucléaire, l'aspect clinique
peut varier en divers points, certains éléments peuvent

--------

(1) Un syndrome bulbaire. Autopsie, *Presse médicale*, 16 décembre 1903.

manquer, certaines équivalences se substituer, mais la formule physio-pathologique garde sa tenue propre, comme j'espère le montrer par les quelques observations qui suivront. J'y suis revenu dans une seconde note à la *Société de Biologie*, le 14 mars dernier, « sur quelques réactions bulbaires. »

On sait que le bulbe, qui forme une première capitalisation médullaire de toutes les fonctions organiques essentielles, une seconde capitalisation étant réalisée par l'appareil cérébral, le bulbe est constitué par un amas de noyaux perchés à divers étages sur un échafaudage de fibres ; de telle sorte que la moindre lésion atteindra presque forcément plusieurs centres localisés à son niveau et bien des conducteurs provenant de centres placés à d'autres niveaux. Il en résulte qu'il n'existe guère de troubles simples de cet organe et qu'en dehors des irradiations, des associations inter-nucléaires, il se trouvera souvent des réactions dues non à des irritations nucléaires directes, mais encore à des irritations nucléaires étrangères à tel syndrome physio-pathologique et provoquées seulement par la lésion de conducteurs passant au voisinage. Telle lésion du facial, de l'oculo-moteur externe, de l'auditif ou du vestibulaire, s'accompagnera de troubles douloureux relevant de l'irritation ou de la lésion de faisceaux sensitifs passant aux environs.

Un grand nombre de fibres et de centres formant les divers relais d'un même système fonctionnel pourront fournir la même symptomatologie pour des points différemment situés.

Cette complexité trouble l'effort de localisation dans certains cas, le facilite dans d'autres.

D'autre part, l'étude des syndromes bulbaires nous montre qu'à son sujet nous manquons de mots et aussi d'idées. Le malade interrogé ne nous signale que les *symptômes conscients,* c'est-à-dire l'*image corticale d'états bulbaires* situés bien plus bas que le champ des images conscientes. Non seulement il manque de termes, le plus souvent, pour définir ses troubles conscients, mais aussi beaucoup de troubles peuvent n'être pas représentés, que nous devons rendre objectivement manifestes.

En second lieu, si nous avons des mots pour caractériser les diverses ruptures partielles ou générales de l'équilibre organique, nous en manquons pour définir les diverses formes congruentes, partielles ou générales, de cet équilibre. Les états euphoriques n'ont pas d'histoire ; nous ne savons comment désigner les états de non-vertige, de non-soif, de non-faim, de non-peur, de non-oppression, etc. Et pourtant notre équilibre, instable, mais sans cesse maintenu, notre euphorie habituelle est formée d'une foule de satisfactions organiques qui peuvent être paroxystiques et critiques comme les besoins et les manques. J'ajouterai que le clinicien, s'il recherche les faillites fonctionnelles, ne doit pas négliger le bon état organique et se contenter d'images exclusivement négatives. Nous avons souvent des crises de bien-être local, de bien-aise général, dont l'histoire n'est pas faite, mais auxquelles on ne peut refuser une grande valeur symptomatique.

Que pour une raison quelconque nos tissus s'hydratent mal, respirent mal, se purgent mal, il en résultera un trouble général que devra percevoir — sensitivo-sensoriellement — tel centre médullo-bulbaire spécialement chargé de remédier à cet état fâcheux et de rétablir l'équilibre physiologique par voie réflexe et par les procédés de sécrétion interne qui vont aller partout activer les échanges et favoriser les transactions. Ceci se passe silencieusement, sous la conscience.

Mais que ce centre bulbaire se surmène pour répondre

à l'appel dont il est l'objet, qu'il s'irrite et marque son impuissance par ses irradiations sur d'autres noyaux anatomiquement et physiologiquement associés, et il se formera en ce point de nos centres un foyer d'irritation nucléaire qui sera ce qu'on peut appeler la *soif*, par exemple. L'état de soif est créé, mais dès qu'il prend une certaine intensité, il va attirer là-haut l'attention de la conscience, l'image de cet état, la *sensation consciente de soif*, va s'imposer au niveau des centres supérieurs, les seuls capables de mobiliser l'activité organique volontaire et déterminer l'intervention des actes voulus, appropriés et intelligents qui pourront faire cesser la gêne organique. Et ainsi de tous les troubles, de tous les besoins.

Or, nous ne connaissons que la sensation de soif, non l'état de soif, ni l'état de déshydratation, ni l'état physiologique d'hydratation. J'ai signalé ces énormes lacunes de notre représentation et de notre verbalisation ; et beaucoup d'auteurs, confondant ainsi l'image corticale et l'objet organique, donnent de certains troubles une définition inacceptable.

Étudions isolément les troubles qui composent ce syndrome :

1° *Vertige*. — Le noyau de Deiters est tout d'abord en rapport avec le vestibule de l'oreille interne. C'est avant tout un centre labyrinthique. Sa signification morphologique et physiologique apparaît dans l'observation suivante, qui résume des données établies plus haut.

Le nerf labyrinthique est la plus grosse et la plus active des racines spinales postérieures, et, comme ces dernières, on peut schématiquement le considérer comme formé de deux faisceaux de fibres, un externe et un interne.

*a)* Dans la racine rachidienne, des fibres grêles externes à engainement myélinique tardif aboutissent à la tête des

cornes postérieures. Elles véhiculent surtout les impressions en rapport avec la sensibilité de la vie de relation,
impressions sensorielles à domaine objectif, perceptions
cutanées tactiles de pression, de contact, de chaleur. —
Dans le nerf labyrinthique, ces mêmes fibres forment

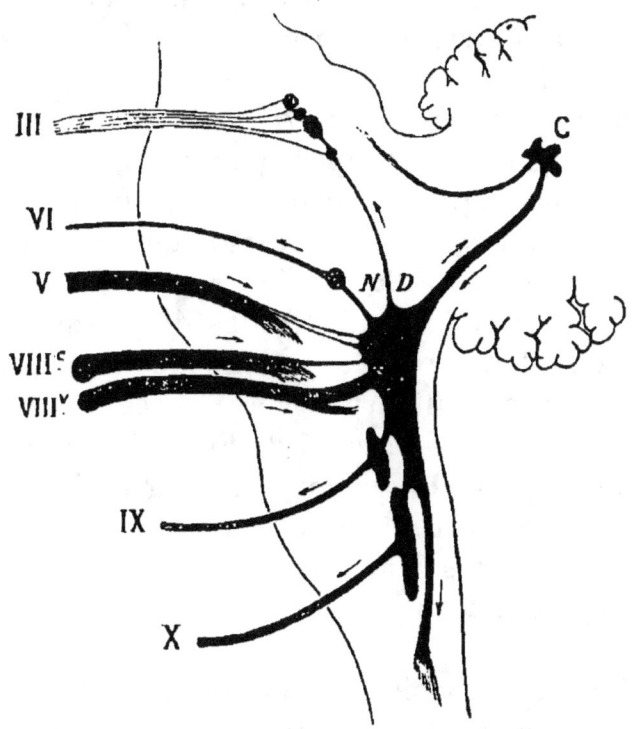

Fig. 5. — Noyau de Deiters.

la *racine cochléaire* aboutissant au prolongement de la tête
des cornes postérieures, noyau antérieur et tubercule
acoustique ; elles véhiculent ici aussi les impressions
sensorielles, de tactiles devenues auditives, sensorialité
à domaine objectif.

*b)* Des fibres grosses internes à engainement myélinique précoce aboutissent dans la moelle à la base des
cornes postérieures, région sous-épendymaire et colonne

de Clarke. Elles véhiculent les impressions du sens dit musculaire, en réalité des informations d'attitudes, soit vers les centres moteurs médullaires, soit vers le cervelet, soit vers le cerveau pariétal. Ce sont des impressions d'une tactilité interne, à domaine subjectif, qui fournissent les notions des attitudes segmentaires indispensables à la motricité appropriée, et en particulier à l'équilibration. — Dans le nerf labyrinthique, ces mêmes fibres constituent la *racine vestibulaire,* qui aboutit dans le bulbe aux régions sous-épendymaires qui prolongent la base des cornes postérieures, le noyau interne et le noyau de Bechterew, et au prolongement de la colonne de Clarke, le *noyau de Deiters.* Cette racine véhicule, elle aussi, des informations d'attitudes du segment céphalique pris en bloc, et de la totalité du corps, vers les centres moteurs bulbaires, vers le cervelet par un faisceau aussi direct que celui de Flechsig, et aussi vers le cerveau pariétal. Ici encore, il s'agit d'impressions d'une tactilité interne, à domaine subjectif, celles que fournit l'appareil des canaux semi-circulaires, indispensables à la motricité appropriée et en particulier à l'équilibration.

Il y a donc superposition complète de l'appareil labyrinthique central à celui de n'importe quelle racine postérieure, non seulement au point de vue anatomique, mais au point de vue physiologique. La prédilection marquée que montre le tabes pour cette grosse racine postérieure indique assez qu'il en est de même au point de vue pathologique, puisque sur 100 cas de tabes cet appareil est intéressé 97 fois (Collet).

La capitalisation bulbaire et l'importance du segment céphalique par rapport à tous les autres segments donnent aux troubles labyrinthiques une valeur considérable. Ainsi, tandis que le trouble ou la suppression d'une infor-

mation médullaire quelconque déterminent une déşo-
rientation subjective segmentaire, la perte du sentiment
de la position de tel segment, avec incoordination, défaut
d'appropriation.motrice pour les attitudes de ce segment,
les troubles de l'information vestibulaire retentissent sur
les attitudes céphaliques, oculaires, et sur notre attitude
totale : c'est le vertige et les troubles irradiés.

Le vertige est donc la première réaction du noyau de
Deiters ; il peut affecter toutes les formes cliniques connues ; le malade se sentira tomber, tourner, s'effondrera,
ne saura plus où il est, comment il se tient ; il perdra
même toute notion de corporalité, toute sensation de sa
propre distribution dans l'espace, et ces troubles engendrent par association souvent psychique certaines sensations tactiles ou autres. Le vertige sera ou un ictus vertigineux intense et brutal, ou un simple étourdissement
que pourront masquer des troubles irradiés tels que
l'effondrement, les troubles de la vue, la nausée, l'anxiété,
l'oppression, etc.

Comme tout phénomène nucléaire, il pourra avoir ou
n'avoir pas sa représentation consciente sous forme de
*sensation vertigineuse,* et, ignoré du malade, il ne se
trahira alors que par les irradiations motrices ou autres
qui lui sont propres, c'est-à-dire soit le dérobement
brusque, soit la chute ou la giration dans un sens défini,
soit des troubles oculomoteurs, comme dans le vertige
labyrinthique banal.

2⁰ *Dérobement.* — Le noyau de Deiters est également
en rapport avec le cervelet, et ces deux appareils se
pénètrent réciproquement par un système de fibres
ascendantes ou descendantes : ils semblent ne pouvoir
se passer l'un de l'autre et se prêtent leur symptomatologie. C'est à ses rapports avec le noyau de Deiters que
le cervelet doit de pouvoir manifester ses lésions par

des troubles oculomoteurs ; et c'est à son action sur le cervelet que le noyau de Deiters doit de pouvoir faire dévier ou suspendre l'économie de la dépense de tonicité musculaire. Tout ce que l'on sait de la colonne de Clarke, de ses rapports avec les racines postérieures et avec le cervelet, nous pouvons l'attribuer au noyau de Deiters, avec cette distinction que l'appareil médullaire régit la motricité des attitudes segmentaires du corps et que l'appareil vestibulaire régit la motricité des attitudes céphaliques et totales.

Aussi, tandis que la faillite d'une portion des centres médullaires ne donnera que des ataxies locales, des attitudes inconsidérées et des mouvements incoordonnés, la faillite des centres vestibulaires provoquera l'ataxie totale, c'est-à-dire le dérobement de toute une partie de l'appareil de sustentation, avec chute latérale, giration ou effondrement, selon qu'il s'agira d'une suspension hémiplégique ou paraplégique de toute la muscularité de sustentation. Le cervelet, par l'intermédiaire de l'appareil nucléaire Clarke-Deiters, s'informe à la périphérie des nerfs rachidiens et vestibulaires des attitudes totales et partielles du corps et dépense son activité dynamogénique sur l'appareil musculaire consacré à la motricité appropriée, c'est-à-dire au maintien ou à la variation de ces attitudes. Luciani pour le cervelet, Ewald pour le labyrinthe ont montré cette régie vigilante de la tonicité musculaire ; j'ai indiqué de mon côté les variations du réflexe patellaire au cours des troubles labyrinthiques. Les recherches de A. Thomas associent pleinement le noyau de Deiters au cervelet dans cette contribution.

Il est évident que cette capacité dynamogénique va s'exercer avant tout au bénéfice de l'appareil de sustentation et pour le maintien des attitudes d'équilibre. Or,

toute attitude qui n'a pas de tendance à varier spontanément dans le sens d'une chute est une attitude d'équilibre, et cette fonction centrifuge du cervelet sera, on le
conçoit, soumise à la vigilance du sens des attitudes ; à
ce titre, on comprend que, plus nettement et plus immédiatement que l'information médullaire, l'information
vestibulaire des attitudes céphaliques et totales régisse
l'équilibration.

Ces informations d'attitudes vont aussi se représenter
dans l'écorce pariétale en images conscientes, d'où sortira la motricité volontaire qui régira elle aussi les attitudes segmentaires et totales, et leurs variations, c'est-
à-dire nos gestes et déplacements, mais sans entrer
aucunement dans la conscience et le détail de leur exécution. Il semble donc que le cervelet connaisse les
détails de l'information d'attitude ; et sur cette connaissance des détails de la demande périphérique, il règle
l'offre et la dépense des tonicités musculaires qu'il distribue dans leurs détails. Le cerveau connaît les attitudes
sous forme d'images totales et c'est aussi sous cette
forme qu'il en ordonne la réalisation. Sa conscience ne
détaille ni l'image ni la volition.

Quand le cervelet fait faillite, le cerveau encore informé,
et aidé par la vue, sait régir les attitudes et maintient
l'équilibration consciente. Même sans la vue, il n'y a
pas signe de Romberg. Mais quand c'est l'information
médullo-vestibulaire, et surtout la vestibulaire, qui
manque, le signe de Romberg apparaît ; car le cerveau,
qui ne connaissait plus guère l'attitude que par l'information visuelle objective, manque de toute base subjective et consciente d'opération dès que la vue lui fait
défaut, et le cervelet n'est pas davantage informé.

Le dérobement classique du tabétique, si fréquent
chez le labyrinthique simple, et qui, avec ou sans tabes,

appartient au noyau de Deiters, accompagne avant tout l'ictus vertigineux, mais peut l'emporter de beaucoup sur lui en valeur symptomatologique et le masquer complètement. Le malade s'effondre et peut se trouver à terre sans sentir ni même peut-être avoir de vertige.

3° *Troubles oculomoteurs*. — Le noyau de Deiters est en rapports directs et immédiats avec le noyau de la 6ᵉ paire, son voisin du même côté, et avec les noyaux de la 3ᵉ paire du côté opposé. Existe-t-il aussi des rapports commissuraux directs avec la 3ᵉ paire du même côté, on l'ignore ; mais la clinique semble l'indiquer, car il existe au moins un cas, que j'ai publié, de trouble de l'accommodation à la distance, immédiatement consécutif à une irritation de l'oreille du même côté, et de nombreux cas de mydriase du côté de l'oreille lésée. De telle sorte que tous les troubles oculomoteurs peuvent se voir, — et se sont vus, — à l'occasion du trouble auriculaire.

La littérature de cette question, aujourd'hui considérable, est malheureusement trop peu connue, même des ophtalmologistes. L'oreille et son importante fonction d'équilibration sont peu entrées, semble-t-il, dans les préoccupations des cliniciens, et l'on cherche un peu partout, sauf de son côté, l'explication d'une foule de phénomènes cliniques qui s'expliquent seulement et immédiatement par l'intervention des centres labyrinthiques. J'ai cherché à diverses reprises, en 1893, dans mon *Vertige*, dans les *Réflexes auriculaires* (1894), dans une note à la *Société de biologie* et dans la *Revue neurologique* en mai et décembre 1895, dans le *Tabes labyrinthique*, juin 1896 et mars 1899, et dans mes livres sur l'*Oreille*, à fixer l'attention sur cette question qui engage tant d'appareils et tant de symptômes ; je ne la referai pas ici de nouveau. Elle se trouve exposée dans la thèse de Laurens (1897) dans certaines de ses parties. Toutes les expérimentations sur l'oreille (Cyon, Baginsky, Högyes, Lewall et moi-même sur les poissons, Delage, (etc.), toutes les interventions thérapeutiques ou autres cas de Keller, de Bœrne Bettmann, Styx, Urbantschitsch, Schwabach, Pfluger, Deleau, Kipp, Burckner, Moos, Jansen, Michael Cohn, Gellé, Verdos et les miens), toutes les affections graves ou bénignes de l'oreille ont produit des troubles oculomoteurs, les mêmes que l'on trouve, fugitifs ou tenaces, dans la phase labyrinthique du tabes. On sait quels sont les rapports entre l'appareil de la vision et l'appareil de l'audition, et leurs *sympathies trophiques, vasomotrices et sensorielles*; les rapports entre l'oculomotricité et la fonction vestibulaire sont encore plus cohérents, au point que Delage, après ses expérimentations sur les canaux semi-circulaires, en a pu conclure que l'appareil vestibulaire était avant tout un *organe de régie oculomotrice*. On s'explique les *déviations conjugués de la tête et des yeux,* par le noyau de Deiters, et par lui seul. Et ces rapports sont tels qu'un malade interrogé sur son vertige répondra tout d'abord oculomotricité : il a vu double, trouble ; il a vu tout danser, tout tourner. Mendel a d'ailleurs ainsi été porté à donner, dans sa théorie sur le vertige, une importance capitale aux troubles oculaires, prenant l'effet pour la cause.

A côté de la *paralysie simple de la 6° paire* du même côté que l'oreille atteinte, fait le plus fréquent de tous, et de la *diplopie* banale qui en résulte, nous voyons le tremblement paralytique du droit externe, secouant sur divers points de la rétine une même image dont le ralentissement aux sommets de la courbe d'oscillation et la persistance des impressions rétiniennes font une double, une triple, une multiple image, c'est-à-dire de la *diplopie*, de la *polyopie monoculaire* exagérées par les déviations de la tête. Les *déviations conjuguées des yeux,* le *nystag-*

mus et ses diverses formes, les *oscillations exagérées des globes* à l'occasion des mouvements volontaires, leurs *mouvements incohérents* sous les paupières abaissées, le *retard unilatéral du regard et de l'accommodation,* le *myosis* et la *mydriase* d'un côté et l'*inégalité pupillaire,* les *strabismes,* les *paralysies* passagères ou durables, les convulsions, de l'accommodation à la lumière ou à la distance, etc., tous ces troubles ont été relevés au cours d'affections auriculaires.

Au moment du vertige, les troubles visuels sont de règle ; le plus souvent fugaces, parfois ils durent des heures, des mois. Dans le tout premier âge, ces troubles oculomoteurs sont durables et parfois définitifs sans que nous puissions les rattacher à d'autres symptômes sur lesquels il est impossible de nous renseigner. Quelquefois ils pourront, comme le dérobement des jambes du tabétique, apparaître isolés.

De même que le vertige peut produire la diplopie, de même la diplopie, ou l'effort de correction de la diplopie, produira le vertige ; et en général, tout effort exagéré du regard étourdit le noyau de Deiters.

4° *État nauséeux, anxieux, etc.* — Les connexions du noyau de Deiters avec ceux de la neuvième et de la dixième paires expliquent suffisamment la *nausée,* le *vomissement,* et aussi les *anxiétés,* qui laissent au malade une susceptibilité parfois excessive à la peur des chutes ou des espaces sans soutien visuel ou tactile, et engendrent l'*agoraphobie.* Les troubles respiratoires, circulatoires, sécrétoires et thermiques qui accompagnent ce syndrome sont des irradiations à ces mêmes centres pneumogastriques ; de même la *faim,* la *soif* ou l'*anorexie.*

5° *Troubles auditifs.* — Certaines fibres de la racine auditive (Monakow, Held), passant derrière le corps restiforme, atteignent une partie du noyau de Deiters, et fournissent peut-être le *bourdonnement* et la *surdité persistante* de certains ictus vertigineux que l'on pourrait être tenté d'attribuer à un trouble périphérique.

6° *Phénomènes douloureux.* — Probst a montré que le noyau de Deiters avait aussi le privilège de recevoir quelques collatérales de la racine sensitive du trijumeau. Or, nous savons que certaines paralysies oculomotrices, comme l'a montré M. Dieulafoy, sont *douloureuses,* que la douleur est temporale, et il nous est difficile de trouver ailleurs une explication positive de ce fait clinique.

J'ai présenté, en 1893, à la Société d'otologie de Paris un cas de *zona ophtalmo-tympanique* observé dans le service de M. Dieulafoy à l'hôpital Necker, et il est intéressant de retrouver le trijumeau au sein du centre bulbaire qui dessert à la fois l'appareil auriculaire et l'appareil oculaire.

Ce syndrome du noyau de Deiters est très fréquent; on le trouvera, plus ou moins complet, en approfondissant la plupart des cas de vertige. C'est, par exemple, un polyurique glycosurique, légèrement sourd à gauche, qui présente une série de vertiges avec dérobement subit, bourdonnement et surdité passagères, surtout à gauche, et troubles immédiats et douloureux de la vue ; chaque crise lui laisse une anxiété croissante et de l'agoraphobie ; une dernière, moins violente, est suivie d'une diplopie de l'œil gauche qui dure plusieurs mois et que remplace pendant plus d'un mois une triplopie monoculaire très nette. Ces phénomènes ont presque disparu aujourd'hui, il ne lui reste qu'une difficulté assez perceptible à se servir longtemps de son droit externe gauche, qui tremble dans l'abduction et laisse bientôt l'œil reprendre sa position moyenne.

Un autre malade, porteur d'une affection légère de l'oreille gauche, avec un peu de surdité et de paracou-

sie de ce côté, est pris à deux heures après midi, en tra-
vaillant, d'un vertige avec dérobement brusque ; il tombe
« sans voir où, car il lui est impossible d'ouvrir les yeux
pendant un moment » ; et le soir éclatent des vomissements incoercibles qu'on arrête quelques jours après, à
l'hôpital. Il porte une cicatrice à la tempe gauche, côté
de sa chute ; depuis, il a des douleurs temporo-tympa-
niques, et de la polyurie. Une malade, affectée de
migraines depuis des années, est prise de vertiges violents avec anxiété, troubles de la vue, dérobement, bourdonnements, surdité passagère, vomissements, et ces
vertiges lui sont annoncés par les mêmes symptômes qui
annonçaient auparavant ses migraines et s'y sont exactement substitués. J'ai publié l'observation d'un malade
qu'une injection d'eau dans l'oreille droite, encombrée
de cérumen, rendit pendant plusieurs heures incapable
d'accommoder de l'œil droit, et cela à plusieurs reprises,
sans vertige, ni dérobement, à peine un peu d'anxiété.
Les trois premiers cas dont je donne plus haut l'esquisse
ont été vus par moi dans l'espace d'une semaine ; j'en ai
observé chez moi un autre dans lequel le vertige provoquait, outre les troubles oculaires, une déviation brusque
de la tête, et laissait le malade dans un état d'anxiété et
d'oppression extrêmement pénible et qu'il redoutait plus
que les autres symptômes.

La composition de ce syndrome offre donc une grande
variété, mais il se formule pourtant presque toujours
avec une netteté suffisante pour qu'on le reconnaisse dès
qu'on y songe.

On risque peu à figurer schématiquement des aspects
cliniques, et c'est ce que je vais chercher à faire pour
une dizaine d'observations récentes du syndrome en
question.

Il me serait impossible, dans les limites de cet article,

d'exposer les données actuelles de l'anatomie et de la physiologie du bulbe. Je me contenterai tout d'abord du

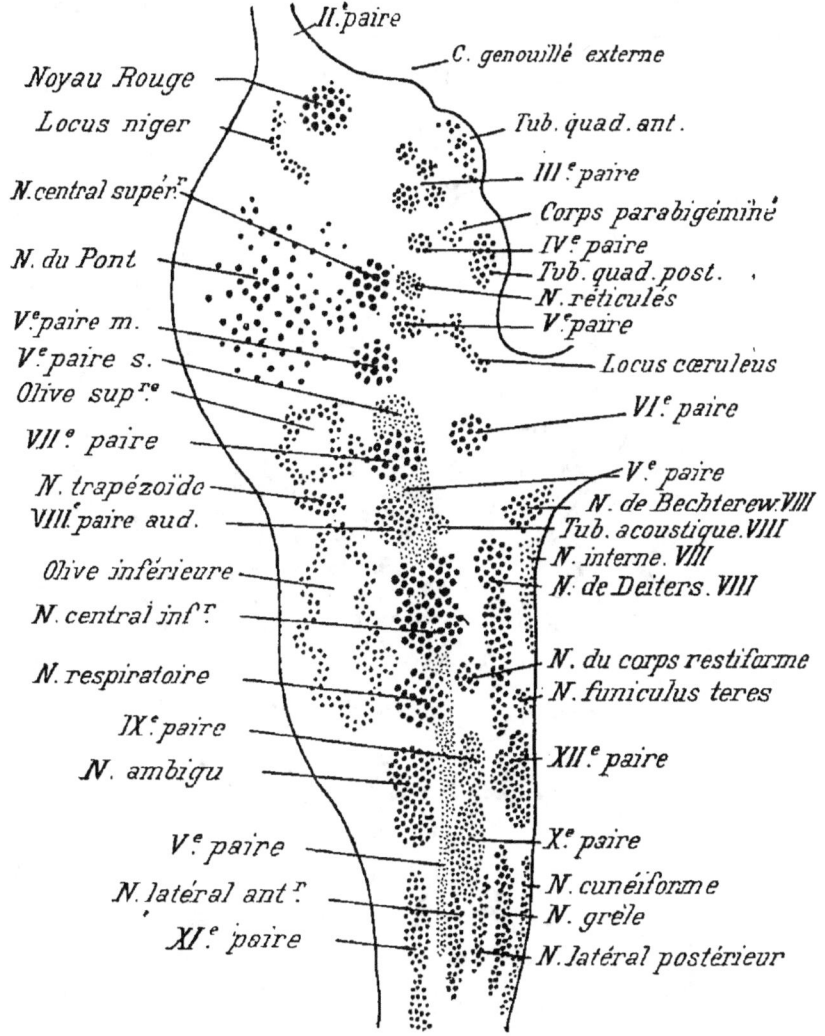

FIG. 6. — Schéma 1.

schéma d'une coupe latérale du bulbe où les amas nucléaires, du moins les principaux, occupent à peu près leur place réelle. Je dis *à peu près*, à cause de la nécessité de les projeter tous lisiblement sur un même plan.

En superposant le schéma 2 (fig. 7) au précédent, on aura un exposé très succinct des principales attributions nucléaires du bulbe, les trajets des conducteurs étant forcément absents de la figure.

Un certain nombre d'attributions fonctionnelles ne

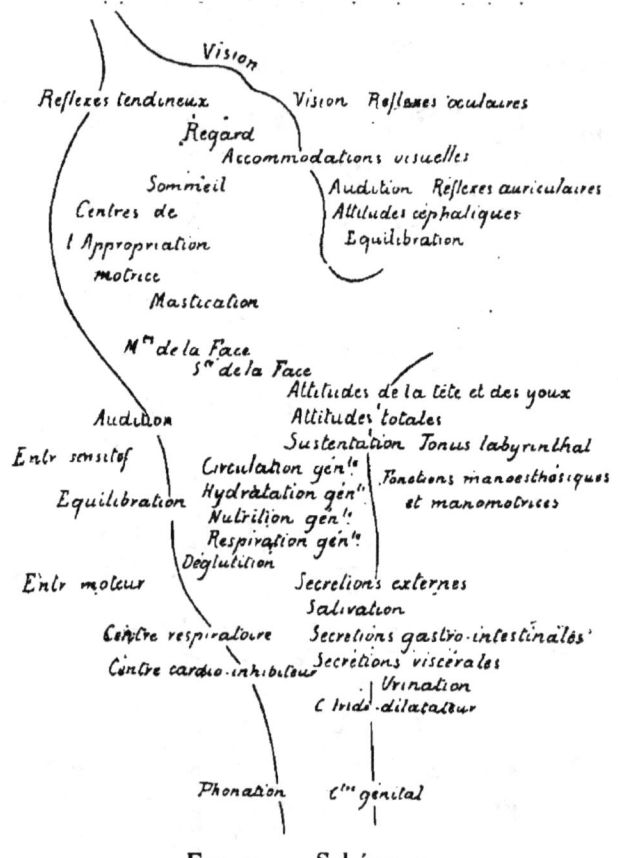

Fig. 7. — Schéma 2.

sont rien moins que classiques ; elles ne relèvent que des considérations cliniques, et l'on sait que l'anatomie pathologique et l'expérimentation du bulbe et de la protubérance ont été jusqu'à ce jour assez peu significatives pour nous permettre de conjecturer à notre aise, sans faire de tort à personne.

Sur ce double canevas anatomique et physiologique, nous allons broder les traits caractéristiques de quelques aspects cliniques.

Observation I (schéma 3). — Un jeune homme est pris fréquemment d'accès vertigineux avec étourdissement et éblouisse-

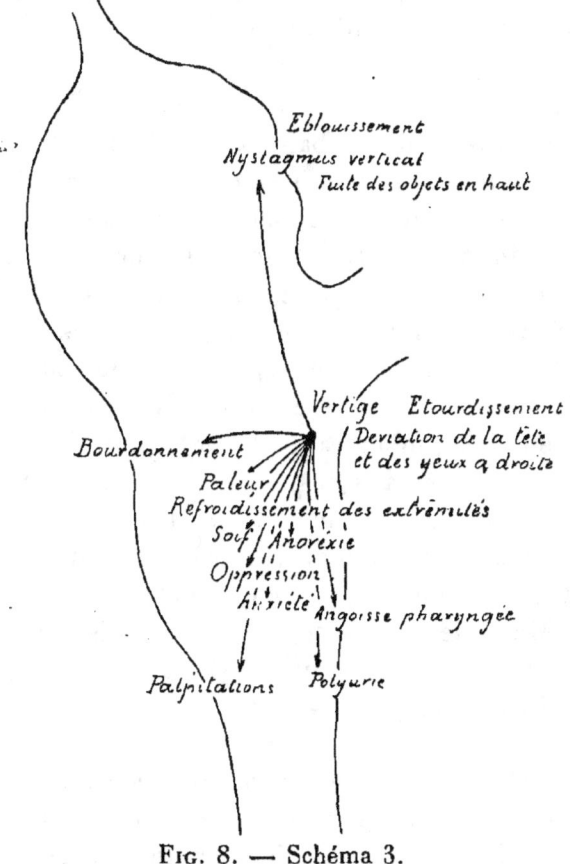

Fig. 8. — Schéma 3.

ment. En même temps sa tête et ses yeux sont irrésistiblement déviés à droite ; il voit les objets se déplacer de bas en haut (nystagmus vertical avec spasme des élévateurs) ; ses oreilles bourdonnent, surtout la droite ; il est pris d'oppression, de palpitations, d'anxiété et d'angoisses pharyngée ; ses mains se refroidissent et il pâlit comme dans une crise comitiale. A chaque crise, il est pris d'une soif intense qui se complique d'une impossibilité absolue d'absorber ni liquide ni solide. Il a ensuite une décharge polyurique et reste d'ailleurs polyurique depuis sa première crise. La constance de ce dernier symptôme fait supposer que l'ictus bulbaire siège au niveau des noyaux pneumogastriques avec irradiation vive vers le noyau de Deiters, qui met en branle tout le reste du complexe symptomatologique. M. Halipré, de Rouen, nous a adressé un cas presque absolument superposable à celui de cette observation (clientèle privée).

OBSERVATION II. — Un homme, soigné autrefois chez Charcot pour une « neurasthénie bulbaire », a été atteint il y a plusieurs années, à la suite d'une vive irritation génitale, d'accès vertigineux qui se produisent fréquemment avec les caractères suivants, toujours identiques : vertige, étourdissement, éblouissement et fuite des objets à droite (nystagmus avec spasme du côté droit), dérobement paraplégique, chute. A chaque crise, ce malade, au lieu de sentir une oppression ou une anxiété, comme il est fréquent de l'observer, ressent au contraire une alacrité respiratoire, un bien-être, un entrain physiologique remarquable. « Je crois que je pourrais dans ces moments, dit-il, monter en courant jusqu'au haut de la Tour Eiffel. » Il est incapable d'absorber à la suite de chaque crise quoi que ce soit, liquide ou solide, et de fermer l'œil pendant un ou deux jours après la crise. On sait que Goyet, Mauthner, Soca et Raphaël Dubois, localisent les centres du sommeil sous les noyaux de la 3e paire, près du 3e ventricule sous l'aqueduc (Hôtel-Dieu).

OBSERVATION III. — Une femme d'une soixantaine d'années est prise, quelques jours après une chute provoquée par un heurt dans la rue, de crises de vertige intense avec tendance à tomber en arrière, d'éblouissement, de bourdonnement, d'une sensation de bouillonnement au vertex et de fourmillement au visage. Les extrémités se refroidissent ; la malade se sent une peur affreuse de mourir, elle ressent une vive épreinte cardiaque ; son pouls est très lent, dit-elle, et pendant plusieurs heures il lui sera impossible d'uriner, non par rétention mais par anurie.

Elle a dans les yeux une gène assez vive, « comme si elle portait des verres de lunette trop forts pour elle », et est prise de somnolences et de bâillements continuels, d'une lassitude et d'une faiblesse générales (clientèle privée).

Observation IV (schéma 4). — Un malade glycosurique depuis

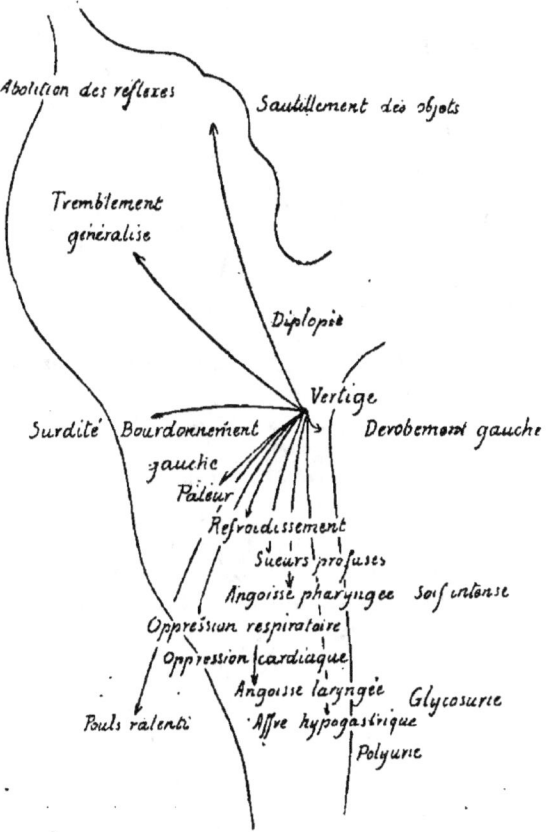

Fig. 9. — Schéma 4.

plus d'un an, devient subitement polydipsique et polyurique à la suite de crises de vertige avec chute à gauche, et tout le tableau que figure le schéma 4. A chaque crise, il est près d'une heure sans pouvoir lire, tant les lettres d'un mot chevauchent sur celles du suivant (clientèle privée).

OBSERVATION V (schéma 5). — Une malade anxieuse présente les crises vertigineuses et les irradiations qu'indique le schéma 5. La réaction qu'offrent les noyaux de la protubérance a ici le même caractère d'instabilité, d'inquiétude que les autres noyaux ; et l'instabilité des appropriations motrices détermine chez elle un

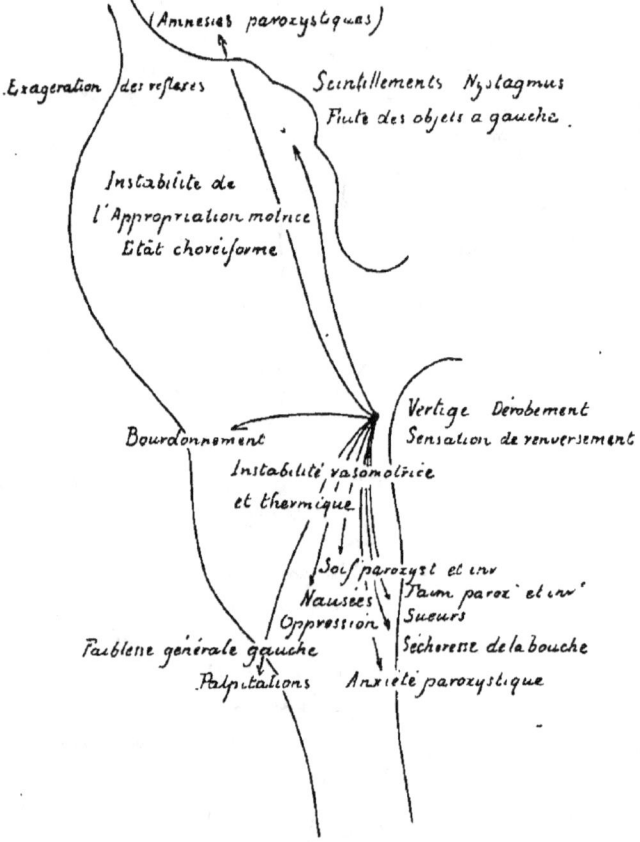

FIG. 10. — Schéma 5.

état choréiforme, qui n'est pas la chorée. Nous voyons en outre apparaître ici un trouble profond, les *amnésies paroxystiques*, consécutives à chaque crise, et que j'attribue à l'instabilité vasomotrice de certaines régions corticales, frontales, sous la dépendance de la régie vasculaire troublée au niveau du noyau central inférieur du bulbe (Hôtel-Dieu).

Observation VI (schéma 6). — Même syndrome, mêmes irradiations. De plus, du côté de la 3ᵉ paire, impossibilité d'ouvrir les yeux pendant et après la crise de vertige, et du côté de la 5ᵉ paire, névralgie temporo-tympanique gauche, symptôme assez fréquent. Les noyaux de la protubérance ou les faisceaux pyra-

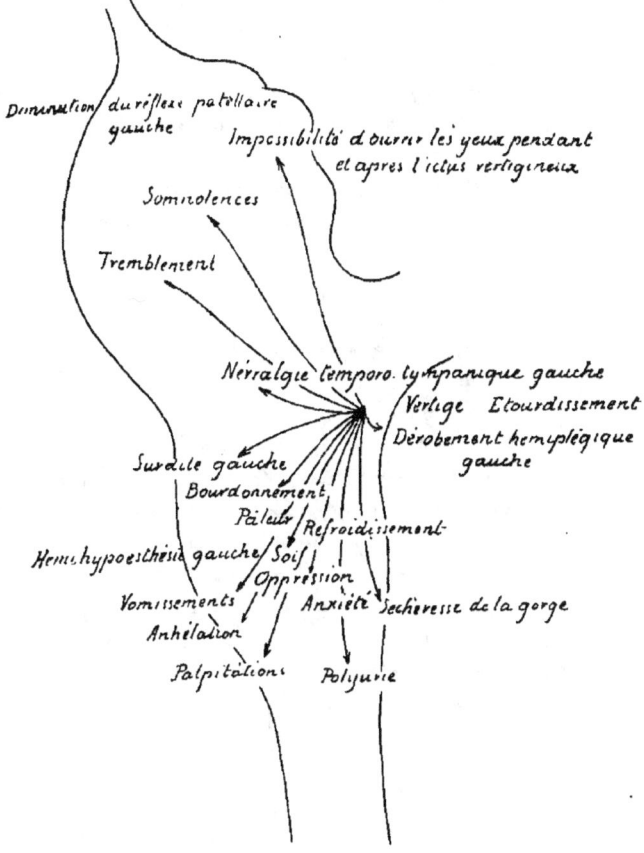

Fig. 11. — Schéma 6.

midaux réagissent par le tremblement ; il y a hémi-hypoesthésie gauche pour tous les modes de sensibilité (Hôtel-Dieu).

Observation VII (schéma 7). — Même complexe symptomatique, plus complet. En plus, de la tétanie dès les premières crises de vertige ; le malade a dû se faire ouvrir les mains. La soif a été.

violente, irrésistible dès la première crise. Le dérobement est devenu douloureux. Outre la névralgie temporo-tympanique, il y a de la céphalée à chaque crise, des amnésies paroxystiques et des troubles également paroxystiques de la parole. Faiblesse musculaire générale et amaigrissement rapide. Les crises de vertige

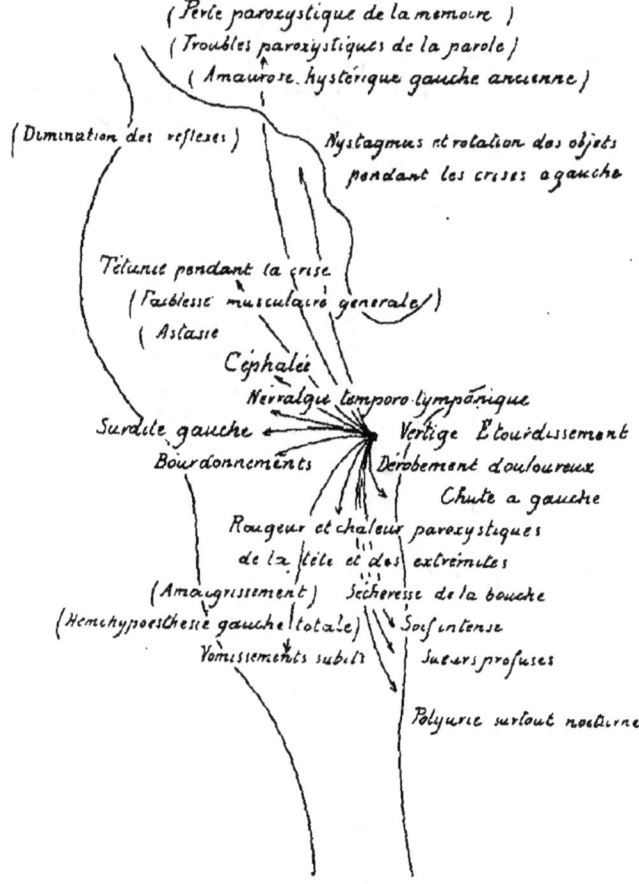

Fig. 12 — Schéma 7.

font actuellement place à des crises subites de vomissements, avec rougeur et chaleur paroxystiques de la tête et des extrémités et sueurs profuses ; l'injection purpurique persiste plusieurs jours et la moindre émotion la provoque maintenant, ainsi que la polyurie (6 litres) (Hôtel-Dieu).

Observation VIII (schéma 8). — Un glycosurique polyurique est pris d'accès de vertige typique. A chaque crise, il a de l'éblouissement avec rotation des objets. Puis apparaît, à la suite de dernières crises, une paralysie de l'abducteur gauche avec diplopie binoculaire, et même diplopie et triplopie monoculaire

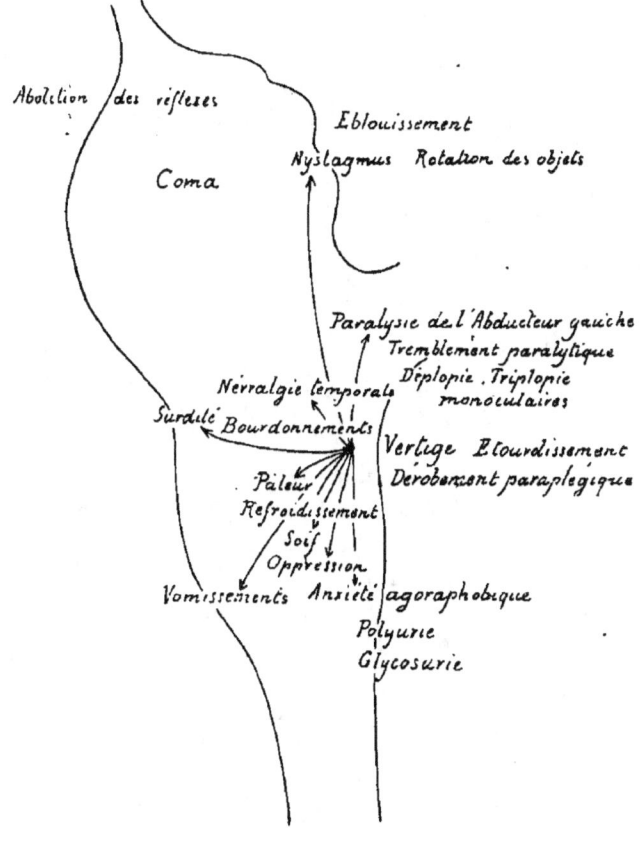

Fig. 13. — Schéma 8.

gauche dues au tremblement paralytique de l'œil gauche, surtout pendant la fixation. J'ai signalé ce cas dans mes présentations antérieures. Ce malade est dernièrement resté quelques heures dans le coma (Hôtel-Dieu).

Observation IX (schéma 9). — Un homme de soixante-quinze

ans qui m'est adressé par M. Chopy, de Nemours, pour des crises d'essoufflement et de vertige, type d'ictus laryngé avec chute et perte de connaissance. Je trouve une paralysie du récurrent gauche, du cornage, et le malade, accompagné de deux parents, m'apprend qu'il est sujet à des ictus foudroyants, qui le précipi-

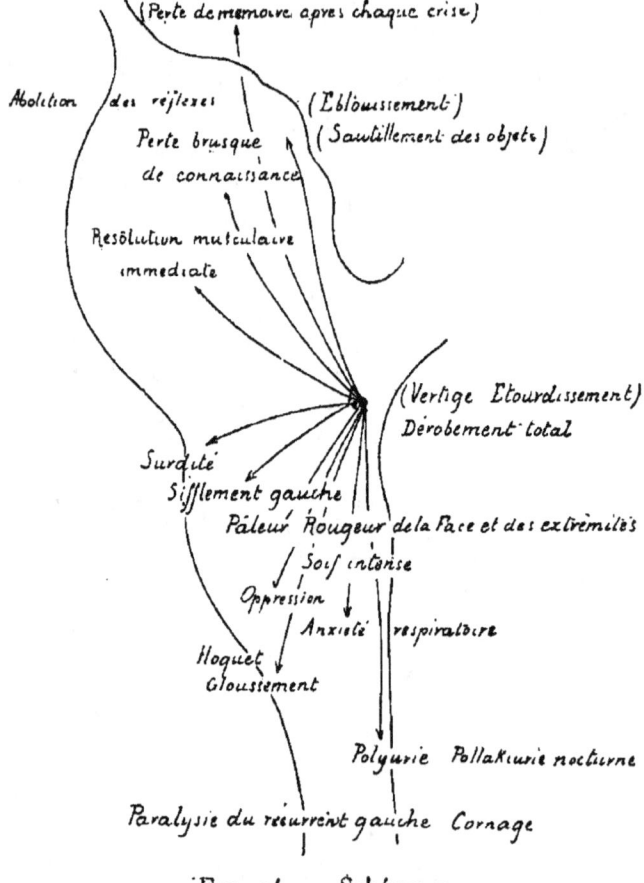

Fig. 14. — Schéma 9.

tent à terre sans connaissance, comme une masse. D'autres fois, il présente le syndrome décrit plus haut, avec crises de hoquet et de gloussements, et pertes de mémoire paroxystiques, qu'il ait eu ou non perte de connaissance (clientèle privée).

OBSERVATION X. — Cette dernière observation sera publiée

à la fin du volume. L'autopsie a montré un ramollissement
de la partie inférieure droite du bulbe englobant les noyaux de
Deiters et les centres pneumogastriques. Les troubles étaient:
crises de vertige, étourdissement, dérobement brusque, surdité,
bourdonnements passagers, fourmillements aux jambes, douleurs

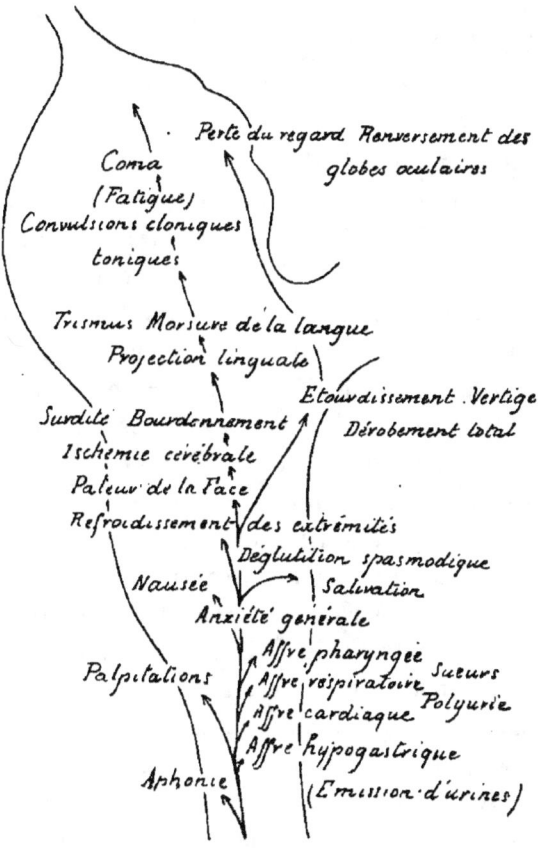

Perte du regard  Renversement des
globes oculaires

Coma
(Fatigue)
Convulsions cloniques
toniques

Trismus Morsure de la langue
Projection linguale

Étourdissement. Vertige
Surdité  Bourdonnement   Dérobement total
Ischémie cérébrale
Paleur de la face
Refroidissement des extrémités
                        Déglutition spasmodique
Nausée                  Salivation
            Anxiété générale
                    Affre pharyngée
Palpitations        Affre respiratoire  Sueurs
                    Affre cardiaque  Polyurie
                    Affre hypogastrique
Aphonie             (Émission d'urines)

FIG. 15. — Schéma 10.

sciatiques, névralgie temporo-faciale droite, diplopie passagère,
anxiété, oppression, palpitation, albuminurie, polyurie, glycosurie, mydriase droite, diminution du réflexe patellaire droit,
insomnie, faiblesse généralisée, disphonie finale. Mort subite.

OBSERVATION XI (schéma 10). — Enfin, j'ai eu dernièrement

l'occasion d'observer un épileptique dont les attaques étaient parfois précédées d'une aura assez lente pour qu'il pût m'en détailler, dans leur ordre chronologique, les sensations successives que je fixe sur ce schéma.

Après quelques troubles, parfois mentaux, tels qu'une régression de personnalité qui le ramène à treize ans en arrière, le malade sent, quand l'attaque n'est pas brutale, la voix lui manquer, puis une constriction pénible sous le diaphragme, puis une épreinte cardiaque, des palpitations, de l'oppression respiratoire, une constriction pharyngée avec anxiété croissante, de la nausée, une salivation abondante avec déglutition spasmodique, du refroidissement de la face et des extrémités ; il sait par sa femme qu'il pâlit affreusement ; l'ischémie, par irritation du centre vasomoteur bulbaire, atteint, après la face, le cerveau lui-même, et il sent qu'il va perdre connaissance ; il entend ses oreilles bourdonner, n'entend plus ce qu'on lui dit, est pris de vertige, d'étourdissement, son regard se perd ; il sait que ses yeux se renversent en haut et il tombe sans connaissance. Puis, sa face se contracte, il mord sa langue projetée entre ses dents, et alors apparaissent les convulsions toniques et cloniques dues à l'affolement des centres protubérantiels ; pendant le coma qui suit, l'aura s'éloigne des centres qui ont été touchés les premiers, et successivement, il perd ses urines, se met à râler, à suer abondamment, à rougir, et, après quelques hoquets, reprend sa connaissance, ne gardant qu'une fatigue intense, de la surdité et un égarement plus ou moins prolongé de la mémoire. A aucun moment il ne crie.

Chez ce malade, comme chez les précédents, les phénomènes cérébraux semblent liés à des troubles d'irrigation d'origine bulbaire. Quant aux convulsions, elles semblent elles aussi d'origine protubérantielle ; nous savons d'ailleurs qu'elles peuvent, comme tous les troubles bulbo-protubérantiels, être provoquées par une irritation corticale ou périphérique.

\*
\* \*

II. — Il y a toujours avantage, en clinique, à cerner au plus près la symptomatologie et à remonter, sous l'appareil des manifestations périphériques, vers une définition des troubles centraux. Cette définition, nous devons autant que possible la formuler en termes plutôt physiologiques que pathologiques, et plutôt anatomiques que physiologiques, et nous le pouvons pour le syndrome du noyau de Deiters.

En effet, les phénomènes pathologiques, que nous rencontrons groupés dans un même cadre nosologique, n'ont le plus souvent entre eux aucun lien saisissable à première vue ; aucune donnée d'entente fonctionnelle ne les associe dans la plupart des cas. En revanche, là où la clinique, la pathologie et la physiologie ne permettent aucune interprétation légitimement cohérente, il arrive souvent que l'anatomie nous découvre dans la distribution topographique des centres intéressés, et, entre ces centres, des connexions formelles qui s'imposent d'elles-mêmes à l'attention du clinicien.

Pourquoi les troubles oculomoteurs, par exemple, si rares au cours d'affections oculaires, sont-ils si fréquents dans les affections auriculaires ? Pourquoi, en voyant un enfant loucher par instants, pensons-nous qu'il a peut-être des vers intestinaux ? Pourquoi un polype du nez ou ces mêmes vers intestinaux provoqueront-ils de l'asthme ou des convulsions, de l'épilepsie ? Pourquoi la nausée, le vertige, l'anxiété troublent-ils le regard, pourquoi « tourne-t-on de l'œil » avant la syncope, pourquoi la vue, la sensation de certains mouvements donneront-elles le vertige, la nausée, ou le sommeil ? Pourquoi une peur subite, l'anxiété d'une épreuve provoqueront-elles de la polyurie, de la diarrhée ; pourquoi l'émotion fait-elle trembler, pourquoi dessèche-t-elle la gorge, coupe-t-elle la voix ; pourquoi la douleur fait-elle crier et pleurer ? Pourquoi une simple injection d'eau dans l'oreille donnera-t-elle du nystagmus, de la diplopie ; pourquoi ferons-nous tousser un malade en explorant ses fosses nasales ou son conduit auditif ; pourquoi une esquisse de colique hépatique, gastrique, intestinale, cystique, une crise hémorroïdaire feront-elles surgir du vertige, de la diplopie, des palpitations, de la pâleur, de la sueur, de l'étourdissement, de l'éblouissement, la syncope, les urines nerveuses, etc. ? Pourquoi fait-on rire en chatouillant la plante des pieds et frissonner en l'effleurant seulement ?

Aucune de ces questions, et de mille autres, ne trouve de réponse dans la pathologie elle-même ; bien peu suggèrent une interprétation physiologique. La plupart se résolvent immédiatement par des connexions anatomiques connues, sous lesquelles nous entrevoyons toute une physiologie topographique à définir et à exploiter.

Les centres nerveux réflexes de ces associations de phénomènes, à manifestations périphériques si divergentes, sont parfois intimement associés. Et ces connexions anatomiques ont leurs raisons d'être, justifiées par une appropriation physiologique que nous ne soupçonnons que rarement, mais que nous avons tout intérêt à envisager de confiance comme la seule explication de presque tout ce qu'il nous reste à connaître de la physiologie pathologique.

Le système des centres bulbo-protubérantiels, cette première capitalisation de toute la vie organique, nous apparaît comme un clavier minuscule au sein d'un orgue immense ; la moindre de ses irritations a d'énormes retentissements périphériques ; chaque centre est comme la touche dont le simple contact va mettre en branle de vastes sonorités harmoniques. Si nous traduisons en termes «bulbaires », en évocations anatomiques, le jeu des symptômes qui définissent telle crise, telle patholo-

gie, nous saisissons des combinaisons consonantes ou
dissonantes, avec des affinités ou des antagonismes ;
tantôt c'est une aura qui d'un trait chromatique éveille
successivement les réactions de centres contigus et aboutit en pleine décharge sur quelque gros centre essentiel,
pour se résoudre au delà sur d'autres centres où s'éteint
son action ; tantôt l'aura est explicite et s'étale, tantôt
elle est condensée, ou enjambe certains centres pour
effleurer en arpèges certains autres ; tantôt la symptomatologie se combine en accords prolongés, associant
divers centres dans une harmonie cohérente et progressive, avec des accidents, des figures cliniques différentes. L'anatomie du bulbe est assez faite aujourd'hui
pour nous permettre souvent de transposer en termes
bulbaires l'écriture clinique telle qu'elle naît tout d'abord
de l'expression périphérique des caractères extérieurs
de la maladie. Cela guide l'interrogation et l'investigation,
et formule plus intelligiblement.

Les centres nerveux, quel que soit leur siège, peuvent
être intéressés d'une façon légère ou brutale, lente ou
brusque ; ils peuvent être effleurés, léchés par une irritation de voisinage, par une onde irradiée qui, partie d'une
région parfois lointaine, viendra mourir à leur seuil ;
mais ils peuvent aussi être violemment et totalement
frappés comme d'un coup de massue. Tel sujet porteur
d'une légère affection labyrinthique n'accusera même
pas de vertige, il faudra la recherche du signe de Romberg pour montrer ses défaillances vestibulaires. Il sera
*vertigineux* sans le savoir. Tel autre aura des *crises* de
vertige, des *accès* avec paroxysmes ; tel autre sera surpris par une *attaque* de vertige, c'est-à-dire atteindra
presque d'emblée le paroxysme ; chez cet autre l'*ictus*
vertigineux sera tel qu'il tombera à terre avant même
d'éprouver aucune sensation vertigineuse. Ces divers

termes classent la douceur, la lenteur ou la brusquerie
du trouble, nullement ses degrés de complexité ou de
simplicité, ni sa nature. Une absence passagère chez
certains sujets a la valeur légitime d'une crise d'épilepsie, un léger vertige se substituera à une colique hépatique, un embarras momentané de la parole sera l'équivalent symptomatique d'une apoplexie générale chez un
sujet déjà marqué par le processus. Mais il faut se garder, pensons-nous, de laisser à ces termes leur acception
courante qui ne s'adresse qu'à l'aspect extérieur et qui
date le plus souvent de conceptions pathologiques sous
lesquelles on n'a pas encore cherché à définir la véritable et directe expression symptomatique. Je l'ai montré autrefois par le vertige, que dix malades et dix
médecins pris au hasard définiront différemment.

Un symptôme nucléaire, comme le vertige par exemple,
n'apparaîtra la plupart du temps que dans le cas d'une
susceptibilité particulière. Le vertige, qu'il vienne de
l'estomac, de la vue, de l'oreille ou de n'importe quelle
irradiation internucléaire, sera la réaction propre du
noyau de Deiters, et, si celui-ci semble réagir hors de
propos, il est fort probable qu'il y est préparé par une
affection parfois silencieuse de l'oreille périphérique. Il
en est de même de tous les centres bulbaires de la nausée, de l'asthme, de l'oppression, de la polyurie, etc.

Ou le noyau est simplement susceptible et sa réaction
est purement symptomatique : c'est le vertige, l'asthme,
l'oppression, l'angor, la migraine, l'épilepsie réflexes,
avec les formes *larvées,* si nombreuses, de ces affections.
Ou bien le noyau intéressé semble s'irriter de lui-même :
c'est la forme *adulte,* la forme majeure, le vertige,
l'asthme, l'angor, la migraine, l'épilepsie, la polyurie
essentielle, avec leur tenue clinique propre et en apparence indépendante. C'est toujours le même noyau qui

réagit dans la forme larvée ou dans la forme adulte, dans la forme fruste ou essentielle, car il n'y a qu'un point des centres nerveux qui donne l'asthme et nul autre. Tel sujet, dans sa jeunesse, fera de l'asthme réflexe à toute heure et à tout propos, surtout s'il est adénoïdien du pharynx nasal ou du médiastin ; plus tard il aura le grand asthme nocturne, l'asthme essentiel, adulte. Tel autre changera de noyau et passera des lithiases à la migraine, de l'asthme au vertige ; les cas ne sont pas rares de migraines remontées qui deviennent du vertige paroxystique, de la fausse angine de poitrine. La ménopause et les accidents de ce qu'on a appelé la diathèse sexuelle favorisent ces substitutions.

Le vertige, quel que soit son point de départ, est toujours une irritation des noyaux vestibulaires, et la susceptibilité de ces noyaux étant généralement préparée et entretenue par les affections périphériques de l'oreille, il importe d'en faire la pathologie.

## ÉTIOLOGIE

1. *Lésions de l'appareil de perception.* — A. *Neuro-épithéliums auriculaires.* — On ne doit pas oublier que les papilles nerveuses de l'oreille interne reposent sur un plan dur, la paroi osseuse dans le vestibule, la membrane basilaire rigide dans le limaçon, et qu'elles sont baignées par un liquide auquel son incompressibilité permet de transmettre aux terminaisons nerveuses toute la pression qu'il reçoit d'autre part. Ajoutons que des corps solides et inertes (otolithes), des corps inertes et compacts solides (cupules terminales), rendent l'impulsion du liquide plus sensible encore aux éléments nerveux pris ainsi

entre l'enclume de la paroi rigide et le marteau du liquide endolymphatique incompressible.

1. Nous nous expliquons ainsi le vertige, l'étourdissement, le bruit intense, l'oppression brusque qui accompagnent la *commotion labyrinthique* (cas de Duplay, de Moos, de Toynbee, de Grainger Stewart, d'Urbantschitsch, de Gellé insufflant brusquement de l'air dans le conduit avec la poire de Politzer, de Némier (*Gaz. des hôpitaux,* avril 1889), par la détonation d'armes à feu, etc. Sans doute certains de ces symptômes peuvent être et sont généralement attribués à la commotion endo-crânienne qui coïncide souvent, et il est bien difficile de faire le départ des deux sièges possibles de ces symptômes. Contentons-nous d'accepter comme très vraisemblable leur origine labyrinthique.

2. Les *fractures du rocher*, avec ou sans issue de liquide céphalo-rachidien ou labyrinthique, peuvent nous donner des symptômes vertigineux (cas de Politzer, Voltolini, Owen Pomeroy, Tronchet, *Bulletin médical,* 16 août 1891). Nous avons soigné quelque temps, à l'hôpital Cochin, un couvreur chez lequel, à la suite d'une chute de 6 mètres sur la tête, le D^r Manouvriez, de Valenciennes, avait constaté une double fracture des rochers, avec issue abondante de liquide mêlé de sang. Ce malade nous vint parfaitement guéri de ses fractures depuis deux ans, ne gardant de son accident que de violents accès de vertige avec latéropulsion, bourdonnements d'un même côté, surdité de l'autre.

3. L'*inflammation* de l'oreille interne, la labyrinthite, quelle que soit la nature de l'agent infectieux, pourra produire le symptôme vertige. Owen Pomeroy en a donné quelques cas, Moos la signale dans la fièvre typhoïde, la scarlatine, la variole; Lannois, Money, Bobone et quelques auteurs l'ont étudiée dans l'influenza ;

Voltolini avait d'ailleurs le premier décrit l'otite labyrinthique.

4. La *carie,* sur laquelle nous n'insisterons pas.

5. Les *tumeurs* du labyrinthe, dans la syphilis (Four-
nier, Moos). Ce dernier a signalé le vertige, le bourdonnement, la surdité et des hallucinations.

6. La *sclérose* peut vraisemblablement étouffer par plaques l'épithélium nerveux en étranglant les éléments
délicats qui le forment et produirait ainsi des symptômes
labyrinthiques, dissociés ou limités. Nous n'en avons
trouvé aucune observation avec vertiges.

7. Les *dépôts albumineux, calcaires,* formant des ilots
comparables à ceux des rétinites.

8. Les *hémorragies* locales et partielles, ou totales.
La maladie de Ménière typique est due à une inondation labyrinthique. A. Robin cite un hémophilique de Bouchard atteint de vertige, de surdité et de purpura. Les
extravasations sanguines ont été signalées dans la méningite suppurée de la base (Moos), dans la fièvre typhoïde,
la méningite cérébro-spinale, la scarlatine, la rougeole,
les oreillons, par Passavant, Politzer, Toynbee, Guye,
Steller, Lucæ, Moos, cités par Gellé. D'après Saint-John
Roosa, Sexton, Dalby, Kipp, Moos, cités également par
cet auteur, elles se sont montrées dans les lésions syphi-
litiques de l'oreille interne, d'après Habermann (*Prager
med. Woch.* 1890) dans l'anémie pernicieuse, d'après
Lannois dans la leucémie. Elles reconnaîtront également
comme cause l'état brightique.

B. *Conducteurs nerveux.* — Nous retrouverons les mêmes
causes s'adressant, non plus aux papilles étalées, mais à
la tige même de l'arbre nerveux qui peut être lésé par :

9. La *commotion* ;

10. Les *fractures.*

11. Les *inflammations* (les névrites de l'acoustique dans

les méningites otitiques et tuberculeuses, ou cérébrospinales, sont regardées comme très fréquentes, presque constantes par Gradenigo, congrès de Berlin 1890).

12. La *carie*.

13. Les *compressions,* par exostoses ou autres tumeurs (Gellé rappelle que Lebert et Virchow disent que, de tous les nerfs crâniens, le nerf labyrinthique est le plus souvent atteint par le néoplasme). Weill cite des cas de Moebius, de Hutchinson).

14. La *sclérose* avec ou sans tabes.

15. Les *dépôts albumineux.* — Gradenigo (*Il Sordomuto,* octobre 1890) admet pour le nerf auditif des lésions identiques à celles de la névro-retinite albuminurique chez un malade atteint de néphrite avec surdité, bourdonnement et vertiges. Lannois les trouva dans la leucémie (*Annales des mal. de l'oreille,* 1892).

16. Les *hémorragies* également signalées.

17. Les *œdèmes,* dans certaines affections cardio-rénales, maladie de Bright.

18. A ces causes d'irritation immédiate des papilles et des conducteurs, il convient d'ajouter les *intoxications,* soit par le sang, soit par les produits passant du sang dans le liquide endolymphatique. Nous citerons le vertige goutteux, urémique, diabétique, etc. Weill signale le camphre, l'aconit (Orfila), l'arsenic (Desgranges, Tardieu), les couleurs d'aniline (Bergeron), le cyanure de potassium, les champignons (Lionet), l'iodure de potassium à haute dose (Dessaignes), l'antipyrine (Faire), la digitale (Bouvier, Ducroix), l'ergot de seigle, l'oxyde de carbone, le sulfure de carbone (Delpech), la ciguë (Musgrave et Bennett), la nicotine, la cocaïne. Certains de ces poisons agissent sans doute aussi par troubles de l'appareil circulatoire et par congestion locale. Ajoutons-y les poisons bactériens des affections chroniques ou aiguës.

**II.** *Troubles de l'appareil de transmission.* — C. *Obstacles à la compensation labyrinthique.* — Nous avons déjà examiné, à propos des perceptions baresthésiques et manoesthésiques, comment s'alimentaient les liquides de l'oreille interne et comment se faisait la régulation de leur tension. Nous devons y insister plus méthodiquement en recherchant d'une façon systématique les obstacles particuliers à chaque forme de compensation.

Le labyrinthe se soustrait normalement aux variations excessives de tension et surtout à la compression, par deux sortes de voies d'échappement : les unes sont endocrâniennes, les autres tympaniques. Quand la tension labyrinthique descend au-dessous de la tension d'équilibre, le renouvellement rapide du liquide suffirait à lui seul pour rétablir facilement la tension convenable ; il n'en est pas de même quand elle s'accroît excessivement et les voies de résorption semblent moins praticables : aussi les troubles sont-ils presque toujours dus à un excès de tension.

En dehors de la résorption et de la transsudation séreuse, qui sont des procédés assez lents, le labyrinthe lutte contre les variations passagères ou continues de sa tension par les variations de sa capacité. Nous n'étudierons que les augmentations de capacité, celles où se manifestent le mieux les obstacles pathologiques. Il suffira de supposer un mécanisme inverse pour les réductions de capacité.

*Compensation endo-crânienne.* — De l'utricule et du saccule, ce dernier réuni à la rampe moyenne du limaçon par le canal d'union, partent de fins canaux membraneux qui s'abouchent et forment le ductus endolymphaticus, passant par l'aqueduc du vestibule et terminé à la face postérieure du rocher par le sac endolymphatique dans lequel, d'après Rudinger, s'ouvrent de petits canaux mettant le récipient endolymphatique de l'oreille interne en communication avec les espaces lymphatiques de la dure-mère. Il y a là une voie d'équilibration entre la pression des espaces lymphatiques endo-crâniens et celles des espaces lymphatiques de l'oreille, par laquelle l'oreille participe aux stases lymphatiques et aux congestions passives de la cavité crânienne.

19. *Une exostose, une tumeur, un bouchon albumineux,* peuvent supprimer la circulation par les conduits endolymphatiques. Un malade leucémique de Lannois *(loc. cit.)* présentait à l'autopsie, entre autres lésions, un exsudat albumineux bouchant complètement le canal de réunion et le saccule.

Autour de ce conduit, dans l'aqueduc du vestibule, existe une gaine lymphatique faisant communiquer la périlymphe avec les espace sarachnoïdiens. De même, les canaux accessoires de Siebenmann, la gaine même du nerf de la huitième paire et l'aqueduc du limaçon.

20. Les *mêmes causes* de *compression* et d'*oblitération* peuvent se présenter ici, ainsi que les lymphangites et la sclérose.

Le même malade de Lannois présentait aussi des formations osseuses comblant les espaces périlymphatiques des canaux en respectant les canaux membraneux. Lannois cite un malade de Politzer, et un autre de Steinbrugge, qui avaient également les canaux périlymphatiques oblitérés par une formation conjonctive plus jeune, non ossifiée.

La compensation par voie endo-crânienne peut donc se trouver supprimée par oblitération des voies émissaires du labyrinthe sur les espaces lymphatiques de la cavité crânienne.

*Compensation tympanique.* — Elle se fait tout d'abord par la distension de la membrane de la fenêtre ronde qui se laisse refouler dans la cavité tympanique. « J'ai trouvé, dit Gellé, sur un sujet atteint de vertige de Menière, avec la soudure de l'étrier, une membrane de la fenêtre ronde bombée en dehors. » (Voir aussi Duplay, Owen Pomeroy 1891.) Les obstacles à cette distension sont :

21. La présence dans les caisses d'un *exsudat,* d'une *collection* purulente, de masses cholestéatomateuses, de poudre d'acide borique formant ciment, etc. « La compression, dit Gellé, et l'accroissement de la tension intralabyrinthique sont des conditions faciles à trouver dès que la fenêtre ronde est immobilisée (Duplay). Alors, le moindre déplacement en dedans de l'étrier est un choc sur le nerf labyrinthique et devient l'origine de vertige et de bourdonnement d'oreilles ; on le produit alors expérimentalement à volonté (Duplay, Gellé). C'est ainsi que toutes les collections aiguës ou chroniques de la laisse, qui donnent lieu à la compression labyrinthique, causent les troubles fonctionnels précédents. »

22. La *sclérose* et la rigidité de la membrane.

Gellé (*Oreille, surdité,* II, p. 164) dit : « Le labyrinthe dont les fenêtres sont raidies ou immobilisées se trouve transformé en une sorte de manomètre de la pression sanguine ; le vertige est le signe indiquant une tension exagérée par la commotion ou l'excitation anormale des nerfs des canaux semi-circulaires. La lésion auriculaire moyenne constitue la prédisposition. »

C'est aussi l'action du frénateur tympanique interne, ou muscle de l'étrier, qui peut, dans une faible mesure, altérer en dehors la platine de l'osselet et augmenter ainsi la capacité labyrinthique. Ce mécanisme peut être rendu impossible.

23. Par *paralysie faciale.* — Le facial contribuant à l'innervation du stapédius, Gellé (*Annales des mal. de l'or,* 1890, p. 178) a trouvé 14 cas de vertige sur 21 cas

de paralysie faciale d'origine otitique grippale. Il cite Pierreson (1857), Ball (1880), qui ont signalé le vertige dans la diplégie faciale. Le nerf de Wrisberg peut vraisemblablement compenser les effets de la paralysie faciale du côté des osselets, au moins pour les écarts brusques de pression.

24. Par sclérose et rigidité de la membrane qui relie l'étrier au pourtour de la fenêtre ovale : c'est l'*ankylose de l'étrier*.

Gellé (*Oreille et surdité*, II, p. 173) cite un cas où l'étrier était soudé, et un autre où il n'était qu'immobilisé par des brides scléreuses. Il en existe d'autres observations.

25. Par *rétraction* extrême du marteau, entraînant en dedans et en haut l'enclume et fixant l'étrier dans son cadre osseux, observation de Gellé (*Oreille, surdité*, II, 181). Les causes de cette rétraction sont multiples, extra ou intratympaniques.

26. Par *ankylose* de toute la chaîne des osselets. Gellé (*loc. cit.* 173) a observé un cas où les osselets étaient liés par des replis muqueux et immobilisés du dedans au dehors ; on conçoit que la compensation tympanique ne puisse se faire de ce côté.

27. Par *crampe* ou *spasme* du frénateur tympanique externe, ou muscle du marteau (cas de Burnett et Hinton, crampe des masticateurs, etc.).

Telles sont les principales causes d'incapacité compensatrice du labyrinthe. Dès qu'elle apparaît, le neuro-épithélium est à la merci de toutes les variations de tension du liquide qu'il sépare de la paroi osseuse servant ici d'enclume, et les symptômes labyrinthiques apparaissent au moindre écart.

Remarquons cependant que les causes de compression agissent uniformément sur tout le récipient périlymphatique dont toutes les parties communiquent entre elles.

Les récipients endolymphatiques, utricule, saccule et
rampe moyenne, se trouvent réunis par des canaux membraneux d'une grande ténuité ; il s'ensuit que le limaçon
membraneux peut, par exemple, par oblitération du canal
de réunion, perdre sa faculté de compensation et le maní-
fester par des symptômes auditifs, alors que le saccule et
l'utricule resteront silencieux. De même l'utricule et les
canaux peuvent être isolés des voies d'échappement du
liquide endolymphatique par oblitération de la branche
utriculaire du conduit endolymphatique. Le vertige permanent avec paroxysme pourra donc se manifester indépendamment et en dehors de tout symptôme cochléaire
ou sacculaire. Un simple bouchon albumineux dans l'un
ou l'autre de ces conduits, et tel brightique deviendra
sourd, tel autre aura du vertige de Menière. Une hémorragie distendra le saccule sans intéresser l'utricule, etc.
Ceci peut, dans une certaine mesure, nous expliquer
comment les symptômes de compression labyrinthique
peuvent être associés sous forme de syndrome de Menière,
ou nettement dissociés.

D. *Abaissement exagéré de la tension labyrinthique.* —
Nous n'en pouvons relever que peu de causes.

C'est, tout d'abord :

28. L'*anémie* céphalique, avec le vertige anémique de
Guéneau de Mussy, le vertige coïncidant avec les purgations, les sudations abondantes, les diarrhées, les congestions viscérales formant dérivation brusque, les débâ-
cles intestinales, succédant à de longues constipations,
le flux hémorroïdaire, les épistaxis, les hémorrágies de
tout ordre, la saignée, les vomissements, la faim trop
sentie. C'est le vertige de la chlorose sans brightisme, le
vertige des convalescents, des alités, des vieillards (Bachelet) survenant quand le malade s'assied ou pendant la diges-
tion ; c'est le vertige qui suit l'accouchement, le vertige de

l'insuffisance aortique (Potain), le vertige essentiel de
Ramskyll (dilatation des cavités droites du cœur); c'est
sans doute aussi le vertige des névroses, des spasmes vasculaires, celui de l'anémie hystérique, le vertige des neurasthéniques, le vertige gastrique de Trousseau, avec sensation de vide et de constriction céphalique qui disparaît
(Lasègue) quand l'estomac prend une véritable maladie.

Certains médicaments qui abaissent la tension sanguine
produisent le bourdonnement et le vertige : ce sont, à doses
faibles, le salicylate de soude (Köhler, Danewsky), le
sulfate de quinine, l'opium, la morphine, la nicotine.
Kiesselbach (*Monatschr, f. Ohr.* sept. 1889), traitant les
bourdonnements d'oreilles par des injections de quelques
gouttes de cocaïne à 2 pour 100 dans la trompe d'Eustache,
remarque, avec une anémie profonde de la caisse, des
symptômes vertigineux.

29. *Rupture ou érosion de la fenêtre ronde* et issue du
liquide périlymphatique. Politzer et Voltolini, cités par
Weill, ont observé des fissures traversant la fenêtre ronde
dans un cas de fracture, avec extravasations sanguines.
Boeters (*id.*) décrit un cas de perforation brusque des
fenêtres labyrinthiques avec violent vertige, nausées et
vomissements.

30. *Diminution de la pression de l'air de la caisse.* —
Le vertige a été observé dans ce cas par Bonnafond.

31. *Diminution de la pression de l'air du conduit.* —
Mal des montagnes, des hauteurs. Le vertige peut aussi
se produire pendant que le médecin opère des raréfactions dans le conduit.

32. *Augmentation de pression de l'air de la caisse,* provoquant le refoulement en dehors de la membrane du
tympan avec extraction de l'étrier. Guye a signalé le vertige
après la douche d'air de Politzer, dans un cas de catarrhe
tubo-tympanique. Gellé a observé le vertige chez certains

malades quand ils se mouchaient ou éternuaient. Un de
ses malades, de père asthmatique, avait, après la douche
de Politzer, non pas du vertige, mais du spasme glottique,
avec toux et aphonie, ce qui nous montre des irradiations
bulbaires extrêmement sensibles, puisque l'irritation labyrinthique ne se manifestait pas et influait secondairement.
Il arrive ainsi que beaucoup de malades, très sensibles à
la nausée, ont la nausée quand ils devraient avoir du
vertige, ou de l'oppression au lieu de vertige. Lœwenberg
(*Bulletin médical,* août 1891) décrit une forme bénigne
du vertige de Menière produite, soit par le mouchage, soit
par la douche de Politzer ; le vertige peut apparaître quand
la trompe cède trop facilement et s'ouvre, ou quand le
tympan immobilisé par le cérumen ne se laisse pas refouler.

Lœwenberg admet qu'à l'état normal l'étrier est attiré
en dehors de la fenêtre et que l'augmentation de l'air
dans la caisse le refoule et produit ainsi une compression
labyrinthique. En fait, il est facile de reconnaître au
contraire que la poussée de l'air s'exerçant sur toutes les
parois de la caisse, c'est la membrane du tympan qui doit
en recevoir la plus grande part, et attirer en dehors la
chaîne des osselets.

33. *Soustraction de liquide,* soit par fracture du rocher,
soit par lésion expérimentale (expériences classiques de
Flourens, etc.).

34. *Spasmes du frénateur interne.* — Le muscle de
l'étrier étant innervé par le facial, on conçoit qu'il prenne
part aux tics de la face. Gellé (*Oreille, surdité,* II, p. 63)
donne l'observation d'un jeune homme chez qui des vertiges
apparurent à la suite d'une pharyngite, et chez qui la chorée
n'avait laissé à sa suite que de rares accès de légers tics
du facial. Bien que cette observation, à cause de la pharyngite qui peut à elle seule expliquer le vertige par
catarrhe tubaire, ne soit pas absolument probante, nous

la donnons comme la plus vraisemblable de celles que nous avons pu réunir, avec celles de Burnett et de Hinton.

35. Nous pourrons ajouter ici la *paralysie du frénateur externe* ou muscle du marteau, laissant son antagoniste entraîner en dehors la chaîne des osselets. Nous n'en avons pu trouver aucune observation.

La facilité avec laquelle s'établit la transsudation séreuse compensatrice nous permet de, croire que ces causes ne peuvent avoir d'effets prolongés ; les membranes peuvent se refermer, et d'ailleurs certaines des causes énoncées plus haut peuvent agir directement par lésion de l'appareil de perception.

E. *Augmentation excessive de la tension labyrinthique.* — L'excès de tension labyrinthique se produit de deux façons : par action centrifuge ou par action centripète. Nous appellerons compression centrifuge celle que subit le neuro-épithélium auriculaire par le fait d'un accroissement spontané de la tension du liquide, grâce à la participation plus ou moins complète de cette tension à la tension artérielle, supérieure à la pression atmosphérique. Nous nommerons compression centripète toutes les augmentations de pression par le fait d'une action refoulante des parties mobiles de la paroi labyrinthique (fenêtres ovale et ronde), déplacées de dehors en dedans par une foule de causes extérieures au labyrinthe.

*Compression centrifuge.* — Nous avons vu que le sérum sanguin, pour passer dans les récipients endo-lymphatique et péri-lymphatique, devait traverser la paroi artérielle d'abord, puis l'endothélium qui tapisse les parois membraneuse et osseuse du labyrinthe. La pression labyrinthique peut donc augmenter :

36. Par *lésion des parois artérielles.* — L'athérome est cité par Bachelet (1868). Les autopsies de Ménière, de Gruber, l'avaient trouvé d'abord. Althaus (*Deutsch.*

*Arch. klin. Med.*, XIII) a signalé les inondations labyrinthiques par rupture d'anévrysmes miliaires. Walcker,
Politzer, Steinbrugge, Lannois, ont trouvé des hémorragies spontanées dans le labyrinthe, surtout dans les
espaces périlymphatiques chez des leucémiques (Lannois,
*Ann. des mal. de l'or.*, etc., janvier 1892). On peut les
supposer chez les brightiques artérioscléreux et dans
beaucoup de maladies à lésions artérielles.

37. Par *paralysie vaso-motrice.* — Brown-Séquard (1869)
avait remarqué qu'en lésant le corps restiforme, on dé-
terminait de l'hémorragie labyrinthique; MM. Duval et
Laborde (thèse de Baratoux, 1881) ont montré que chez
le chien, le lapin et la grenouille, le centre vaso-moteur
de l'oreille se trouvait entre le noyau de la racine sensitive du trijumeau et la première paire dorsale, et que ce
centre irrité provoquait également des hémorragies labyrinthiques. Ménière a observé le vertige causé par le
froid humide, Brunner par la chaleur excessive. Jones
(cité par Weill) a noté le vertige pendant des attaques
d'épilepsie accompagnées d'une élévation de température au niveau de la tête. On peut attribuer à la paralysie
vaso-motrice les cas de vertige dans la névropathie cé-
rébro-cardiaque de Krishaber, dans la névralgie générale de Valleix, le goitre exophtalmique, observé par
Urbantschitsch. La congestion paralytique du labyrinthe
a été considérée comme cause du syndrome de Ménière
neurasthénique par L. Suñe y Molist (*Rev. de laryngolo-
gia*, sept. 1891). Beefor (cité par Weill) a remarqué que
chez les épileptiques la sensation de rotation vertigineuse ayant lieu, par exemple, de gauche à droite, c'est
à droite que le spasme commence. Nous avons pu observer, chez un syphilitique cérébral du service de M. Dieulafoy, qui avait près de quatre cents attaques épileptiformes par jour, que chaque attaque commençait par

une sensation d'anxiété, traduite par la crispation très
marquée des sourciliers et des frontaux, accompagnée
de mouvements incohérents des globes oculaires, indiquant peut-être un vertige que l'état du malade ne per-
mettàit pas de rechercher par interrogation ; puis les
yeux se tournaient à droite très fortement, la tête se tour-
nait elle-même à droite ; le bras droit et tout le côté se
crispaient, puis les convulsions cloniques apparaissaient
en même temps qu'un nystagmus très rapide. Il y a évidemment dans le vertige de cause cérébrale une liaison
entre le côté atteint par les convulsions et le sens du
vertige. Il s'agit ici du vertige cérébral, car l'autopsie a
montré une gomme du pied de la deuxième frontale et
des parties voisines de l'insula.

Babinski a montré que dans des cas de surtension des
liquides céphalorachidiens et labyrinthiques la susceptibilité de l'oreille au vertige voltaïque était diminuée ;
et qu'en soustrayant une certaine quantité de liquide par
ponction lombaire, cette susceptibilité redevenait normale.

38. *Congestion active ou passive.* — Hinton, cité par
Gellé, regarde comme très fréquente l'hyperémie labyrinthique dans les affections aiguës de la caisse. Des
causes plus éloignées sont signalées, comme l'effort,
l'ivresse, la constipation, les surexcitations morales, la
colère, les mouvements exagérés de la tête, les inclinaisons forcées, le refroidissement (Ménière, Guye), la men-
struation, la ménopause (Ménière), l'insolation (Hand-
field, Jones), l'accouchement (Knapp), les grandes cha-
leurs (Rufz). Guéneau de Mussy, cité par Weill, attribue
le vertige de la chlorose à des congestions cérébrales et
rappelle la pratique ancienne de femmes enceintes qui
soulageaient le vertige par la saignée ; ce vertige apparait à la suite de suppression de règles, de flux hémor-

roïdaire, d'épistaxis, d'accès de goutte. Rappelons ce malade de Bouchard qui eut du vertige avec de la surdité et du purpura. Chez les brightiques, on rencontre fréquemment une aura congestive commençant par des palpitations, de l'oppression thoracique, des bourdonnements d'oreille, de la surdité, du vertige, des éblouissements, des battements pulsatiles dans la tête, etc. Le vertige congestif peut disparaître par une hémorragie. Nous avons soigné longtemps sans succès une malade à l'âge de la ménopause et atteinte, depuis des années, du vertige de Ménière. Le lendemain du jour où nous cessâmes tout traitement, il y eut une perte abondante et le vertige disparut entièrement, pour revenir un mois après.

Dans la dilatation de l'estomac avec constipation opiniâtre, le vertige est fréquent (Bouchard). On le trouve au début des fièvres typhoïdes, fièvre jaune, récurrentes, typhus, etc. Dans la scarlatine, avec ou sans angine (Gellé), dans la grippe (Falconas, 1803), dans les oreillons (Moos), dans la méningite cérébro-spinale, le vertige peut être dû à la congestion.

Les chauffeurs, les cuisiniers, les verriers, les repasseurs, peuvent attribuer leur vertige à la même cause.

39. *Action des médicaments.* — Certains de ceux que nous avons vus abaisser la tension sanguine à faible dose l'augmentent à des doses plus élevées (Kirchner); avec de fortes doses de sulfate de quinine et le salicylate de soude, sur des animaux, on a obtenu une congestion intense du labyrinthe et de l'oreille moyenne avec hémorragies. L'éther, le chloroforme, l'alcool, agissent dans le même sens.

40. *Par lésion de l'endothélium.* — Nous avons vu plus haut que le labyrinthe, abstraction faite de sa forme, pouvait être assimilé à une vaste capsule endothéliale

coiffant des terminaisons glomérulaires, et il serait rationnel d'y rechercher des lésions analogues à celles des néphrites, affectant soit l'artère, soit la capsule endothéliale. Les lésions de l'endothélium, qu'on devrait retrouver dans les infections intéressant le rein, produiront surtout la toxité des liquides labyrinthiques par troubles dans le choix, dans la filtration des produits transsudés ; les lésions de l'endartère provoqueront soit une transsudation trop facile, faisant participer partiellement et progressivement le labyrinthe à la pression de l'arbre circulatoire, soit des hémorragies par suintement, soit de véritables fuites vasculaires, des inondations qui caractérisent la véritable forme du vertige de Ménière, vertige apoplectiforme, ictus labyrinthique, le plus souvent observé chez les brightiques et de même cause que les épistaxis, le purpura, les hématuries, les apoplexies méningées, quand le sang passe directement de l'artère dans le labyrinthe ; ou simplement comparable aux œdèmes, aux hydropisies de ces mêmes malades, mais se produisant dans un récipient clos à parois rigides, au lieu de pénétrer par infiltrations dans des tissus perméables.

*Compression centripète.* — 1° De cause intra-tympanique.

41. *Enfoncement direct de l'étrier.* — Gellé a provoqué du vertige par l'attouchement direct de l'étrier chez un malade, dont le délabrement tympanique rendait cette expérimentation praticable.

42. *Exsudat abondant dans la caisse, hémorragie*, etc. — Hillairet (1861) l'a signalé le premier comme cause du vertige ; Bouchut l'a observé dans une otite consécutive à une angine ; Bonnenfant avec des catarrhes tympaniques ; Guye après tamponnement des fosses nasales ; Gellé dans une otorrhée avec rétention : le vertige cessa

après la perforation ; Krakauer, Voltolini, Cartaz, Lermoyez, l'ont signalé après des opérations intra-nasales (voir aussi *Vertige trijumeau*).

43. *Produits concrets de la caisse,* cholestéatome.

44. *Tumeurs* de la caisse, exostoses, polypes. — Hillairet, 1881, Oven Pomeroy.

45. *Corps étrangers de la caisse.*

46. *Paralysie faciale,* action directe du muscle du marteau. Suspension du rôle frénateur du stapédius. Cas de Gowers, cité par Weill (obs. de Hardy, thèse de Léo), Brunnen, Bonnenfant.

47. *Contraction exagérée, crampe du muscle du marteau, trismus.* — Smidekam (Weill) a observé le vertige consécutif au bruit aigu produit par une sirène ; Weber-Liel a guéri le vertige en ténotomisant le muscle du marteau ; Gellé (*Oreille, surdité,* II, 146) parle d'une dame très impressionnable, qui avait des accès de vertige au moindre bruit, avec tendance à tomber vers la roue des voitures qui passaient près d'elle ; Robin cite un cas, de Burnett, de vertige par crampe du muscle du marteau (?) se produisant par l'entrée brusque dans un milieu où l'on faisait du bruit. Gellé (*Ann. des mal. de l'or.*, déc. 1892), à propos d'un malade atteint de vertige de Ménière, remarque : « Mais le phénomène le plus étrange, c'est l'apparition de vertige dès que le malade veut serrer les mâchoires et mastiquer, l'accès vertigineux formidable se produit aussitôt, le sujet doit cesser de mâcher. La provocation du vertige par la mastication, ajoute Gellé, s'explique si l'on se rappelle la synergie d'activité du tenseur tympanique et des muscles masticateurs. »

2° De cause extra-tympanique.

48. *Rétraction tympanique exagérée,* soit par suppression du réflexe tubaire, soit par oblitération et rupture de l'équilibre entre la pression atmosphérique et la pres-

sion de l'air de la caisse. Burckner (cité par Robin) parle d'une malade prise de bourdonnements, de céphalalgie, de surdité et de vertige, qui disparurent quand il eut établi la perméabilité tubaire ; Blau (*id.*) vit cesser, par guérison du catarrhe tubaire, de la surdité, du vertige, du bourdonnement avec céphalalgie et incapacité de travail. On a invoqué les tumeurs du pharynx, végétations adénoïdes, adénome fongoïde de Guye, pharyngite chronique (Gellé). « J'ai trouvé, dit Gellé, chez une vieille sourde atteinte de vertige de Ménière, dans le service de Charcot, l'immobilisation de l'étrier non soudé, l'obstruction de la trompe, l'enfoncement du tympan, et dans le labyrinthe quelques lésions atrophiques de date ancienne, mais rien aux canaux semi-circulaires. Les lésions limitées à l'oreille moyenne suffisent donc à causer le réflexe cérébelleux par irritation, compression ou commotion du contenu labyrinthique. » Du reste, dans l'épreuve de cet auteur, dite des pressions centripètes, on peut facilement provoquer le vertige (cas de Boucheron).

49. *Élévation de la pression de l'air du conduit,* sans compensation tubo-tympanique.

Dans la cloche à plongeur, le vertige apparaît avec le bourdonnement d'oreille, le battement pulsatile et la semi-surdité, d'autant plus vite que l'oblitération tubaire, quand elle existe, ne permet pas à la caisse de se mettre en équilibre avec la pression extérieure. Quand cette pression est limitée au conduit, la compensation tubo-tympanique est inutile, et c'est encore dans l'épreuve des pressions centripètes que cette élasticité compensatrice de l'oreille moyenne est le mieux mise en lumière et que le vertige apparaît quand elle atteint ses limites.

50. *Corps étrangers, liquides ou solides, dans le conduit.*

— Morisset (*Thèse,* 1878) cite un cas de Vieussens où le vertige avait été provoqué par l'introduction d'une aiguille à tricoter ; Delstanche (*Soc. d'otologie belge,* mai 1890) en a une observation analogue ; Th. Schmidt a observé du vertige causé par l'introduction d'un noyau de cerise ; Heydenreich (graine de tournesol). Les traités abondent d'exemples semblables.

51. *Tumeurs du conduit, exostoses, polypes.* — Hillairet (1861), Duret (*Soc. de biol.,* 1879), provoquaient du vertige et des troubles intellectuels en pressant avec un stylet sur une exostose de la paroi inférieure du conduit, située immédiatement en avant de la membrane (vertige pneumogastrique ou trijumeau).

52. *Bouchons cérumineux.* — F. Hertzog a signalé le vertige avec anxiété précordiale, peur, palpitations (*Monatschr. f. Ohr.,* 1889). Gellé a fait l'autopsie d'une malade du service de Charcot, atteinte de vertige de Ménière et dont un énorme bouchon de cérumen remplissait le méat ; le tympan, enfoncé, était méconnaissable ; les trompes étaient imperméables, les mouvements de l'étrier étaient nuls, la caisse scléreuse, la fenêtre ronde bombée en dehors.

53. *Interventions médicales.* — Injections trop fortes (Schwartz), trop chaudes et trop froides, d'eau dans le conduit. Elles produisent très facilement le vertige et semblent agir soit directement, soit par spasme des muscles tympaniques. Elles peuvent aussi irriter les nerfs sensitifs de la caisse (vertige glossopharyngien) ou du tympan et du conduit (v. trijumeau, v. pneumogastrique). On connaît le cas de vertige labyrinthique de Smidekam, cité par Robin, qui fut pris de vertige avec nausée, vomissement, perte de connaissance pour avoir refoulé ses deux tympans sous une forte colonne d'eau. Le vertige voltaïque, étudié par Ritter en 1803, par

Brunner, par Hitzig, etc., a été repris récemment par Babinski.

54. *Compressions brusques de l'air du conduit.* — Soufflet, plongeon ; cas de Heimann, vertige chez un soldat qui reçut un soufflet d'un de ses chefs.

Il est évident qu'à part les lésions directes de l'épithélium de l'utricule et des canaux, toutes ces causes sont le plus souvent associées et concourent à l'effet commun, la compression labyrinthique et la rupture forcée de compensation.

Si nous résumons les diverses causes directes de vertige, nous voyons qu'il se produit soit par irritation, soit par épuisement du neuro-épithélium auriculaire, dont les fonctions d'orientation subjective peuvent être modifiées de plusieurs façons.

L'orientation subjective directe peut être *exaltée, diminuée, faussée* ou *supprimée* ; dans tous les cas, le vertige apparaît.

Une légère modification dans les conditions physiologiques peut exalter ou fausser les opérations de l'utricule et des canaux ; nous percevons alors d'une manière exagérée ou fausse notre position dans l'espace, et nous pouvons avoir des réactions motrices exagérées ou fausses à leur tour. De même qu'une faible compression auriculaire exalte l'audition, de même nos analyses d'espace prennent des valeurs subjectives et objectives trop fortes et nos réactions motrices, toujours adaptées, trahissent cet état sensoriel par l'exagération des mouvements coordonnés.

Quand une seule oreille est atteinte, ou que les deux le sont différemment, il y a divergence dans les deux orientations, indécision, duplicité d'orientation subjective et le vertige apparaît encore.

Quand nos analyses auriculaires s'atténuent ou disparaissent, l'orientation elle-même peut faire défaut et c'est une cause encore directe du vertige, puisque le vertige est surtout la suppression de notre orientation subjective. Enfin, le vertige peut apparaître par la surexcitation de chacune des fonctions labyrinthiques, par irradiation.

## DIAGNOSTIC

Le vertige labyrinthique ne se reconnaît que par la coïncidence des symptômes labyrinthiques précis. Mais, nous l'avons dit déjà, le vertige est la réaction propre des centres vestibulaires du bulbe. Toutes les modalités de vertige peuvent se rencontrer ici et aucune n'est caractérisée ; les plus énormes lésions de l'oreille, l'élimination totale de l'oreille interne pourront ne pas provoquer le symptôme vertigineux ; le trouble le plus fugace des fonctions auriculaires pourra, en revanche, chez certains sujets, développer les grandes formes du vertige de Ménière. En examinant avec soin les observations de vertige de Ménière chez les différents auteurs, on trouve des cas où le labyrinthe ne peut guère être légitimement mis en cause ; d'un autre côté, bien des troubles vertigineux chez des épileptiques, des neurasthéniques et surtout des néphrasthéniques, sont nettement d'origine labyrinthique.

La forme même du vertige est impuissante à nous révéler son point de départ, il nous faut tout un cortège symptomatique ; le fait même que le vertige s'accompagne de surdité, de bourdonnements, ne peut nous permettre d'affirmer qu'il est d'origine auriculaire. Cependant, quand le malade tombe on voit tourner les objets du côté de l'oreille malade, il est presque certain que le vertige est d'origine auriculaire. Cette origine est certainement périphérique s'il y a paracousie, c'est-à-dire si le malade *entend* le son du diapason placé sur un point de son corps très éloigné de l'oreille, genou, tibia, etc.

Mais la surdité et le bourdonnement sans vertige sont d'observation courante ; le vertige peut donc s'ajouter, mais rien ne prouve qu'il soit dû à la même cause. Il n'y a qu'une vraisemblance. Les signes d'insuffisance auriculaire, la paracousie lointaine, le vertige voltaïque, etc., les lésions les plus évidentes, ne peuvent nous permettre une affirmation. — Tout au plus pourrons-nous croire au vertige labyrinthique, quand le symptôme obéira au traitement local ; et, si l'on a remarqué combien de troubles réflexes étaient liés aux troubles auriculaires, on comprendra que les lésions labyrinthiques, qui avant toutes les autres engendrent le vertige, peuvent également ment l'engendrer de façon si indirecte et lointaine, que nous ne connaissons aucun cas où le vertige véritablement labyrinthique puisse être affirmé *d'une façon absolue* avant toute intervention modificatrice.

Les lésions de l'oreille ne sont pas toutes facilement reconnaissables, certaines ne le sont qu'à l'autopsie. Nous laisserons de côté les lésions, corps étrangers, tumeurs, bouchons cérumineux, inflammations du conduit reconnaissables par l'examen direct. De même les exsudats, les corps étrangers, les tumeurs de la caisse, quand le tympan a disparu.

Quand le tympan est en place, l'examen direct nous révèle encore sa forme, sa transparence, sa rétraction, sa laxité, ses adhérences, ses ruptures, ses dépôts cicatriciels ou spontanés, ses brides, sa mobilité (speculum de Siegle), etc. Un tympan transparent laisse également voir, outre son inflammation propre, les exsudats, les hémorragies de la caisse.

Les troubles fonctionnels des frénateurs tympaniques externe et interne pourront se laisser supposer par la coïncidence de tics et de paralysie, ou de contracture, soit du nerf facial, soit du nerf masticateur, etc. ; les troubles de l'accommodation à l'intensité, par ouïe douloureuse, ou l'épreuve de Gellé. Un autre signe sera le fait qu'en approchant le diapason ou la montre vers l'oreille, le sujet commencera tout à coup, et à un certain point, à l'entendre fortement, alors qu'à quelques centimètres plus loin il ne percevait absolument rien. Ce signe peut d'ailleurs indiquer également un certain degré d'immobilisation des osselets, qui ne se mettront en branle qu'à partir d'un certain degré d'intensité dans l'ébranlement. Mais d'autres épreuves nous permettent d'interpréter dans l'un ou l'autre sens. C'est avant tout le sens de la chute, celui du trouble visuel, et l'existence de la paracousie.

La compression spasmodique du labyrinthe est naturellement paroxystique et le malade attire toujours lui-même l'attention sur ce point. Quand le frénateur interne est paralysé, la compression coïncide souvent avec les mouvements de mastication qui font contracter synergiquement le frénateur externe, avec les bruits subits et trop intenses.

L'immobilisation des osselets peut se soupçonner dans les cas de rétraction tympanique exagérée, de sclérose ancienne ou de corps étranger de la caisse ou du conduit, de masses concrètes dans la caisse, etc. La rétraction tympanique coïncide généralement avec l'oblitération tubaire invétérée ; elle se reconnaît directement quand le conduit est libre, et peut être supposée quand il est bouché.

La sclérose de la caisse est trahie par la sclérose tympanique, l'artériosclérose, l'âge, le tempérament du sujet, l'existence d'otites anciennes, etc. Un bon signe de sclérose de la caisse, quand l'examen est impossible, c'est la diminution de perception des sons aigus avec sensation de réplétion auriculaire. Cependant beaucoup de scléreux entendent mieux les sons aigus.

Si on place un diapason sur les parties osseuses du crâne, le son perçu par l'oreille l'est mieux que par l'air, quand l'oreille moyenne est embarrassée.

Mais dans ce cas l'appareil frénateur de la caisse est irrité par la trépidation. Il vaut mieux placer le diapason sur un point éloigné du corps, d'où le son peut atteindre l'oreille, mais sans être intercepté par la frénation que provoque la trépidation.

Le fait s'explique par la compression labyrinthique et un certain degré d'immobilisation et de rigidité des parties élastiques et oscillantes de la caisse, qui fourniront à l'ébranlement une conduction plus solidienne et plus lourde que ne parvient pas à intéresser l'ébranlement aérien du dehors. Quand l'immobilisation des parties oscillantes de l'oreille est complète, l'audition ne se fait pas ; cela ne veut pas dire que l'appareil de perception soit lésé, cela signifie que l'ébranlement, ne rencontrant plus de parties mobiles dont l'inertie puisse être sollicitée, traverse l'oreille sans l'intéresser. Quand l'étrier est immobilisé, le liquide de l'oreille interne reste immobile, et les tympans et parties solides de l'oreille interne ne peuvent osciller, à moins d'être sollicités par l'ébranlement communiqué par contact direct du corps sonore avec l'organisme. L'appareil de perception peut être excellent, il ne réagit pas à l'ondulation sonore, de grande amplitude et d'énergie presque nulle, tant que l'oscillation des parties inertes ne peut transformer ce mouvement transmis en une oscillation de très faible amplitude et de grande énergie.

Si l'on place entre l'oreille du malade et la sienne un tube otoscopique ordinaire et qu'au milieu de ce tube on laisse vibrer un diapason, on peut comparer directement l'audition du malade à la sienne propre par la durée de la perception. Si l'on pince le tube entre le diapason et l'oreille de l'observateur, on augmente très faiblement la tension de l'air du conduit dans le tube et le malade accuse une augmentation d'audition, ou la retrouve de nouveau si l'expérience a été faite au moment où il cessait d'entendre. Cette épreuve indique une certaine mobilité de l'appareil de transmission, plus précisément de l'étrier. Si au moyen d'une poire on augmente encore la pression dans le tube, la rétraction tympanique immobilise l'étrier, le malade cesse d'entendre : l'étrier est donc mobile (Gellé). La première épreuve est la plus délicate dans ses résultats. Nous renvoyons aux remarquables études de cet auteur pour les résultats que donnent entre ses mains l'épreuve de pression centripète et celle du réflexe d'accommodation binauriculaire, qui pourront être d'une grande utilité dans certains cas, la mobilité de l'étrier étant la condition la plus importante de la fonction de transmission.

L'oblitération de la trompe peut se reconnaître de diverses façons. Comme il importe que la trompe s'ouvre spontanément à l'état normal, il faut s'assurer d'abord qu'il en est ainsi et pour cela éviter toute manœuvre modifiant les conditions ordinaires de son fonctionnement, telle que douche d'air, cathétérisme, etc. L'auscultation tympanique, par le tube otoscopique, au moment où le malade déglutit, nous fait entendre tout d'abord et tout près de nous, la contraction alternative des deux frénateurs tympaniques. Si la trompe s'ouvre, ce bruit s'accompagne du bruit pharyngien bien net qu'on entend également dans la caisse. Si la trompe ne s'est pas ouverte, le bruit de la déglutition pharyngienne reste voilé, lointain. En faisant bâiller le malade, on entend au commencement un souffle palatin éloigné qui devient subitement tout proche et de résonance tympanique, si la trompe s'ouvre ; si le sujet émet un son en bâillant au moment où la trompe est ouverte, l'autophonie que remarque le malade se traduit pour l'observateur en une résonance prochaine et subite du son qu'il ne percevait que faible et lointain.

Les autres procédés employés, cathétérisme, douche d'air quand le malade avale, gonfle les joues, dit : « houck », prouvent que l'air passe quand on réussit à le faire passer, mais n'indiquent pas la liberté tubaire à l'état normal. Ils sont aussi utiles pour le traitement qu'inutiles pour le diagnostic, au moins dans leurs résultats positifs. La nature de l'oblitération tubaire pourra être connue, soit par l'auscultation pendant le passage forcé de l'air du pharynx nasal dans la caisse (souffles, râles, etc.), ou par l'examen du pharynx nasal lui-même.

Enfin du côté de l'oreille interne, peu de signes auront une valeur précise : la dissociation nette des symptômes labyrinthiques pourra nous faire supposer soit une lésion localisée des papilles de ce nerf, soit l'interruption des voies endolymphatiques que réunissent les différents récipients entre eux, etc. Les autres causes ne pourront que se supposer par l'examen général.

Nous ne voudrions pas ici entrer dans de plus grands détails, et nous nous bornons à indiquer les procédés de recherches que pourront directement employer les médecins non spécialistes.

Le traitement de chaque lésion et de chaque cause appartient également au spécialiste ; nous nous arrêterons à quelques procédés très utiles.

Quand l'oblitération tubaire est récente, des aspirations

nasales d'eau légèrement salée, bien chaude, que l'on rejette par la bouche, suffisent très généralement à rendre aux trompes leur perméabilité.

D'autre part, quand il y a insuffisance de compensation labyrinthique et qu'on ne peut agir sur les parties atteintes, il y a encore un grand avantage à diminuer la tension endolymphatique par des purgations et surtout par le régime lacté, la fonction rénale jouant un rôle très direct dans la régulation de la tension labyrinthique.

Quand le médecin peut connaître la cause directe du vertige labyrinthique, il en trouve généralement le remède ; dans tous les cas il y aura avantage à faire préciser le diagnostic et le traitement par un spécialiste.

Il arrive que des malades sont traités longtemps pour du vertige stomacal sans succès, alors que le premier examen du spécialiste montre la cause directe du vertige labyrinthique et la supprime. D'autre part nous avons rencontré des malades atteints de vertige de Ménière et qui avaient subi sans succès divers traitements auriculaires et que la découverte de leur état néphrasthénique nous permit de guérir très rapidement par le régime lacté.

I. *Vertige olfactif.* — Nous n'avons aucune donnée anatomique qui puisse nous expliquer la production directe des accidents vertigineux d'origine olfactive. Nous ignorons absolument comment le bulbe olfactif est mis en rapport avec les régions centrales dont la lésion ou l'irritation provoquent la désorientation subjective. Cependant, il est évident que beaucoup d'animaux s'orientent par l'odorat et se définissent à eux-mêmes un espace olfactif dans lequel ils se dirigent aussi sûrement et plus sûrement même parfois qu'au moyen des autres sens. Si l'appareil de l'olfaction est apte à définir, pour ces animaux, le lieu des points odorants, le moindre trouble de cette fonction de localisation objective peut, par renversement, réagir sur l'orientation subjective de l'animal et lui donner des notions fausses sur sa position dans cet espace ainsi défini ; l'équilibration et l'orientation en souffriront aussitôt. Il faut avouer que cette question n'est pas suffisamment étayée par l'expérimentation et que nous ne pouvons même pas la formuler physiologiquement, comme nous le ferons pour les appareils oculaires, auriculaires et tactiles.

Chez l'homme, le flair, assez délicat comme analyse qualitative et quantitative, est très inférieur dans l'exercice de la localisation. Il est donc fort probable que le vertige olfactif est un vertige d'irradiation provoqué par certaines sensations ou trop aiguës ou trop spéciales.

La clinique nous offrirait sans doute peu d'observations de vertige olfactif ; nous pouvons néanmoins en rencontrer des exemples autour de nous. Certains parfums, comme ceux des composées en particulier, dont les fleurs, chauffées par le soleil, exercent sur certaines personnes une griserie plus ou moins profonde, peuvent provoquer, selon l'intensité et selon les spécialités individuelles, soit de la lourdeur de tête, soit une demi-pâmoison caractérisée par une sensation d'élargissement, d'éblouissement olfactif, d'épanouissement intérieur de tout l'être, dont l'aboutissant est le vertige. J'emprunte à l'intéressant travail de Joal (Vertiges et odeurs, Rueff, 1901) quelques citations. « Valmont de Bomare (*Dict. d'hist. nat.*) écrit que les parties subtiles et odorantes de la bétoine fleurie sont si vives que les jardiniers et autres gens arrachant cette plante deviennent ivres et chancelants comme s'ils avaient bu du vin. » Lesser (*Théologie des insectes*) dit que l'odeur des cantharides donne le vertige. Guersent remarque les nausées et le vertige déterminés instantanément chez certains individus par l'odeur de la rose (*Dict. des sc. médicales*, 1818). De même pour l'œnanthe safranée, la mandragore, le jasmin, le mimosa, l'héliotrope, etc. Joal tire ensuite d'autres souvenirs de la *Faute de l'abbé Mouret* et de l'*Assommoir*. On sait combien les facultés olfactives étaient exaltées chez Zola. Joal cite plusieurs intéressantes observations personnelles. J'ai connu un agoraphobe qui avait des accès, chaque fois qu'il respirait un parfum un peu vif, lesquels le forçaient à se cacher entre deux portes pendant parfois une heure. Remarquons enfin avec Joal et tous ceux qui ont éprouvé le mal de mer combien les odeurs de machine graissée et les émanations des chambres provoquent le mal de mer chez des gens qui résistent aux actions mécaniques du tangage et du roulis. L'encens, et certains parfums orientaux engendrent facilement une sensation d'étourdissement, d'engourdissement et d'énervement toute spéciale que certaines natures recherchent comme une volupté olfactive et psychique, et que d'autres tempéraments ne peuvent tolérer. Le vertige pourra apparaître chez les uns comme chez les autres.

L'odeur de quelques substances provoque la nausée plus encore que leur goût, et nous n'ignorons pas d'ailleurs que nous prenons souvent pour des perceptions gustatives des perceptions purement olfactives. Les odeurs trop mélangées grisent plus vite que les odeurs simples, de même que le mélange des vins trouble plus vite que l'usage immodéré d'un même vin. Certaines personnes ne peuvent séjourner dans les expositions de parfumerie ou dans les foules, que le mélange des parfums portés et chauffés, joint aux multiples odeurs du corps humain, rend insupportables à beaucoup de nerveux. Chacun peut trouver, avec un peu de recherche, les odeurs qui l'étourdissent, le troublent, le grisent, et inversement celles qui coupent et suppriment les étourdissements et les nausées. Les produits qui irritent la muqueuse nasale et font ainsi dérivation sur le bulbe olfactif, tels que l'ammoniaque, l'éther, le vinaigre, etc., sont dans ce cas. Nous n'insisterons pas davantage sur ce vertige des odeurs, dont la clinique n'a guère à s'occuper et qui se manifeste cependant principalement quand il y a prédisposition à la réaction vertigineuse.

Joal fait du vertige olfactif une variété du vertige nasal, l'excitation olfactive parvenant au bulbe par l'intermédiaire du trijumeau. Cela est possible chez les sujets qui réagissent immédiatement par un désarroi de la vasomotricité, mais dans bon nombre de cas il n'y a pas d'irritation de la muqueuse et le vertige est provoqué par une odeur comme la nausée et provoquée par le goût de certaines substances. De grandes irritations de la muqueuse peuvent ne provoquer aucun vertige.

II. *Vertige optique.* — On peut diviser la rétine en deux surfaces neuro-épithéliales bien distinctes, que nous appellerons la rétine des bâtonnets et la rétine des cônes.

1° La *rétine des bâtonnets* est de beaucoup la plus étendue, la plus générale et la plus ancienne dans la série des formations oculaires. Les animaux nocturnes n'ont que la rétine des bâtonnets et ne voient, par conséquent, pas comme nous. Il en est des perceptions de cet organe comme de celles des papilles vestibulaires, bien antérieures aux perceptions auditives du limaçon : elles commandent, sans doute, d'importants réflexes, mais n'ont guère, pour nous, de manifestation consciente ; nous croyons volontiers que les bâtonnets ne servent pas plus

à la vision telle que nous la connaissons consciemment,
cérébralement, que les terminaisons vestibulaires ne
servent à l'audition. Et pourtant, il est hors de doute
que les animaux invertébrés, s'ils n'ont pas l'audition
tonale, ont une perception très nette des ébranlements
et des trépidations, et qu'ils en orientent la provenance.
Doit-on admettre quelque perception d'un ordre analogue
pour les bâtonnets des invertébrés et des nocturnes?
Cette surface neuro-épithéliale puise-t-elle dans le
spectre d'autres excitations que la couleur et la lumière?
S'adresse-t-elle au spectre chimique, ou analyse-t-elle
l'ébranlement lumineux directement comme ébranlement,
sans fournir la synthèse des perceptions continues de
lumière et de couleur? Devons-nous y voir, rassemblés
en une rétine, les agents de perception analogues ou correspondant aux fonctions dermatoptiques? Le fait que
les animaux nocturnes s'en servent comme d'une vision,
définissant des images par orientation des perceptions
élémentaires distinctes, nous ferait penser à une vision
d'où la lumière et la couleur seraient absentes, comme
l'orientation auriculaire des Invertébrés nous force à
admettre une audition étrangère aux perceptions de son
et de timbre. Notre ignorance complète des fonctions
inférieures de la rétine est d'autant plus regrettable que
nous savons que ce ne sont pas les parties de l'oreille
consacrées à l'audition qui engendrent le plus volontiers
le vertige, mais précisément les papilles vestibulaires
que nous supposons fournir des perceptions inconscientes
d'ordre analogue à celles qui naissent de la rétine des
bâtonnets.

2° *Rétine des cônes.* — Ici le problème peut au moins
se poser. Les cônes nous fournissent les perceptions
colorées comme les cellules de Corti donnent les perceptions tonales. Tandis que les bâtonnets occupent toute la

rétine, sauf au niveau de la tache jaune, où les cônes pressés ressemblent à des bâtonnets et cumulent peut-être les deux fonctions, les cônes ont une distribution toute spéciale. Occupant toute la fossette centrale, ils diminuent en nombre de cette région jusqu'à l'*ora serrata*. La lumière colorée simple, plus ou moins saturée, la lumière composée, la lumière blanche sont perçues sur toute la surface de la rétine des cônes, pourvu que l'excitation soit suffisante.

Il en est ainsi de toutes les perceptions neuro-épithéliales ; la sensation se manifeste d'abord, puis elle se classe par ses caractères quand elle atteint une intensité suffisante pour que l'analyse se précise.

On a pu ainsi diviser les perceptions rétiniennes en *photesthésiques* et *chromoesthésiques* ; ce sont les mêmes éléments, les cônes, qui exercent ces deux degrés d'une même fonction. La couleur est toujours lumineuse, et la lumière est toujours colorée, de façon simple ou composée. Il faut une certaine intensité pour que la tonalité d'une lumière se définisse. Une couleur de très faible intensité lumineuse apparaît blanchâtre, une couleur d'un éclat insupportable redevient blanchâtre. Il en est de même des sons qui, lorsqu'ils sont faibles, ne révèlent pas leur tonalité, et qui, au delà d'une certaine intensité, cessent de nouveau de se classer. La tonalité sonore, comme la lumineuse, ne s'analyse que dans certaines limites d'intensité. Les perceptions thermoesthésiques sont dans ce cas, la douleur également. Nous ne classons, nous n'analysons qu'entre certaines limites de l'intensité de perception. Mais c'est le même élément qui perçoit et qui classe.

C'est précisément quand cette irritation rétinienne devient extrême que le vertige d'irradiation peut apparaître, consécutif à l'éblouissement. L'œil ébloui, sur-

mené, ne définit plus l'image, ne localise plus, perd tout
rapport avec le monde visible et figuré. La désorientation
subjective se montre alors souvent par l'intermédiaire
de l'étourdissement labyrinthique.

Certains contrastes de couleurs et de lumières, soit
simultanés, soit consécutifs, provoquent également le
trouble vertigineux, non par éblouissement total, mais
par fatigue et surexcitation de certaines propriétés rétiniennes. Le chatoiement de certaines étoffes, le jeu des
moires, l'opposition immédiate de couleurs complémen-
taires intenses produisent un éblouissement localisé qui
fatigue l'œil et, chez les sujets prédisposés, éveillent un
vertige léger. De même les successions rapides de couleurs contrastantes, d'obscurité et de lumière, fatiguent
très rapidement la rétine et suscitent un retentissement
vertigineux. Enfin, la vue des grandes surfaces monoto-
nales sans accident qui arrête l'œil et le repose, les longs
espaces blancs uniformes, l'obscurité absolue produisent
également le vertige chez les sujets prédisposés.

3° Les surfaces neuro-épithéliales concaves sont adaptées à l'exercice des localisations à distance ; de plus,
quand elles sont centrées, elles renversent exactement
l'image qu'elles reçoivent, c'est-à-dire que chaque élément, étant sur le prolongement d'un axe secondaire,
extériorise selon cet axe, et l'ensemble de ces extériori-
sations élémentaires définit l'image objective. Plus les
éléments analyseurs sont rapprochés, que ce soient des
corpuscules tactiles ou des cônes rétiniens, plus l'image
est délicate et précise dans sa définition. C'est donc de
la périphérie de la rétine vers le centre, vers la tache
jaune, que les images vont se préciser, et c'est même
au niveau de la tache jaune que se trouve le lieu des
définitions d'image les plus précises et les plus exactes.
L'image objective a donc pour centre constant le centre

de la vision nette autour duquel s'étend, de moins en moins analysé, le champ visuel. L'œil mesure la distance de tout point du champ rétinien au centre de la rétine, et cette mesure dirige les déplacements angulaires du globe dans la recherche de la vision nette de chaque point intéressant. Cette définition de l'image visuelle en mesures rapportées au centre de la rétine nette, contribue à former l'orientation visuelle objective directe ; elle préexiste aux déplacements du globe dans l'orbite, et aux mouvements de la tête. L'orientation objective directe régit les accommodations du globe et de la tête aux conditions extra-oculaires de la vision nette. Nous voyons immédiatement quelle série d'actes réflexes compliqués cette fonction commande et dirige.

Cette fonction d'orientation directe est liée très immédiatement aux phénomènes vertigineux. On peut dire que tout ce qui trouble l'économie de l'orientation objective directe est une source de vertige chez les sujets prédisposés. Les déformations d'images, soit par des surfaces réfléchissantes sphériques, comme les boules des jardins, soit par des surfaces mal aplanies, par l'eau en mouvement, la création d'images secondaires par le déplacement en sens inverse de surfaces rayées formant des moires, les mouvements rythmés et monotones d'objets oscillants dans le voisinage de la vision nette, sollicitant constamment la recherche d'une accommodation involontaire, le déplacement rapide de tout le champ visuel, comme lorsqu'on regarde de trop près, en chemin de fer, le paysage qui fuit ; une grande différence d'éclairage, de perspective, de couleur ou de mouvement entre les deux moitiés du champ visuel, toutes ces causes peuvent provoquer le vertige par irritation labyrinthique consécutive au désarroi oculomoteur surtout.

On conçoit que tout ce qui trouble l'orientation objective altère par renversement l'orientation subjective et fait ainsi apparaître le trouble vertigineux.

De ce qui précède nous pouvons conclure à certaines attributions de quelques-uns des conducteurs nerveux.

Nous savons que le véritable nerf optique n'est pas le tronc nerveux qui forme le pédicule de chaque globe oculaire, ce tronc ne mérite que le nom de nerf rétinien. Le vrai nerf optique, c'est la bandelette qui permet au cerveau droit de voir à gauche et au cerveau gauche de voir à droite, de même que pour les nerfs auditifs, tactiles, etc. Le cerveau droit regarde à gauche par les deux demi-rétines droites, chez les animaux à vision faciale, et les deux nerfs optiques s'entre-croisent au chiasma, extérieur à la masse cérébro-spinale, comme les autres nerfs sensitivo-sensoriels s'entre-croisent à l'intérieur de cette même masse.

Comme pour tous les nerfs sensitivo-sensoriels, nous trouvons dans la bandelette deux sortes de fibres, les unes grosses et tôt engainées de myéline, répondant à une fonction plus précoce dans l'individu et dans la série, les autres fines et s'isolant tardivement et desservant une fraction plus délicate et plus récemment acquise. Pouvons-nous rattacher les premières à la rétine des bâtonnets, et les dernières à celle des cônes ? Nous le voudrions, ne fût-ce que par analogie avec ce que nous savons du tronc labyrinthique qui, lui aussi, contient de grosses fibres précoces venant du vestibule et allant vers les centres moteurs leur porter les images d'attitudes indispensables à l'appropriation motrice, — et des fibres fines tardives, venant du limaçon et, sans grands rapports avec la motricité, desservant surtout les représentations auditives, plus récentes dans la série. Ce même dualisme existe dans les racines postérieures de la moelle.

Remarquons que les grosses fibres tôt engainées (fibres réflexes de Gudden) vont au corps genouillé externe ; certaines le dépassent, s'entre-croisent, traversent la partie postérieure du thalamus et la commissure postérieure et se rendent au noyau de l'oculomoteur commun. D'après Bernheimer, un autre faisceau partirait du même corps genouillé externe, à travers le tubercule quadrijumeau antérieur et la région de l'aqueduc de Sylvius, pour se rendre directement aux mêmes centres oculomoteurs.

Ces faisceaux rappellent des formations qui, du vestibule de l'oreille, atteignent divers centres moteurs, entre autres les mêmes noyaux de la troisième et de la sixième paire.

Nous connaissons assez mal les trajets qui permettent aux impressions rétiniennes d'aller au niveau de l'écorce éveiller les images de la motricité consciente ; mais nous savons que beaucoup d'observations cliniques démontrent que certains mouvements oculaires sont produits par l'excitation de la région du pli courbe et du lobule pariétal inférieur.

D'autre part, les fibres fines, tardivement engainées (f. visuelles de Gudden) vont aux tubercules quadrijumeaux antérieurs, et de là vers la scissure calcarine et l'écorce du lobe occipital. Ce sont les centres de la vision consciente, et des images, des représentations auditives, moins directement en rapport avec la motricité que les grosses fibres et les centres désignés plus haut.

L'irritation des centres oculomoteurs peut éveiller celle des centres vestibulaires, avec lesquels ils affectent de si étroites relations anatomiques et physiologiques, et provoquer ainsi le vertige.

La clinique nous apprend peu de choses. Nous savons que, dans certains cas de vertige, la fixation du regard

peut enrayer la marche des troubles de désorientation
en maintenant l'orientation visuelle, la plus précise de
toutes les orientations sensorielles, et en maintenant
sous l'inhibition cérébrale l'irritation fonctionnelle des
oculomoteurs, si susceptibles chez les vertigineux. Weill
remarque que chez les neurasthéniques et les névrosés,
le vertige peut être provoqué par la vue d'un nuage,
celle d'un cours d'eau. « Mais l'expérience de tous les
jours révèle une série de vertiges visuels provoqués sans
état pathologique proprement dit. Le passage de l'obscurité à la lumière ou l'exposition subite à une lumière
trop vive (Purkinje), la vue de couleurs multiples et châ-
toyantes, un faux jour produit par des vitraux bleus
(Guéneau de Mussy), etc., déterminent une sensation
vertigineuse. La vue d'une tenture tapissée de losanges
uniformes fait croire qu'il y a un véritable mouvement
s'effectuant sur cette surface ; il suffit de fixer un des
dessins en le marquant d'une autre couleur et le vertige
s'arrête (Darwin). Le passage devant une grille ou la vue
d'une tenture rayée agissent de même. La vue des corps
en rotation produit le vertige. — Le vertige peut encore
être dû à la vision à travers certains brouillards, à travers des corps transparents irréguliers, des verres
impropres par réfrangibilité ou inclinaison (Cuignet). On
connaît le vertige provoqué par l'examen attentif d'une
eau courante, le vertige des chemins de fer, des voitures,
qui donne la sensation du déplacement inverse des
objets extérieurs, surtout dans la position à rebours. »
— Malheureusement Weill confond, sous le nom de vertiges visuels, le vertige optique, le vertige oculomoteur et le vertige ophtalmique qui ont des mécanismes
et des causes très variables. Nous n'avons cité ici que
ses exemples se rapportant au vertige rétinien ou
optique.

Les troubles circulatoires des anémiques, goutteux, chloro-brightiques, etc., provoquent facilement dans la rétine des éblouissements, des brouillards, des mouches volantes noires et lumineuses, soit au moment d'une crise neurovasculaire, avec palpitations, oppressions, bourdonnement d'oreilles, battement temporal, etc.; soit quand le sujet baisse la tête ou fait effort, dans la toux, dans la défécation, etc. Le vertige est souvent, dans ce cas, directement labyrinthique selon toute vraisemblance, mais il est aussi parfois franchement rétinien. Certains malades savent qu'ils ne peuvent ramasser un objet à terre sans vertige, à moins de ne pas baisser la tête et de la maintenir droite. Enfin, la congestion due à la suractivité fonctionnelle, lecture prolongée à la lumière vive, séjour dans les neiges trop éclairées, etc. Ce vertige disparaît par l'occlusion des yeux.

Mais il faut bien reconnaître que les rapports directs de l'oculomotricité et du labyrinthe associent avec la plus grande facilité le vertige oculaire, qu'il soit optique ou oculomoteur, au vertige direct et que dans presque tous les cas la part du labyrinthe sera la plus grande.

III. *Vertige oculomoteur.* — Les noyaux oculomoteurs sont étroitement associés entre eux par des fibres à trajet direct et croisé. Le faisceau longitudinal postérieur les accompagne sur toute leur étendue ; de plus, certaines fibres servent à l'association des mouvements conjugués de latéralité. La plupart des centres oculomoteurs forment donc un appareil cohérent et l'irritation de l'un engage souvent certains autres. Or, l'ensemble de l'appareil oculomoteur est directement et indirectement en rapports anatomiques et fonctionnels avec l'appareil des centres labyrinthiques et les images d'attitudes de la tête sont associées aux images d'attitudes des globes tant dans les attitudes d'orientation du regard que dans les attitudes d'accommodation à la distance et à la lumière. — Dans la fixation d'un point déterminé de l'espace, les yeux décrivent une certaine rotation qui les oriente tous deux vers la partie du champ visuel où s'est trouvé tout d'abord le point cherché ; cette orientation exige une déviation conjuguée et la synergie des noyaux oculomoteurs parallèlement situés, puisque toute contraction d'un des muscles oculomoteurs intéresse la contraction de son antagoniste et que ces mouvements coordonnés ne se font pas sans une sorte d'entente préalable des noyaux moteurs d'action inverse.

Elle exige, de plus, l'action combinée de noyaux placés à différents étages, comme ceux de la troisième et de la sixième paires, par exemple, l'oculomoteur externe se concertant avec l'oculomoteur commun pour les mouvements de latéralité. Dans l'accommodation à la distance il y a en plus une rotation convergente des deux globes, destinée à amener la rencontre des deux axes optiques en un même point ; ce qui nécessite encore une coordination internucléaire. — Il faut enfin que ce point coïncide avec le point visé.

Enfin, quand la visée binoculaire est rectifiée, il faut que l'accommodation cristallinienne règle pour chaque œil la vision distincte. Que les mesures soient les mêmes pour les deux yeux, ou qu'elles soient variables pour chaque appareil oculaire, la vision exige la réalisation de la vision distincte d'un même point situé à la fois sur les deux axes optiques.

L'accommodation irienne réflexe exige également une entente entre les constricteurs de la troisième paire et les dilatateurs médullaires, leurs antagonistes, situés

beaucoup plus bas. L'accommodation réflexe palpébrale
et l'accommodation volontaire à l'intensité lumineuse,
qui s'opère également par la manœuvre du diaphragme
palpébral, nous font supposer entre les oculomoteurs
et le facial d'une part, pour l'accommodation réflexe,
et d'autre part entre le facial, les oculomoteurs et
leurs centres corticaux supérieurs, des rapports indispensables.

Ces centres corticaux sont connus aujourd'hui ou à peu
près.

Ces rapports indirects avec le cervelet et les noyaux de
Deiters et de Bechterew, nous expliquent aisément pourquoi le nystagmus, la mydriase, la diplopie sont si fréquemment associés aux phénomènes vertigineux, soit
comme cause, soit comme effet, soit comme coïncidence.
Nous comprenons comment Y. Delage a été amené à faire
des canaux semi-circulaires un appareil périphérique dont
la fonction était immédiatement en relation avec les mouvements des globes oculaires. Toute excitation anormale,
forcée ou incohérente, des noyaux oculomoteurs peut
provoquer le vertige par irradiation vers les noyaux vestibulaires et le cervelet. — Inversement, le cervelet et ces
mêmes noyaux et même l'appareil périphérique de l'oreille
sont rarement lésés sans troubles oculomoteurs.

Le vertige semble pouvoir être provoqué par tous les
troubles imaginables de l'innervation oculomotrice. Il a
été signalé dans la paralysie de la troisième paire et de
la sixième, dans différents cas de strabisme. Mais c'est
surtout dans les mouvements exagérés des globes oculaires et dans les efforts excessifs d'accommodation, soit
à l'intensité lumineuse, soit à la distance. Weill, d'après
Stephen Mackensie et Cuignet, note le vertige avec
l'asthénopie musculaire en rapport avec la myopie, avec
l'hypermétropie, l'asthénopie consécutive aux fièvres,

l'asthénopie accommodative. Un malade d'Abadie ne pouvait déplacer les globes et fixer les objets en haut sans avoir de violents accès de vertige. Dans un autre cas, l'élévation des yeux et la fixation d'un objet agissaient seules.

Tous ces symptômes vertigineux ou associés au vertige disparaissent par la suspension de l'action oculomotrice.

Nous avons cru pouvoir attribuer à l'irritation anormale, excessive ou incohérente de la rétine, certains cas de vertige, que l'on peut expliquer aussi par les troubles que certaines accommodations provoquent dans l'appareil de l'oculomotricité bulbaire, chez les sujets prédisposés au vertige. Il est évident qu'une lumière trop vive apparue soudainement peut irriter la rétine et provoquer le vertige avec l'éblouissement, mais nous savons aussi que dans ce cas l'accommodation par rétrécissement palpébral et pupillaire, sans compter la difficulté d'établir la vision nette dans ces conditions, développe dans les centres oculomoteurs une irritation subite, qui peut engendrer également la réaction vertigineuse par irradiation bulbaire.

L'œil cherchant toujours à établir la vision nette se livre à un travail d'adaptation et d'accommodation excessif quand il est en présence d'objets se déplaçant rapidement, trop rapidement pour lui, et surtout quand d'autres objets le rappellent immédiatement à sa position, à son orientation et à son accommodation primitives. Tel est le nystagmus physiologique des personnes qui regardent par la portière en chemin de fer et veulent reconnaître les objets trop proches dans leur fuite incessante, ou qui cherchent à fixer une eau courante, des vapeurs qui fuient, des roues qui tournent, des objets oscillants, etc.

De même si la rétine et surtout les centres visuels sont

désagréablement impressionnés par la vue d'objets déformés par des verres mal aplanis, par des lunettes trop inclinées, ou obliquement placées, trop ou trop peu réfringentes (Cuignet). Il est évident que l'accommodation en souffre de son côté et que le vertige qui apparait peut également être attribué à l'incohérence des fonctions oculomotrices luttant contre l'illusion d'une perspective faussée.

Enfin, les mesures d'espace trop étendues ou trop réduites, et surtout celles que nous devons opérer dans des conditions défavorables ou peu familières, provoquent le vertige. Chercher à voir trop loin ou trop près fatigue la vue et surtout fatigue les muscles oculaires. Accommoder à 10 mètres devant nous n'est rien dans le plan horizontal, beaucoup de personnes ne pourront le faire sans vertige dans le sens vertical, en haut ou en bas. Il est impossible de le faire dans le sens transversal, et le fait de regarder fortement en haut ou de côté rend tout l'appareil musculaire de l'œil très douloureux et provoque facilement le vertige.

Le vertige vertical est le plus fréquent de tous parce que l'abaissement des yeux est un exercice moins familier que les autres déplacements oculaires et que nous congestionnons tout le contenu de l'orbite en nous inclinant. Le vertige horizontal, ou agoraphobie visuelle, est beaucoup plus rare et toujours remarqué par le malade. D'autre part, l'anxiété, de siège pneumogastrique irradie facilement sur les autres vertigineux.

Ajoutons que si les troubles oculomoteurs engendrent facilement le vertige, le vertige s'accompagne tout aussi facilement d'exagération ou d'incohérence des fonctions d'adaptation et d'accommodation. Tout d'abord l'homme pris de vertige cherche à s'étayer par le tact et par la vue, ses gestes, ses regards, en apparence incohérents, sont généralement très logiquement adaptés à l'illusion qu'il se fait pour le moment sur son orientation et sa stabilité dans l'espace.

Ces mouvements, dits compensateurs des globes oculaires, observés dans les expérimentations sur le cervelet et le labyrinthe, peuvent n'avoir pas d'autres causes.

Ils peuvent être aussi réflexes et l'anatomie nous montre les voies conductrices de cette réaction par les rapports du noyau de Deiters de la huitième paire, du cervelet, de l'olive avec les noyaux oculomoteurs. Ajoutons-y l'intervention des tubercules quadrijumeaux postérieurs.

L'obnubilation soudaine du champ visuel dans le vertige stomacal ou labyrinthique peut être due à une congestion rétinienne ou orbitaire, à une aura parcourant les centres, ou à un trouble réflexe de l'accommodation intra-oculaire, suspendant ou altérant la vision distincte.

Nous reviendrons sur ce vertige oculomoteur à propos du tabes labyrinthique.

IV. *Vertiges trijumeaux*. — Nous savons peu de choses sur les connexions des racines du nerf trijumeau avec les centres à réaction vertigineuse. Il n'y a entre eux et les fibres de la cinquième paire aucune relation connue, sauf en deux points qui sont à noter. La racine descendante du trijumeau s'allonge dans le bulbe au sein de fibres mettant en rapport les noyaux labyrinthiques avec d'autres noyaux et Probst a décrit à ce niveau des fibres du trijumeau atteignant le noyau de Deiters.

D'autre part, on place les centres corticaux de la cinquième paire dans la circonvolution pariétale ascendante et nous savons que les centres de l'appareil vestibulaire y sont également.

Le vertige trijumeau, qu'il soit de siège bulbaire ou

cérébelleux, existe sans conteste et nous pouvons le diviser en vertiges ophtalmique, nasal, dentaire et guttural :

1° Quant au **vertige trijumeau cutané**, il peut être dû à des des irritations tactiles (voy. *Vertige cutané*). On sait que la sensibilité de la face peut être intéressée de façon à faire naître le vertige, ou encore à le faire disparaître par réaction brusque, quand il existe (aspersions froides, etc.).

2° Nous ne ferons que mentionner la forme **auriculaire** possible du vertige trijumeau par irritation du conduit auditif (n. auriculo-temporal). Le vertige produit par irritation du conduit s'expliquera mieux par l'irritation du rameau pneumogastrique que par celle du trijumeau.

3° **Vertige ophtalmique.** — Nous n'avons pu trouver aucun cas typique de vertige ophtalmique. Cependant chacun connaît cette lourdeur insupportable de la région oculaire qui accompagne la migraine, le rhume de cerveau, la congestion traumatique ou passive de tout l'appareil. Cette pesanteur, cette constriction, cette oppression locale provoquent chez nombre de personnes une grande aptitude aux accidents vertigineux, qui s'accompagnent d'éblouissements faciles et de battements artériels. Ces troubles apparaissent d'ailleurs chez l'individu sain, à jeun surtout, à l'occasion d'attitudes forcées, d'efforts ou d'inclinaisons exagérées de la tête. Il peut y avoir dans ces cas de vertige des troubles optiques très passagers, mais il est évident que la sensibilité générale est plus directement et plus fréquemment sollicitée que la sensibilité rétinienne, d'autant plus que ces troubles se produisent également quand les yeux restent fermés. Eux aussi s'expliquent mieux par la congestion labyrinthique.

J'ai fait remarquer que les névralgies temporales, frontales et auriculaires qui accompagnent les paralysies oculomotrices consécutives au vertige s'expliquent par

les connexions décrites par Probst entre la racine du
trijumeau et le noyau de Deiters.

4° **Vertige nasal.** — Le vertige nasal n'est pas extrèmement rare. L'ablation de polypes, les recherches au
stylet, l'introduction plus ou moins pénible de l'anse du
polypotome, de la sonde pour le cathétérisme de la
trompe d'Eustache ou le lavage des sinus, peuvent produire des vertiges passagers. Weill cite, d'après Hack,
des cas de vertige durant depuis des mois, guéris par des
cautérisations de la muqueuse nasale. Michel (de Cologne,
1876), en cite également. Il y en a aujourd'hui une foule
d'observations, toutes pareilles ou à peu près pareilles.
(Mattei, Hering, Gennaro, etc.) Toute irritation nasale
semble pouvoir produire le vertige. L'action de la cocaïne
est trop complexe pour qu'on puisse attribuer à la
muqueuse le rôle le plus important dans la production
du vertige qui accompagne les badigeonnages avec tam-
pons cocaïnés.

Nous avons pu observer une syphilitique qui éliminait
presque journellement des produits de séquestration de
la région ethmoïdale, des fragments de cornets, etc., et
se trouvait prise à chaque élimination soit d'accès d'éter-
nûments, soit de crises vertigineuses très intenses et
pénibles. Le vertige qui peut accompagner l'éternûment
est produit vraisemblablement par commotion ou congestion soit des globes oculaires, soit du labyrinthe ou de
la masse encéphalique elle-même. Ce vertige n'est pas
du domaine du trijumeau. Mais le vertige sans commotion
labyrinthique peut être un vertige nasal. Il est surtout
connu depuis le travail de Joal (1887) qui en rapporte de
belles observations. Le réflexe vertige se produit dans
les conditions qui, chez d'autres sujets, également neu-
ro-arthriques, produisent l'asthme : ce sont les fluxions
nasales, par le tabac, les odeurs, les vapeurs irritantes,

les graminées ; les coryzas aigus, les catarrhes chroniques avec productions végétantes. Le vertige peut paraître isolé, ou s'accompagner d'irradiation, telles que la nausée, l'oppression, l'anxiété, la dyspnée, la toux spasmodique, les troubles vaso-moteurs de tout ordre, la faiblesse du pouls, la syncope, etc. Pour Joal, le vertige olfactif est une variété du vertige nasal, ce qui peut être vrai quand la fluxion de la muqueuse est antérieure au vertige, mais moins vraisemblable quand elle apparaît à sa suite, avec d'autres troubles vaso-moteurs réflexes. Que le vertige olfactif et le vertige nasal trijumeau relèvent des mêmes causes, dans certains cas, et surtout s'accompagnent des mêmes réactions, cela ne fait pas doute, mais on les observe parfaitement isolés l'un de l'autre et nous savons que la V° paire est en rapport avec le noyau de Deiters.

5° **Vertige dentaire.** — Certains sujets prédisposés ont de courts accès de vertige dans le cours d'une névralgie dentaire, pendant les manœuvres de la traction, dans une périostite ou à la suite d'un traumatisme des os maxillaires ; mais dans ce dernier cas il s'agit peut-être plutôt de la commotion labyrinthique produite par le choc du condyle dans la cavité glénoïde.

6° **Vertige guttural.** — Les inflammations de la région de l'isthme du gosier ont un retentissement sur la muqueuse tubo-tympanique et certains vertiges signalés dans les affections pharyngiennes sont, comme l'a montré Gellé, attribuables à des troubles auriculaires. Le catarrhe entretenu par les végétations adénoïdes agit également sur la caisse du tympan.

Le véritable vertige guttural est dû à l'irritation des terminaisons gutturales du trijumeau, soit par titillation de la luette, des piliers, ou par des irritations produites par des corps étrangers arrêtés dans cette région. Nous

avons observé un cas de vertige laryngé chez un goutteux
dont la luette, fortement injectée et procidente, irritait
le dos de l'épiglotte. Il est difficile, dans la région gutturale, de décider si le vertige doit être considéré comme
trijumeau, glossopharyngien, labyrinthique ou pneumogastrique.

V. **Vertige facial.** — Nous ne connaissons pas de
vertige facial proprement dit, mais nous devons faire
cependant une certaine place dans la nomenclature des
vertiges particuliers aux troubles résultant secondairement de spasmes ou de paralysies des muscles innervés
par le facial. Nous ne pouvons rien affirmer quant au rôle
que joueraient les paralysies de ce nerf vis-à-vis des
vertiges visuels, et nous préférons ne parler que pour
mémoire des nombreux cas de vertige signalés dans la
paralysie faciale, vertiges qui ont été étudiés à propos
du vertige labyrinthique. Le facial joue, en effet, un rôle
important dans l'innervation des muscles tubo-tympaniques, et ses paralysies, comme ses tics et ses convulsions et contractures, ont une action directe sur les ruptures de la compensation labyrinthique et sur la tension
des liquides de l'oreille interne. C'est donc en réalité
du vertige labyrinthique qu'il s'agit alors, et nous renvoyons à ce chapitre.

VI. **Vertige labyrinthique.** — (V. plus haut.)

VII. **Vertige glossopharyngien.** — Le noyau bulbaire
du glossopharyngien est en rapports très intimes avec les
noyaux vestibulaires du nerf labyrinthique ; il est donc
tout naturel d'attribuer à des irradiations internucléaires
la réaction réciproque du vertige sur la nausée et celle
de la nausée sur le vertige. C'est une application banale

des lois de Pflüger. La sensation nauséeuse et la sensation vertigineuse ont beaucoup de rapports étiologiques et se substituent l'une à l'autre, se succèdent ou s'associent avec la plus grande facilité. Tel mouvement qui produit le vertige chez l'un fait « mal au cœur » à l'autre. Certaines personnes ont le mal de mer sans avoir éprouvé aucune sensation vertigineuse.

D'autre part, le goût de certaines matières, comme leur odeur, engendre la nausée et chez quelques sujets la nausée ne va jamais sans un court accès de vertige. La vue même, la pensée de certains objets provoquant ordinairement la nausée, peuvent provoquer concurremment le vertige.

Nous pouvons peut-être attribuer également au glossopharyngien certains cas de *vertige guttural*; le pneumogastrique y intervient peut-être aussi comme voie centripète.

Le vertige provoqué chez certains sujets par l'irritation du conduit *auriculaire* ou du tympan peut être attribué à l'excitation directe de certains filets du nerf glossopharyngien de Jacobson.

VIII. **Vertiges pneumogastriques.** — Ce vertige est le plus fréquent des vertiges d'origine labyrinthique après celui du nerf labyrinthique. L'énorme domaine du pneumogastrique nous explique sa multiplicité d'action et de réaction et ses nombreuses susceptibilités aux incitations vertigineuses. Son noyau, qui fait suite au noyau du glossopharyngien, est sans doute comme lui en rapport de continuité et de contiguïté avec le noyau interne et le noyau de Deiters du nerf vestibulaire; et il s'agit ici, comme pour le vertige associé à la nausée, d'un vertige d'irradiation, suscité par une excitation anormale ou excessive des noyaux pneumogastriques dont l'irritation éveille un trouble plus ou moins intense des centres vestibulaires de l'orientation subjective directe.

On peut attribuer à la sensibilité du pneumogastrique certains cas de *vertige guttural* et aussi le *vertige* provoqué par certaines irritations du conduit *auriculaire*. Nous ne nous arrêterons que sur les plus connus et les plus fréquents des vertiges pneumogastriques.

3. **Vertige laryngé.** — Les cas de vertige provoqué par de violents accès de toux, comme ceux de Gasquet et de quelques auteurs, peuvent sans doute être considérés comme des vertiges provoqués par irradiation bulbaire des noyaux pneumogastriques de la toux aux noyaux vestibulaires du nerf labyrinthique, mais ne le peuvent-ils aussi par la congestion et la commotion céphalique oculaire et labyrinthique ? Les ecchymoses qui peuvent succéder aux toux d'une certaine violence montrent de quelle force est la poussée sanguine dans les vaisseaux de la tête. Ce qui se fait sous la conjonctive peut se faire dans la rétine, dans le labyrinthe, à la surface corticale ; la pression sanguine subitement accrue sans retour possible momentanément, ne peut-elle expliquer l'éblouissement, les brouillards, les « mouches volantes » qui accompagnent la toux, l'éternûment ? Ne peut-elle être cause de l'étourdissement, de l'incohérence locomotrice, de la titubation, des convulsions, comme du vertige, du bourdonnement et de la surdité qui peuvent s'y associer de la part du labyrinthe ? Enfin, la poussée aérienne qui traverse quelquefois si facilement la trompe chez certains sujets et vient battre les tympans, ne peut-elle se produire dans un accès de toux surprenant les orifices tubaires en les forçant, et produire aussi le vertige ainsi qu'une douche de Politzer ?

Nous savons combien le tabes, la goutte sont favorables aux troubles labyrinthiques, surtout quand il y a lésion ou faiblesse rénale et que la sclérose membraneuse de l'oreille, indépendamment des troubles moteurs ou neurovasculaires de la région, s'opposent à la compensation labyrinthique. Le visage dans presque tous les cas observés, est fortement congestionné ; l'ictus laryngé n'est-il parfois un ictus labyrinthique ? Il est bien délicat d'affirmer qu'un vertige est véritablement laryngé. Cependant, quand il existe des troubles sensoriels de la région laryngée, et que la toux est trop légère pour que l'on puisse songer à une commotion apoplectiforme des organes céphaliques, quand l'accès de vertige accompagne et même précède la toux, et n'est suivi ou précédé que d'une sensation toute particulière de chatouillement bien localisé dans la région glotto-épiglottique, on peut avec vraisemblance considérer le pneumogastrique comme la voie centripète de l'irritation dont l'irradiation aux noyaux vestibulaires va produire le vertige. Nous avons vu un cas très net de vertige laryngé chez un malade atteint d'œdème brightique de la glotte, et chez lequel le moindre attouchement de l'espace interaryténoïdien antérieur provoquait un court accès de vertige. Un autre malade, goutteux, à la luette très procidente, avait depuis quelques jours une sensation de chatouillement très irritant quand, la bouche fermée, la luette rouge, gonflée et trop basse, descendait sur l'épiglotte ; il fut atteint d'un premier accès de vertige laryngé, presque sans toux, quelques jours après avoir vu ses enfants, atteints alors de coqueluche. Un autre malade brightique avait de l'œdème localisé à la luette, et de fréquents accès de vertige, précédés du même chatouillement et d'efforts involontaires pour avaler sa luette. Tout disparut après quelques scarifications et la cure lactée.

La coqueluche peut donner le vertige laryngé.

Ce vertige, comme le vertige glossopharyngien et les autres vertiges pneumogastriques et viscéraux, étant un vertige d'irradiation, on comprend comment le bromure de potassium pourra diminuer la propagation intrabulbaire de l'irritation, et la susceptibilité aux réactions vertigineuses. En cas d'irritation locale, traitement local. Quant à l'aura bulbaire qui accompagne parfois le vertige, elle ne nous semble nullement imputable à l'épilepsie ; presque tous les malades, et surtout les brightiques, qui ont le vertige consécutif à des palpitations ou à une irritation pneumogastrique quelconque, présentent une aura bulbaire intéressant l'estomac, l'œsophage, le larynx, puis une nausée, et le vertige éclate associé à des troubles vaso-moteurs et sécréteurs dont le mécanisme s'explique par la propagation aux centres étagés dans le bulbe.

4. **Vertige cardiaque.** — De même que pour le vertige laryngé, nous ne considérons comme vertige cardiaque que le vertige dû à une irritation des noyaux bulbaires du pneumogastrique et irradié aux noyaux vestibulaires. Les troubles cardiaques de toute nature, surtout quand il y a insuffisance rénale, ont un retentissement sur la circulation de l'encéphale et du labyrinthe, et il ne s'agit pas dans ce cas de vertige pneumogastrique. Nous réserverons le nom de vertige cardiaque au vertige de l'angine de poitrine presque exclusivement, car il n'est pas d'autre trouble cardiaque où l'on ne puisse incriminer soit une irritation bulbaire, soit des troubles vasculaires du côté de l'encéphale ou du labyrinthe. Les palpitations se trouvent fréquemment associées au vertige, c'est alors le syndrome bulbaire.

5. **Vertige stomacal.** — De la Mettrie (cité par Weill) raconte que pour les anciens, sur deux vertiges il y en avait un qui venait de quelque dérangement de l'esto-

mac. On peut ajouter que sur deux vertiges dus à des
troubles gastriques, il y en a un qui doit être regardé
comme un vertige *ab aure læsa*. Si l'on examine avec
soin des malades présentant, d'après des diagnostics
antérieurement portés, du vertige gastrique, on peut
constater le plus souvent ou bien que le trouble stomacal a retenti sur la circulation encéphalique et labyrinthique, ou encore que troubles gastriques et troubles
labyrinthiques sont deux symptômes de maladie de
Bright, que beaucoup d'autres symptômes viennent
attester dès qu'on en fait l'appel. Trousseau caractérise
le vertige gastrique par un sentiment de vide dans la
tête ou de constriction céphalique (Weill). Il s'agit de
vertige central ou labyrinthique dû à des troubles vasculaires réflexes causés par l'affection gastrique ou associés à des troubles gastriques. « Le vertige *a stomacho
læso*, dit Weill, survient à l'occasion d'un mouvement
brusque, comme de lever la tête, ou bien par la vue
d'un treillage, d'une file de barreaux, d'une tenture
rayée. » Nous dirons plus simplement que les troubles
de la circulation céphalique, occasionnés par le trouble
stomacal, peuvent prédisposer au vertige cérébral, labyrinthique, optique, oculomoteur, etc. ; les phénomènes
vertigineux reconnaissent ainsi le trouble gastrique
comme cause éloignée à l'égal de tout trouble viscéral
ou vasculaire. Certains malades ont une égale susceptibilité bulbaire au vertige, à la nausée, aux palpitations,
aux douleurs gastriques. La coïncidence de deux de ces
susceptibilités ne prouve pas que l'une est cause de
l'autre. Le vertige qui coïncide avec un trouble gastrique
n'est pas forcément du vertige stomacal, pas plus que le
vertige qui accompagne un violent accès de toux n'est
du vertige laryngé. Il s'agit, dans la plupart des cas, de
vertige labyrinthique.

Le traitement même ne fait pas la preuve et nous ren-
contrerons des malades guéris de vertige supposé stomacal, alors que le régime lacté qui a été prescrit a
simplement fait disparaître simultanément les troubles
labyrinthiques et dyspeptiques d'une néphrasthénie mé-
connue. En dehors même de ces cas fréquents de brigh-
tismes ignorés, n'est-il pas visible que si la lésion stomacale a un retentissement sur la circulation labyrinthique,
le vertige labyrinthique peut disparaître quand on traite
l'estomac, de même que si l'on traite le rein dans la néphras-
sthénie, le foie dans la lithiase, le nez dans la rhinite
chronique, etc. ? Ceci prouve que le traitement du vertige labyrinthique est loin d'être toujours local, et cela
ne montre nullement que nous avons eu affaire à du vertige gastrique ou rénal. Le vertige gastrique de Trousseau, consécutif à d'abondantes métrorrhagies, à la convalescence de maladies graves, avec anémie profonde et
lientérie, celui de G. de Mussy chez des arthritiques, des
goutteux, celui de Ramskyll, associé à des nausées, des
constipations « avec surdité partielle et tintements
d'oreilles », celui de Bouchard dans la dilatation, chez
des glycosuriques, des albuminuriques, des migraineux,
des goutteux, les vertiges associés à des troubles très
nets des fonctions auriculaires (Gowers), etc., tous ces
vertiges peuvent-ils être acceptés comme gastriques ?
Nous avons relevé toutes ces causes à propos du vertige labyrinthique. Le véritable vertige gastrique nous
semble très rare, le labyrinthe est presque toujours en
cause.

Cependant, dans certains cas, comme celui de M. le
Pr Bouchard, où l'ingestion d'un peu d'eau produisait
du vertige immédiat, ceux où le vertige s'accompagne
de douleur à l'épigastre peuvent être considérés comme
des cas de vertige gastrique, mais nous rejetons cepen-

dant toute certitude en présence de vertiges s'expliquant plus facilement ou tout aussi facilement par le trouble labyrinthique. Weill cite un des malades de M. Bouchard, qui était pris de vertige quand il allait à la selle et ne se calmait que par l'ingestion de quelques aliments. Est-ce bien du vertige gastrique, et le retentissement sur la circulation au niveau du labyrinthe n'est-il pas évident dans les deux cas ?.

6. **Vertige hépatique.** — On le trouve associé aux autres symptômes de la colique hépatique ou aux douleurs hépatiques d'autre origine ; c'est une irradiation bulbaire. Dans les toxhémies d'origine hépatique, il est vraisemblablement labyrinthique.

7. **Vertige intestinal.** — Nous l'adjoignons aux vertiges pneumogastriques, car le tronc du nerf vague innerve une partie de l'intestin, et ces filets ont la même signification physiologique que les autres nerfs sensitifs de l'intestin qui sortent à des étages inférieurs de la moelle. La colique intestinale simple ou saturnine, ou toxique, les parasites, certaines tumeurs douloureuses, les contusions, etc., pourront provoquer ce vertige.

IX. *Vertige néphrétique.* — C'est, non pas le vertige rénal, brightique, néphrasthénique que nous étudierons à part, mais le vertige d'irradiation qu'éprouvent certains malades pendant leurs accès de coliques néphrétiques ou avant ces accès.

X. *Vertige hémorroïdal.* — Il ne doit pas être confondu avec le vertige qui, chez les goutteux, remplace une crise hémorroïdaire ou succède à la suspension du flux ordinaire ; celui-là est le plus souvent labyrinthique. Le véritable vertige hémorroïdal est celui qui accompagne les paroxysmes douloureux des crises hémorroïdaires.

On le trouve naturellement chez les goutteux, arthritiques, migraineux, etc.

XI. *Vertige vésical*. — Dans les irradiations douloureuses de la cystite, au passage de calculs irritants, dans l'angoisse de la rétention, le vertige peut apparaître. Nous laissons de côté le vertige toxique, qui se manifestera dans le frisson de la fièvre urineuse ; c'est un vertige bulbaire.

XII. *Vertige génital*. — Le vertige des métrorrhagies, de l'aménorrhée peut être un vertige labyrinthique, mais le vertige signalé par Trousseau dans les coliques utérines semble bien un vertige génital.

Certaines sensations voluptueuses d'ordre génésique provoquent le vertige avec une sorte d'anesthésie totale, une véritable obnubilation tactile due à l'émoussement de notre sensibilité accaparée par la tension spéciale de ces activités sensorielles qui éveillent les réflexes vénériens. Le vertige génital peut précéder, accompagner ou suivre le spasme et persister longtemps après lui. L'onanisme et toutes les absorptions anormales ou trop répétées des facultés sensorielles génésiques, surtout chez les sujets dont l'appareil nerveux se spécialise jusqu'à l'épuisement, engendrent l'état vertigineux.

XIII. *Vertige cutané*. — Chez les sujets prédisposés au vertige, toute suspension de la sensibilité périphérique dans certaines régions peut provoquer le vertige Il accompagne quelquefois l'anesthésie plantaire, et des animaux dont les pattes sont écorchées sont pris de titubations et de mouvements désordonnés (exp. de Bechterew). L'action brusque du froid ou du chaud pourra provoquer le vertige ou le faire cesser. L'engourdissement des membres inférieurs, outre l'impotence passagère qu'il entraîne, aura quelquefois une réaction vertigineuse.

Certaines douleurs vives feront passer, avec un frisson, une aura vertigineuse ; certains attouchements voluptueux produiront aussi cet effet ; le contact digital de certaines substances pulvérulentes, certaines étoffes âpres au toucher, le passage du peigne, le frôlement même des cheveux, pourront donner la chair de poule avec une rapide aura de vertige. Ce vertige est un vertige d'irradiation. Le vertige cutané peut aussi être un vertige direct.

En effet, la sensibilité périphérique tactile nous renseigne non seulement sur les différentes modalités de l'espace se manifestant à nous, chaleur, humidité, âpreté du contact, sensations de moelleux, de tranchant, de pulvérulent, de lisse, etc., mais elle *localise* ces perceptions à la périphérie de la sensibilité tégumentaire, elle définit le lieu des points d'un contact, d'une sensation tactile donnée. Elle sert à orienter, à décrire les images tactiles en les rapportant à la topographie des téguments, nous permettant ainsi de connaître la distribution des choses tactilement perceptibles dans l'espace qui nous entoure ; et, orientant, grâce à cette définition des contacts, notre milieu par rapport à nous, elle sert, par renversement, à notre orientation tactile dans notre milieu. Ne pas sentir le sol sous ses pieds équivaut à se sentir suspendu au-dessus du sol, et le vertige peut suivre l'anesthésie plantaire accidentelle. Il nous arrive trop fréquemment, et il suffit de s'observer pour s'en convaincre, d'être distrait de nos sensations tactiles familières, et notre orientation subjective en souffre nécessairement. La stabilité de nos attitudes nous évite des chutes ou des déviations d'équilibre qui nous forcent, dans les attitudes difficiles, à porter toute notre attention sur les sources sensorielles de l'orientation objective. Les perceptions tactiles sont celles dont on se laisse le plus aisément distraire. La vue est le moins distrait de nos sens, et c'est par elle et par le labyrinthe que nous sommes souvent avertis d'oscillations dont le tact ne nous prévient pas assez tôt.

Une préoccupation morale, une douleur, une fatigue intense suppriment toute conscience des perceptions tactiles, et nous perdons tout contact avec le monde extérieur, par l'intermédiaire de la tactilité. La sensation vertigineuse est le plus souvent accompagnée d'une sorte d'absence tactile passagère, et l'extase, à tous ses degrés, exploite cette sorte d'abstraction sensorielle qui nous isole de l'objectivité, du non-moi, et supprime ainsi les limites senties de notre subjectivité et toute notion d'espace.

L'admirable vigilance de la vue nous cache les défaillances de l'orientation tactile. Mais si l'on ferme les yeux et que l'équilibration ne se fasse plus, par conséquent, que grâce à l'orientation subjective directe du labyrinthe, et par l'orientation tactile et locomotrice que nous allons examiner, nous observerons combien est faible notre appui sensoriel total ; et si, par certaines manœuvres, rotation de la tête, secousses antéro-postérieures, nous troublons tant soit peu les fonctions vestibulaires, c'est à grand'peine que la tactilité et le sens de l'orientation locomotrice nous maintiendront debout. En tout cas, une observation attentive nous montre combien vague est à tout instant la délimitation du moi et du non-moi, et combien est faible et facile à égarer l'attention dans le domaine de la tactilité exercée par toutes les surfaces tégumentaires simultanément. Le vertige tactile apparaîtra donc surtout quand la vue ne rectifiera pas les erreurs de localisation de l'appareil de localisation tactile, ou n'y suppléera pas.

XIV. *Vertige locomoteur.* — Nous avons examiné plus haut les rapports du sens de l'espace avec la motricité, nous n'y reviendrons plus ici. Qu'il nous suffise de rappeler que le fait d'une image d'attitude faussée ou suspendue peut altérer cet automatisme de coordination et déterminer de l'ataxie, c'est-à-dire de l'incoordination motrice par erreur d'appropriation ; d'autre part, l'image d'attitude étant correcte, l'incoordination motrice peut apparaître encore par lésion de l'appareil central d'appropriation, par lésion de l'appareil moteur lui-même dans un des noyaux intéressés par l'automatisme. De plus, nous sentons souvent que nous perdons l'équilibre par l'effort musculaire que nous exerçons pour le maintenir, effort dicté, à l'insu de notre conscience, par l'orientation subjective directe. Or, nous pouvons ne pas faire cet effort, ou ne pas le sentir quand nous le faisons, ou le sentir plus fort qu'il n'est, ou même avoir l'illusion de cet effort. Le vertige apparaîtra facilement dans chacun de ces cas.

Ce sont là des troubles où le vertige reste en quelque sorte inconscient et limité à l'automatisme cérébello-médullaire. Mais que nos images d'attitude soient faussées ou supprimées dans une certaine étendue, et nous perdons la conscience d'une certaine partie du monde extérieur et d'une certaine partie de nous-mêmes. Si l'œil supplée, l'équilibration volontaire reste possible ; si l'œil est fermé, il reste encore l'orientation labyrinthique qui peut nous prévenir des incorrections de notre stabilité ; si le labyrinthe est atteint, comme cela est fréquent chez les tabétiques, les néphrasthéniques, les sourds-muets, le signe de Romberg apparaît. Il est impossible de définir le mot *ataxie* sans faire intervenir l'idée d'espace.

Il y a des troubles profonds de la station, de l'équilibration, de l'appropriation motrice et de la coordination dans la lésion des cordons postérieurs. Mais il peut y avoir, dans certains cas et chez certains sujets, des réactions vertigineuses quand les images d'attitudes, par leur disparition, se trouvent ne pouvoir plus jouer aucun rôle dans l'orientation subjective totale. L'anesthésie plantaire, la suppression plus ou moins complète de ces images d'attitude et de ces images motrices, si utiles pour la station debout, nous donneront l'illusion de dérobement du sol ou de nos jambes, d'enfoncement dans le sol, et dans certaines attitudes, des illusions d'attitude même, dont le conflit avec les images correctes d'attitudes, fournies par d'autres appareils restés sains, engendrera facilement le vertige. L'engourdissement profond et étendu des membres, chez les sujets faciles, le provoque également. Ce vertige est alors du vertige par suspension de nos rapports sensoriels avec l'espace qui nous entoure et avec une partie de nous-mêmes ; la désorientation subjective qui constitue ce vertige résulte de l'insuffisance ou de la perturbation de l'orientation objective, le moi se trouve mal défini par le non-moi.

Ce vertige par désorientation est un vertige sensoriel résultant de troubles dans certaines analyses d'espace ; c'est du vertige direct comme le vertige labyrinthique. Mais le vertige peut apparaître dans le domaine de la locomotion par un autre mécanisme.

Certaines attitudes fatigantes, longtemps maintenues à force de volonté, développent une sorte d'épuisement de la sensibilité générale et spéciale, qui peut finir par nous faire momentanément perdre toute notion de notre propre objectivité, nous jette dans une véritable absence sensorielle et suspend toute relation consciente avec notre milieu et même avec les diverses fonctions de notre corps. Toutes nos sensations s'absorbent peu à peu par la préoccupation d'une sensation qui les domine ; une forte douleur trop prolongée hébète, la douleur extrême anesthésie ; une fatigue exagérée, surtout quand il y a dépense considérable de volonté, exerce sur notre sensibilité une réelle fascination. C'est une destruction totale de la sensibilité et sa fixation sur une seule sensation devant la particularité, l'objectivité, l'exclusivité de laquelle notre subjectivité même s'efface. L'objet de la sensation en supprime le sujet. Il y a extase par douleur, par fatigue, par volonté.

C'est le procédé qu'emploient les féticheurs et les derviches, l'extase provoquée. Cet état n'est pas le vertige, il le dépasse. Mais si l'on veut, comme l'a remarqué Houssay sur des derviches, tenir les bras étendus le plus longtemps possible, on arrivera à un certain degré de fatigue, avec une foule de sensations qui accompagnent ordinairement le vertige, telles que nausées, dépression intellectuelle et volitionnelle, exaspération, troubles viscéraux, constriction thoracique et gutturale, obnubilations passagères, suspension progressive de la sensibilité, absences sensorielles avec le vertige passager, enfin une association de troubles physiques et moraux au milieu desquels se maintient toute la rigidité de l'acte voulu.

L'effort trouble la circulation céphalique et labyrinthique, le surmenage musculaire empoisonne le sang et sans doute aussi les liquides qui baignent les centres et les papilles labyrinthiques ; il y a épuisement nerveux, et toutes ces causes peuvent engendrer le vertige, mais surtout quand il y a effort et mouvement actif plutôt qu'attitude fixe et maintenue par volonté. Dans ce cas, le vertige semble bien se produire plutôt par demi-extase, avec suspension passagère de l'orientation subjective.

**XV. *Vertige médullaire*.** — Les irritations périphériques qui provoquent les réactions vertigineuses que nous avons appelées vertiges néphrétique, intestinal, hémorroïdal, urogénital, cutané, locomoteur, sont transmises aux centres bulbaires, cérébelleux et cérébraux par des conducteurs qui forment une partie des cordons postérieurs et latéraux de la moelle. Une lésion diffuse ou systématique de ces cordons et des éléments cellulaires qui les interceptent à diverses hauteurs dans le grand nerf médullaire, pourra provoquer des troubles centripètes vers les centres supérieurs et déterminer les mêmes réactions vertigineuses. Un sujet susceptible de vertige génital, par exemple, pourra devenir tabétique et subir, pendant une phase de sa maladie, des irritations purement médullaires, accompagnées de vertige identique ou vertige provoqué par des perceptions voluptueuses périphériques. Les crises néphrétiques, vésicales, intestinales, etc., observées au cours d'une myélite aiguë ou chronique, diffuse ou systématisée, seront, chez les sujets faciles au vertige, propres à provoquer cette réaction bulbaire aussi bien que les coliques dues à une irritation viscérale. Nous manquons sur ce point du contrôle clinique, d'autant plus que dans les cas de réaction vertigineuse accompagnant l'irritation médullaire, le bulbe était le plus souvent atteint (Thèse de Giraudeau, Paris, 1884). Giraudeau remarque que les accidents vertigineux font défaut dans les affections localisées à la région dorso-lombaire de la moelle. Nous n'avons donc qu'une hypothèse d'ordre physiologique, d'après laquelle les lésions médullaires, qui provoquent des troubles sensoriels identiques à ceux des irritations périphériques, pourront provoquer le vertige aussi bien qu'elles, chez les sujets faciles.

D'ailleurs c'est vers le bulbe qu'il faut remonter, et Giraudeau conclut que « c'est dans les lésions localisées à la région cervicale de la moelle que l'on rencontre le plus les accidents vertigineux et apoplectiformes : ils sont d'autant plus fréquents que la zone lésée avoisine davantage le bulbe ; ils coexistent souvent alors avec le pouls lent permanent, les troubles oculo-pupillaires, les attaques syncopales et épileptiformes ». C'est donc au chapitre suivant que nous aurons à les étudier.

XVI. *Vertige bulbaire.* — Les vertiges que nous avons examinés jusqu'ici sont dus à des irritations périphériques. De même que pour la moelle, nous pouvons facilement admettre que la lésion des conducteurs dans leur trajet bulbaire produira des réactions identiques ou analogues à celles que produit l'irritation périphérique. Nous avons ici, de plus que dans la moelle, les voies centripètes des nerfs crâniens. Nous ne pouvons faire l'anatomie complète du bulbe, noyaux et conducteurs, et nous nous contenterons de passer en revue brièvement les centres bulbaires intéressés par les irritations périphériques auxquelles nous avons cru pouvoir attribuer la réaction vertigineuse.

**Vertige olfactif.** — Nous ignorons les rapports de la muqueuse olfactive avec les centres bulbaires, mais il est facile de remarquer que certaines odeurs provoquent la nausée, le vomissement, l'éternûment, l'accès de toux, l'accès d'asthme, des troubles vaso-moteurs qui ont incontestablement pour centres des noyaux bulbaires, et que ces réflexes sont directs. Il est donc vraisemblable qu'il y a des rapports entre l'olfaction et les centres qui nous occupent, mais nous ne pouvons les préciser. Le vertige olfactif peut donc, selon nous, être dû à une irritation bulbaire aussi bien qu'à une irritation pituitaire.

**Vertige optique.** — La rétine est mise directement en rapport avec le noyau du moteur oculaire commun, et, sans doute aussi, par le faisceau longitudinal postérieur, avec les autres noyaux oculomoteurs de l'accommodation à la lumière, à la distance et à l'orientation.

Le faisceau qui passe par les tubercules quadrijumeaux antérieurs unit par un trajet ultérieur les noyaux oculomoteurs à la rétine (Meynert). Un autre faisceau important atteint l'olive inférieure qui, d'après Bechterew, s'unit à la substance grise du troisième ventricule, par d'autres fibres au corps dentelé du cervelet et au vermis.

Ces associations nucléaires nous font supposer que les images rétiniennes, spécialement dans leur définition, dans leur description de l'espace visible, fournissent à ces centres les appréciations et les mensurations d'espace au moyen desquelles s'élaborent les images motrices d'adaptation et d'orientation, et, par suite, de coordination. Bechterew regarde la substance grise du troisième ventricule comme un organe dont l'intégrité est une condition rigoureuse pour assurer le fonctionnement normal de l'équilibre.

Un autre faisceau de provenance rétinienne aboutirait aux noyaux de la protubérance qui sont en rapport avec le cervelet, les gros noyaux de l'encéphale et les lobes occipitaux.

En voilà plus qu'il ne nous en faut pour assimiler au vertige optique le vertige produit par les irritations ou la mortification de ces centres associés, sans omettre les vertiges réflexes provoqués par l'irritation même des noyaux oculomoteurs dont nous allons nous occuper.

**Vertige oculomoteur. —** Nous le décrivons parmi les vertiges bulbaires, bien que le siège des noyaux soit au-dessus des limites du bulbe, mais ils sont en rapports intimes avec d'autres noyaux bulbaires, tels que le noyau de Deiters, l'olive, et par celle-ci avec le cervelet, les noyaux antérieurs de l'audition. Ils sont aussi en rapport avec la rétine et les tubercules quadrijumeaux postérieurs et antérieurs. Le vertige oculomoteur peut donc être d'origine bulbaire par irritation d'un de ces noyaux ou des fibres qui y aboutissent. En réalité, le vertige oculomoteur nous semble être volontiers une irradiation des noyaux oculomoteurs non vers le cervelet, mais vers le noyau de Deiters du nerf labyrinthique, le vrai centre du vertige.

**Vertige ophtalmique.**

**Vertige nasal.**

**Vertige dentaire.**

**Vertige guttural.**

Ces quatre variétés du vertige trijumeau, en y ajoutant le vertige *trijumeau cutané,* peuvent avoir pour cause une lésion bulbaire intéressant les fibres qui unissent le trijumeau, soit au cervelet, soit celles qui descendent dans le bulbe au milieu des centres dont nous avons parlé plus haut.

**Vertige labyrinthique. —** Les moindres lésions bulbaires intéressant soit les fibres, soit les noyaux du nerf labyrinthique, soit les nerfs qui unissent ces noyaux à d'autres centres bulbaires et extra-bulbaires, ou ces noyaux bulbaires eux-mêmes, pourront éveiller dans le bulbe le vertige labyrinthique. Nous renvoyons, pour le détail de ces complexes rapports, à l'exposé anatomique qui précède la physiologie du labyrinthe (vertige labyrinthique).

On comprendra que peu de ces parties peuvent échapper à la sclérose en plaques ou systématique, à la compression, à l'apoplexie, à l'asphyxie, à l'intoxication bulbaire, et nous n'insisterons pas davantage. Rappelons que certaines lésions du corps restiforme (Brown-Séquard) ou du noyau décrit par Duval, entre celui de la racine sensitive du trijumeau et la première paire dorsale, provoquent des hémorragies, et que toutes les irritations des noyaux bulbaires, quels qu'ils soient, pourront produire le vertige soit par irradiation intrabulbaire sur les noyaux vestibulaires, soit indirectement par troubles vasomoteurs et tympanomoteurs sur l'appareil labyrinthique (Voir plus haut, Un nouveau syndrome bulbaire).

Nous citerons encore, comme vertiges bulbaires, les

**Vertige glossopharyngien.**

**Vertige laryngé.**

**Vertige cardiaque.**

**Vertige stomacal.**

**Vertige hépatique.**

**Vertige intestinal.**

Ces différents vertiges peuvent s'expliquer également par irradiation intrabulbaire des noyaux sensitifs glossopharyngien et pneumogastrique sur les noyaux vestibulaires, avec lesquels ils sont en rapport de contiguïté et peut-être de continuité, et par troubles réflexes sur la circulation bulbaire, labyrinthique ou encéphalique.

Le **vertige néphrétique.**

Le **vertige hémorroïdal.**

Le **vertige vésical.**

Le **vertige génital.**

Le **vertige cutané.**

Et les **vertiges médullaire, cérébelleux et cérébral**, eux-mêmes s'expliqueront de la même façon, par irradiation directe dans la substance grise, ou par troubles réflexes, centraux ou périphériques.

Le **vertige locomoteur** a un mécanisme plus complet, et l'association de troubles protubérantiels réalise le *vertige paralysant* de Gerlier.

Nous voyons aussi qu'à l'exception du vertige optique, tous les autres vertiges peuvent s'interpréter par irradiation vers les noyaux vestibulaires et prendre la signification du vertige labyrinthique. Nous dirons même que les importants rapports des noyaux vestibulaires avec le cervelet et l'étendue de la surface cérébelleuse occupée par la terminaison des fibres de provenance labyrinthique, nous permettent de supposer que, par l'intermédiaire du cervelet, le vertige optique lui-même serait attribuable à une irradiation dernière sur les noyaux vestibulaires labyrinthiques, considérés ainsi comme l'unique sujet de la réaction vertigineuse.

*Diagnostic du vertige bulbaire.* — Le vertige est le plus souvent un symptôme initial dans les affections spinales et bulbaires, et l'on comprend qu'il est, dans ce cas, difficile de le rattacher dès le début à une lésion bulbaire, alors que les autres symptômes fonctionnels de ces maladies font encore défaut. Ainsi le vertige de Ménière ou le vertige laryngé au début du tabes, le vertige stomacal dans cette même affection, pourront être attribués à des troubles périphériques quand rien ne fait supposer une lésion des centres, d'autant plus que certains sujets ont des formes profondes de vertige associées à des troubles périphériques très légers et

inversement ; et joignez à cela que la susceptibilité au
vertige, comme à la nausée, à l'éternûment, à l'asthme,
au bâillement, aux troubles vasomoteurs, etc., etc., est
très remarquablement développée chez certaines personnes qui n'en sont pas plus malades, mais poussent la
spécialisation réactionnelle très avant sur tel ou tel symptôme d'irritation bulbaire.

Le vertige de début dans la sclérose en plaques, dans
les myélites chroniques diffuses, dans la paralysie générale, dans les atrophies musculaires systématiques, les
compressions intéressant le trajet périphérique de certains conducteurs, les caries, etc., sera impossible à
caractériser cliniquement, d'autant plus que tous les vertiges de toute forme et de toute intensité se retrouvent dans une foule de maladies, et qu'aucune d'elles
n'a son vertige propre. Il y a ou il n'y a pas vertige ; et
quand il y a vertige, il peut avoir tous les caractères.

La sclérose médullo-bulbaire peut s'accompagner de
sclérose du nerf labyrinthique, de sclérose tympanique,
de sclérose artérielle dans le département de l'oreille
interne, de sclérose rénale, etc., et le vertige labyrinthique peut être observé chez un tabétique sans qu'il y
ait sclérose ou même irritation des noyaux vestibulaires.
Nous ne connaissons qu'une façon, encore assez infidèle,
de faire le diagnostic entre le vertige d'origine périphérique et le vertige par lésion bulbaire, c'est l'examen et
le traitement locaux de l'appareil périphérique. Cette
critique est souvent significative dans ses résultats,
pour l'oreille, rarement pour l'œil, plus rarement encore
pour les autres causes périphériques de vertige, à moins
de coïncidences nettement établies. Quand l'examen de
l'oreille interne ne donne aucun résultat, il reste un bon
critérium, le régime lacté et les purgations, qui, agissant sur la tension des liquides labyrinthiques, peuvent

faire cesser le vertige, s'il est dû à un excès de tension,
ce qui est très fréquent. Dans ce cas, les centres ne
semblent pas pouvoir être mis en cause ; ajoutons que,
dans tous cas de vertige, il faut rechercher les grands et
petits signes du mal de Bright, et même en leur absence,
essayer le régime lacté ; le vertige labyrinthique coïncide avec les affections centrales les plus caractérisées,
et le symptôme vertige peut disparaître s'il est de cause
périphérique, sinon il sera très probablement dû à une
lésion des noyaux bulbaires.

Le diagnostic du vertige labyrinthique restera à faire,
même en présence des affections centrales les plus complètement caractérisées, même en présence de tous les
signes d'intégrité fonctionnelle de l'appareil de l'audition, distinct de l'appareil de l'orientation auriculaire
(Voy. *Vertige tabétique*).

XVII. **Vertige cérébelleux**. — Il est évident et nécessaire, d'après ce que nous avons vu plus haut, que le
cervelet centralise la généralité des analyses de localisation, d'orientation objective et subjective, et nous voyons
en effet de toutes parts, de toute la périphérie sensitive
et sensorielle converger des faisceaux directs ou inter-
ceptés par des amas ganglionnaires, droits ou croisés,
des faisceaux à destination cérébelleuse, aboutissant soit
aux noyaux, soit à l'écorce du cervelet.

Aux appareils sensoriels, rétine, papilles labyrinthiques, surface cutanée, etc., le cervelet réclame non
pas les perceptions spécifiques de couleur, de son, de
chaleur, de contact, etc., mais les perceptions de localisation, d'orientation dans l'espace coloré, sonore,
tangible, qui seules sont indispensables à la destination
motrice.

A la moelle, il demande ses notions sur les attitudes

segmentaires du corps. Par tous les sens il recherche la connaissance objective de l'espace en tant qu'espace, l'orientation objective et subjective. Ce sont ces acquisitions des divers sens de l'espace que centralise le cervelet, — en dehors des analyses conscientes que prélève le cerveau, et qu'il exploite pour la formation des images d'attitudes consacrées à l'orientation du moindre mouvement coordonné.

Le cervelet ne peut coordonner sans obéir à une appropriation ; celle-ci exige une orientation qui ne peut être édifiée que sur des images d'espace d'origine périphérique, sensitive ou sensorielle, et sur des images d'orientation subjective directe fournies surtout par le vestibule. Dans la sclérose des cordons postérieurs de la moelle, il y a ataxie, incoordination motrice faute d'images d'attitudes, faute d'images motrices. Le contrôle cérébelleux est suspendu, par rupture des voies centripètes de communication, ou plutôt l'intervention cérébelleuse est faussée par des renseignements inexacts ou incomplets, souvent l'un et l'autre. Quand il y a intégrité des images, il n'y a pas incoordination motrice, mais il peut y avoir néanmoins titubation si le cervelet opère sur des images d'orientation subjective faussées par des troubles labyrinthiques, oculaires ou médullaires, par exemple. La titubation peut être une appropriation motrice correcte dépendant d'une orientation qui ne l'est pas. La coordination motrice reste alors intacte.

Le cervelet est en rapport avec le nerf optique, les nerfs oculomoteurs, le trijumeau, le nerf labyrinthique et tous les noyaux sensitifs du bulbe et de la moelle ; il s'unit aux noyaux centraux de ces nerfs et par des faisceaux cérébelleux directs, il recueille une foule de perceptions périphériques.

Du cervelet partent des fibres qui, par le faisceau spinal du pédoncule moyen, s'associent au noyau réticulé qui, d'après Bechterew, reçoit à son tour les fibres du faisceau fondamental des cordons antéro-latéraux de la moelle. C'est la grande voie centrifuge d'inhibition et d'impulsion motrice. Par le faisceau cérébral du pédoncule moyen passent les fibres qui unissent le cervelet aux noyaux oculomoteurs. Ces rapports nous expliquent les mouvements de manège, les latéropulsions, propulsions, rétropulsions, les rotations, etc., observés dans les lésions cérébelleuses, et aussi les mouvements des globes oculaires qu'on y remarque. Ces mouvements sont ou des impulsions motrices incohérentes produites par irritation directe des fibres centrifuges, ou des mouvements réflexes correctement appropriés à des notions d'attitude et d'équilibre faussées, supprimées ou exagérées par irritation des fibres centripètes, ou encore des mouvements réflexes privés du contrôle cérébelleux.

Les nerfs centripètes contiennent des fibres centrifuges, et s'il semble bien que ce soit surtout comme centre labyrinthique que le cervelet peut engendrer le vertige, il a une action directe sur le centre vertigineux, le noyau de Deiters, dans le bulbe.

Nous ne nous étonnerons pas de rencontrer les vertiges oculomoteur, labyrinthique, cutané, locomoteur ou autre, provoqués par lésion cérébelleuse, parce que les centres oculomoteurs, labyrinthiques, médullaires sont en rapports avec le cervelet. Il en est du cervelet comme du bulbe, et rien ne nous empêche d'admettre que si le cervelet traduit par des troubles moteurs sa désorientation motrice, par la titubation et la déséquilibration, cette même désorientation réagira sur les noyaux vestibulaires, en état vertigineux perçu comme vertige par les centres de conscience situés plus haut.

Il peut y avoir déséquilibration sans vertige et inversement, et nous distinguons cérébralement les deux phénomènes. Les fonctions d'appropriation motrice, et particulièrement celles qui assurent l'équilibration sont grossièrement conscientes et nous devons rappeler que le pédoncule supérieur contient des fibres qui vont du cervelet au noyau rouge, d'où partent à leur tour des fibres, qui, d'après Bechterew, vont se terminer « dans les circonvolutions pariétales supérieures au niveau de la surface motrice ». Or, cet auteur a observé par l'irritation de cette région des mouvements giratoires analogues à ceux que produit la section d'un pédoncule cérébelleux supérieur. C'est donc par ces fibres que l'écorce pariétale regarderait les images cérébelleuses d'équilibration ; c'est sans doute par cette partie de l'écorce que s'établit l'équilibration volontaire. Le vertige d'origine cérébelleuse n'a pas, plus que les autres, de caractères pathognomoniques certains ; tous les caractères de vertige observé dans les affections cérébelleuses peuvent se retrouver dans d'autres vertiges. La titubation n'est pas un élément de diagnostic suffisant ; on la rencontre, avec en plus tous les signes de l'ivresse, chez des sujets arrêtés pour ivrognerie, avec des troubles moteurs, avec des absences partielles, etc., chez des malades qui n'ont aucun trouble cérébelleux et guérissent par exemple par la diète lactée. Charcot ne distingue pas la démarche du vertigineux par lésion cérébelleuse ou par lésion labyrinthique. Les vomissements, la nausée, la céphalalgie, les raideurs cervicales, les troubles oculaires se rencontrent dans une foule d'affections autres que celles du cervelet.

Toute lésion cérébelleuse peut atteindre une partie de l'écorce ou des conducteurs en rapport avec les centres des vertiges déjà décrits. D'autre part, les lésions céré-

belleuses, celles des pédoncules, auront bien des chances
d'intéresser soit le plancher du quatrième ventricule,
soit le corps restiforme, soit les filets vestibulo-céré-
belleux, soit le tronc du nerf labyrinthique, etc. C'est
donc un diagnostic presque impossible à faire directement, à moins de circonstances exceptionnellement
favorables, comme un traumatisme, une douleur très
localisée, et encore presque tous les troubles cérébelleux peuvent engendrer par irradiation ou par action
directe le vertige labyrinthique. Le diagnostic par exclusion n'est jamais possible.

Nothnagel avait déjà remarqué que le vertige dit cérébelleux n'apparaissait que quand la lésion cérébelleuse
était de nature à augmenter le volume de cet organe,
c'est-à-dire à exercer une compression soit de sa propre
écorce, soit des organes voisins, pédoncules, nerf labyrinthique, noyaux vestibulaires sur le plancher du quatrième ventricule. Dans la plupart des observations de
vertige dû à une lésion cérébelleuse, c'est au nerf labyrinthique et à son noyau qu'il faut rapporter ce symptôme,
par irritation directe ou par irradiation. Dans un cas de
tumeur cérébelleuse publié par Strœbe à la Société de
médecine berlinoise, en janvier 1893, où le malade avait
présenté du vertige, A. Frænkel fit remarquer en outre
des signes très nets de compression bulbaire, tels que
le ralentissement du pouls. Nous pensons que le vertige
était dans ce cas dû à la compression directe du noyau
vestibulaire sur le plancher du quatrième ventricule, et
qu'il doit en être ainsi pour beaucoup de cas de vertige
dit cérébelleux.

XVIII. *Vertige cérébral.* — Toutes les variétés de
vertige que nous avons énumérées jusqu'ici s'accompagnent ou peuvent s'accompagner de la sensation ver-

tigineuse, et nous devons admettre que les centres
médullo-bulbaires où apparaît le vertige sont reliés aux
centres cérébraux. Il est assez difficile de les localiser.
Le vertige est une sensation interne comme la peur,
l'angoisse, la soif, l'oppression, la nausée, etc., qui ne
sont guère localisées cérébralement. Nous savons que les
noyaux du nerf vestibulaire, centre du vertige, correspondent indirectement à une certaine étendue des
zones pariétales, qu'il est difficile de définir exactement.

Bechterew a montré que « des lésions dans la région
corticale située immédiatement derrière les centres
moteurs et au voisinage de la scissure cérébrale longi-
tudinale déterminaient des mouvements giratoires for-
cés ». Le Dr Lucas-Championnière a guéri un malade
atteint de vertige cérébral en trépanant en arrière de la
bosse pariétale gauche (*Soc. de chirurgie*, 31 mai 1893).
D'autre part, nous avons vu, sur le cerveau de Bertillon,
la pariétale ascendante varier de volume avec la fonction
du nerf vestibulaire. Nous savons enfin, d'après Bechterew, que la substance grise du troisième ventricule
et les tubercules quadrijumeaux postérieurs sont en
rapport avec des centres bulbaires susceptibles de réaction vertigineuse.

Ces centres sont-ils les seuls ? Nous n'ignorons pas
que le vertige peut être provoqué par imagination seule,
et presque à volonté. Y a-t-il dans ce cas intervention
des zones frontales ? Nous ne pourrions naturellement
trancher cette question. Le cerveau résume une telle
variété de fonctions, et tant de fonctions, ainsi que nous
l'avons vu, peuvent engendrer le vertige, qu'on a pu ne
considérer dans le vertige que la sensation vertigineuse,
qui est naturellement cérébrale. Il peut s'agir de vertige d'irradiation ou de vertige direct, et nous n'avons

pas actuellement de critérium suffisant qui nous permette de diagnostiquer, avant l'intervention, le siège du trouble vertigineux cérébral. Mais nous savons que de même que les centres bulbaires ont leurs centres de représentation corticale, de même les centres irrités peuvent réagir sur les noyaux bulbaires conjugués. C'est ainsi que la peur, l'oppression, la salivation, la nausée, — et le vertige, se suggèrent.

XIX. *Vertige de Ménière.* — Voy. *Vertige labyrinthique.*

## VERTIGES D'ORIGINES MULTIPLES

XX. *Vertige brightique* ou *néphrasthénique*[1]. — Nous avons fait rapidement allusion précédemment à certaines analogies anatomiques, physiologiques et pathologiques sur lesquelles il nous faut maintenant revenir plus longuement.

Il y a dans l'économie des appareils dont la comparaison est des plus instructives et peut fournir les éléments d'une étude pathogénique du vertige dans la maladie de Bright. Tous sont constitués par une capsule endothéliale, de dimensions et de configuration très dissemblables, recouvrant des formations vasculaires propres à ralentir le cours du sang artériel. C'est tout d'abord la capsule endothéliale de Bowman, recouvrant le glomérule rénal, c'est ensuite la capsule endothéliale tapissant les cavités de l'oreille interne, et

---

(1) Nous n'employons ce terme que pour distinguer les symptômes d'insuffisance rénale sans lésion. Le rein peut être faible et insuffisant, surtout pendant la croissance, sans être pour cela un rein malade.

recouvrant les glomérules et les flexuosités des artères de la paroi labyrinthique, c'est aussi la vaste capsule endothéliale sous-arachnoïdienne recouvrant les flexuosités des artères de la pie-mère et enfin les gaines lymphatiques des vaisseaux.

Le rapprochement de ces appareils semble tout d'abord inattendu et assez peu justifié ; et cependant, si l'on fait abstraction de leurs différences de volume et de siège, il est aisé de les ramener tous ensemble à une même formule morphologique : une capsule endothéliale recouvrant des formations artérielles où le sang est ralenti dans son cours et amorti dans son impulsion, et à une même formule physiologique : un appareil destiné à faire passer dans une capsule réceptrice, *en les choisissant,* certains éléments empruntés à la circulation artérielle.

Si nous examinons en effet tout d'abord la partie vasculaire, nous trouvons que dans le glomérule rénal, outre qu'il constitue un système porte, le cours du sang est ralenti et sa pression diminuée concurremment, par l'extrême dilatation du calibre vasculaire et les sinuosités du vaisseau qui constitue le peloton glomérulaire.

Dans l'oreille nous n'avons plus affaire à un système porte, pas plus pour la pie-mère, mais à un réseau terminal. Or, dans le vestibule et les canaux, les flexuosités sont remarquables ainsi que les anastomoses ; dans le limaçon, les flexuosités abondent également, et Schwalbe y a décrit de véritables formations glomérulaires. Dans la pie-mère, l'extrême division des terminaisons vasculaires et leur sinuosité générale équivalent à une considérable dilatation du calibre total, et par conséquent à une diminution de pression et à un ralentissement de l'influx artériel.

Toutes ces conditions sont, on le sait, favorables, et indispensables même, à la transsudation qui fait la base de toute excrétion.

Quant aux capsules réceptrices qui recouvrent ces formations vasculaires, l'une est destinée à l'élimination, et naturellement ouverte : c'est la capsule rénale ; les autres ont un rôle tout différent et restent closes. La filtration est très rapide et le liquide labyrinthique, le liquide céphalo-rachidien se renouvellent aussi rapidement que l'urine. Mais on conçoit aisément que les produits de la filtration ne se ressemblent pas, selon que la capsule sert ou non à l'élimination. Ce qui constitue l'urine n'est pas bon à garder, ce qui constitue les deux autres liquides doit au contraire baigner, protéger et nourrir les appareils nerveux les plus susceptibles et les plus délicats. Sans insister davantage, disons qu'en général, — à l'état sain, — l'endothélium rénal laisse passer tout ce que refuse celui des centres nerveux, et inversement. Les produits toxiques de l'urine ne doivent pas se retrouver dans les capsules des centres ; en revanche celles-ci laissent normalement passer l'albumine, par exemple, que le rein doit refuser.

Mais qu'une affection artério-endothéliale généralisée s'attaque à l'ensemble de ces appareils, et le rein, qui doit s'opposer au passage de l'albumine, la laissera passer dans l'urine, et les capsules labyrinthiques et sous-arachnoïdiennes, qui la laissent filtrer à l'état normal, la recueilleront en excès. Les autopsies d'oreilles chez les néphrétiques, les leucémiques ou chez les fébricitants de toute catégorie d'infection montreront d'abondants dépôts albumineux. Que pour une raison analogue les capsules des centres nerveux reçoivent les produits toxiques normaux ou accidentels de l'urine, les poisons bactériens ou autres et nous aurons des symptômes

variés d'irritation labyrinthique et des symptômes d'irritation corticale variables selon le siège de l'imprégnation. Ceci pour les variations de qualité des produits
excrétés.

Si d'autre part, par lésion de l'endartère, par paralysie vasculaire, par trouble sécrétoire, nerveux ou
mécanique, le liquide séreux passe en excès dans les
capsules endothéliales, il se produira ici de la polyurie,
de la pollakiurie, — là du bourdonnement, de la surdité,
de l'oppression labyrinthique, du vertige, etc., — là
enfin des troubles psychiques, ou moteurs, ou cortico-
sensoriels. Ce que reçoit la capsule de Bowman ne doit
plus faire retour à la circulation. Il n'en est pas de
même des liquides non toxiques et nourriciers des capsules du labyrinthe et de l'endocrâne. Quand, pour une
cause ou pour une autre, il se fait une réplétion vasculaire excessive dans les appareils céphaliques, tant que
la filtration reste correcte dans l'élection des produits
transsudés, les centres n'ont à craindre que la compression mécanique. Nous avons vu plus haut comment les
papilles nerveuses, adossées à la paroi labyrinthique
qui sert d'enclume, échappent à l'expansion du liquide
incompressible, qui joue le rôle de marteau. Quant à
l'encéphale, on conçoit que dans un moment de réplétion vasculaire exagérée, les artères terminales qui
pénètrent de toutes parts comme autant de coins dans la
pulpe cérébrale, soumettraient celle-ci à un intolérable
supplice du brodequin, — si une grande partie du liquide
vasculaire (c'est ici la quantité et non la qualité qui
importe) ne filtrait rapidement dans la capsule sous-
arachnoïdienne, pour rentrer dans la grande circulation
un peu plus tard, à marée basse, quand la déplétion
vasculaire se produira.

Inversement on peut imaginer les troubles que produiraient dans le labyrinthe ou dans les centres nerveux toutes les causes agissant d'une façon analogue à celle qui produit l'anurie, comme dans l'hystérie, par exemple, où les spasmes vasculaires s'observent si fréquemment.

Ceci pour les variations de quantité dans la sécrétion.

La capsule sous-arachnoïdienne peut momentanément se laisser distendre par un excès de liquide céphalo-rachidien ; quand cette distensibilité atteint ses limites naturelles, il y a compression corticale et ventriculaire, avec tous les symptômes correspondants, y compris le vertige, de siège plutôt ventriculaire que cortical.

Le labyrinthe tout entier, logé dans une masse osseuse, est loin de pouvoir supporter une telle distension, et ses moyens de compensation sont très restreints. La pression normale des liquides endocrâniens et endotiques a été très diversement appréciée. Contentons-nous d'observer qu'elle est naturellement inférieure à la pression artérielle, à moins d'y participer par suintement ou par inondation hémorragique. Remarquons, d'autre part, que les liquides de l'oreille communiquent avec ceux des espaces endocrâniens et nous ne pouvons pas supposer qu'ils soient soumis à des pressions différentes. Enfin, les tympans de l'oreille moyenne et ceux de l'oreille interne, parois sacculaire, utriculaire, m. de Reissner, etc., ne peuvent fonctionner convenablement qu'à la condition de supporter sur leurs deux faces des pressions égales à l'état de repos. Toutes ces pressions se faisant équilibre, pression endolymphatique, péri-lymphatique, tympanique et atmosphérique, nous devons les supposer égales à la pression extérieure. Nous avons montré ailleurs le mécanisme réflexe de cette équilibration(1).

---

(1) Fonctions tubo-tympaniques. *Soc. de Biologie*, nov. 1892. Réflexes auriculaires. *Soc. d'Otologie*, fév. 1894.

Chez les néphrasthéniques polyuriques, nous ignorons si les capsules endothéliales du labyrinthe et de l'endo-crâne sont le siège de la même abondance d'excrétion que le rein, mais nous savons, en revanche, que la céphalée, les altérations psychiques, les engourdissements de segments entiers de membres, les crampes, les troubles sensoriels et sensitifs, les troubles de la mémoire ou de l'attention, et, d'autre part, la surdité, le bourdonne-ment, l'oppression labyrinthique et le vertige, sont des symptômes fréquemment observés.

Y aura-t-il réplétion vasculaire céphalique ? Elle est assez vraisemblable, à en juger par les épistaxis, les hémorragies gingivales, le glaucome, les éblouissements, les étourdissements, les battements artériels qui reten-tissent sous le crâne ou dans l'oreille. Le liquide céphalo-rachidien ou labyrinthique devient-il toxique dans le coma brightique, l'éclampsie, ou des formes plus calmes de l'épilepsie corticale ou labyrinthique, dans les formes aiguës ou chroniques de l'encéphalopathie brigh-tique ? La pathologie des humeurs qui baignent et nour-rissent les centres nerveux reste malheureusement tout entière à faire (1).

Nous pouvons en tout cas légitimement admettre qu'une maladie où les effusions séreuses abondent sous forme d'œdèmes, d'hydropisies, doit présenter des trou-bles notables dans la quantité de liquide labyrinthique ou céphalo-rachidien excrété, — qu'une maladie où les effusions sanguines s'observent sous forme d'épistaxis, de glaucome, d'hématurie, de purpura, bref d'apoplexies de tout siège, doit également intéresser le labyrinthe et produire l'hémorragie qui caractérise la vraie forme du

---

(1) Ceci était écrit en 1893, et n'est heureusement plus vrai aujourd'hui.

vertige de Ménière. Le vertige de Ménière, forme hémorragique du vertige labyrinthique, et toutes les autres
formes du vertige labyrinthique, pourront toujours faire
penser à l'affection où les infiltrations albumineuses,
séreuses et hématiques se rencontrent de préférence.
Le syndrome de Ménière peut être attribué à une épistaxis labyrinthique avec inondation vestibulaire ou simplement utriculaire, à une compression du nerf utriculaire dans le conduit, par une hémorragie, à une
compression des noyaux vestibulaires sous le plancher
du quatrième ventricule, à une compression des circonvolutions postérieures du cervelet également par une
hémorragie. On pourra attribuer la compression périphérique ou centrale à une hydropisie des capsules, des
gaines du nerf, ou à un œdème de la matière nerveuse
elle-même. Il faudra songer aux infiltrats albumineux
absolument comparables à ceux de la névro-rétinite. On
devra enfin incriminer non plus les variations de quantité des liquides excrétés, mais les altérations de leur
qualité et la toxicité urémique ou autre des liquides
protecteurs et nourriciers.

Voilà bien des causes ne concernant que le vertige
*labyrinthique, bulbaire, cérébelleux, cérébral* et même *oculaire*. Nous avons pu observer deux cas de vertige brightique *laryngé* chez deux malades atteints, l'un d'un
œdème trachéal et épiglottique, l'autre d'un œdème stric-
tement limité à la luette, devenue globuleuse et procidente. Tous deux disparurent avec le traitement lacté et
quelques scarifications. Le vertige *gastrique* peut, dans
certains cas, n'être que du vertige labyrinthique associé
à des troubles digestifs également d'origine néphrasthénique. D'autres vertigineux, qui nous sont venus avec
diagnostic préalable de vertige gastrique ou neurasthénique, étaient en réalité des néphrasthéniques, et l'on

conçoit quelle importance cette distinction revêt au
sujet des indications thérapeutiques. Une jeune brightique atteinte, outre son vertige, de poussées d'œdème
dans les voies respiratoires supérieures et chez qui
plusieurs interventions locales n'avaient produit aucune
amélioration, avec accès de rhino-bronchite spasmodique, hydrorrhée nasale et trachéale, troubles de
la vue et de l'ouïe, œdème des paupières, cryesthésie,
n'avait guère d'autres signes d'insuffisance rénale, quand
nous la décidâmes à laisser tout traitement local et à
essayer de la diète lactée. L'amélioration fut très rapide et
s'est maintenue jusqu'ici sans variations depuis près de
huit mois. Une autre jeune chlorotique avait une forme
de vertige avec agoraphobie et des peurs continuelles
sur la variété desquelles nous avons insisté plus haut, un
léger œdème des cordes vocales et des troubles de la vue
et de l'ouïe, associés à certains caractères de dépression
intellectuelle que nous avions plusieurs fois notés dans
des cas analogues. Nous tentâmes en vain d'obtenir qu'elle
se soumît au traitement lacté, cet état durant depuis
l'enfance et le remède ne paraissant pas assez radical
aux parents. Un mois après notre premier et unique
examen, et pendant notre absence, une néphrite albumi-
neuse aiguë éclata, avec anasarque rapide et la mère
reconnut successivement un grand nombre des symptômes sur lesquels notre interrogatoire avait été tout
d'abord négatif, et consentit à accepter pour l'avenir un
traitement sévère. En peu de temps les parents recon-
nurent une transformation profonde de l'intelligence,
de l'attention et de toutes les facultés ; le vertige et les
étourdissements fréquents disparurent, ainsi que les
troubles de la vue et de l'odorat, l'ouïe devint excellente,
etc. La néphrasthénie antérieure semblait s'être opposée,
par compression ou par intoxication habituelle, au déve-

loppement des facultés cérébrales de cette jeune fille de 23 ans, dont l'intelligence paraissait n'en avoir que 15.

Nous avons publié ailleurs(1) quelques observations de vertige brightique, la plupart du temps sans albumi- nurie ; les principaux cas de vertige étaient ; 1° vertige violent avec latéro-pulsion droite, plusieurs fois suivie de perte de connaissance (côté de la lésion auriculaire); 2° état vertigineux léger, mais incessant; 3° vertige intense à chaque époque menstruelle, avec sifflement, chute en arrière et perte de connaissance ; 4° vertige léger avec propulsion parkinsonienne ; 5° vertige fré- quent avec rétropulsion constante ; 6° vertige circulaire intense, chute et perte absolue de connaissance ; 7° accès fréquents de vertige avec convulsions ; 8° vertige chaque matin au lever, durant près d'une heure ; 9° vertige avec chute immédiate en arrière ; 10° vertige avec chute irré- sistible à gauche (du côté de l'oreille atteinte); 11° ver- tige violent au lever et après le repas ; 12° vertige cir- culaire.

Dans ces différents cas, le traitement lacté semble avoir diminué la tension des liquides labyrinthiques et restauré leur composition normale. Quelle que soit la lésion auriculaire, les symptômes vestibulaires tels que vertige, agoraphobie et peut-être aussi le signe de Rom- berg nous apparaissent comme devant justifier la re- cherche des signes de néphrite et comme devant presque toujours bénéficier du traitement général ; alors que le traitement local restera souvent impuissant, s'il est seul employé. Le traitement lacté a sur le sulfate de quinine

---

(1) Brightisme auriculaire. *Bull. de la Soc. d'Otologie de Paris*, juin 1892. Syndrome de Ménière, agoraphobie, signe de Romberg, dans la maladie de Bright. *Progrès médical*, 1893.

l'avantage de guérir à la fois le vertige et la surdité, au lieu de guérir le vertige en exagérant la surdité.

Rappelons, à propos du vertige de Ménière, que les anévrysmes miliaires ne sont pas plus rares dans le labyrinthe que dans la grande cavité crânienne et que les hémorragies brightiques y trouveront sans doute un lieu d'élection, car le vertige labyrinthique est fréquent chez les brightiques, et les vertigineux à type de Ménière sont assez souvent des néphrasthéniques.

Le brightique, surtout la jeune femme brightique, présente parfois une aura bulbaire débutant par l'oppression thoracique, puis passant par les palpitations, l'angoisse pharyngienne, la sécheresse gutturo-buccale, la constriction cervicale, les bourdonnements d'oreille, l'obnubilation de la vue et de l'ouïe, les battements artériels, le vertige, avec les troubles convulsifs, ou impulsifs, ou psychiques consécutifs ou simultanés. Nous l'avons rencontrée un certain nombre de fois, presque toujours avec cette marche ascendante et paroxystique.

Le vertige brightique est le plus souvent labyrinthique ; il peut être laryngé, cérébral, cérébelleux, bulbaire, oculaire, gastrique, etc. Il est très difficile d'affirmer que le labyrinthe est hors de cause quand il y a du vertige et que le malade est néphrasthénique. La séméiotique des affections labyrinthiques est encore des plus rudimentaires. Nous n'avons plus à faire ici le diagnostic du vertige labyrinthique, mais celui du vertige brightique. Or, celui-ci ressort de la coïncidence d'autres grands et petits signes dont on fera l'appel par rang de taille. Au surplus, le vertige est un des symptômes les plus guérissables, par le traitement lacté en particulier, et quand l'examen de l'organe auriculaire aura permis d'éliminer les causes de compression centripète ou de rupture dans la compensation labyrinthique. Tous les

vertiges dont nous parlons ici ont disparu plus ou moins
vite par l'effet du régime, même avec de remarquables
lésions auriculaires, que nous avons traitées ensuite.
Reconnaissons cependant que, comme c'est le cas de
beaucoup de symptômes brightiques, plus l'affection est
récente et paroxystique, mieux elle cède au traitement ;
si elle est invétérée et que l'insuffisance rénale ait com-
promis trop profondément le jeu des autres organes
essentiels, les chances de guérison diminuent rapidement. Néanmoins le vertige semble se montrer d'assez
bonne composition, car il peut être attaqué par le traitement local et le traitement général, plus qu'aucun autre
symptôme. Enfin remarquons que beaucoup de troubles
du mal de Bright, polyurie, œdèmes, etc., peuvent être
produits par la même lésion bulbaire qui produira le
vertige, tant les centres en sont voisins.

XXI. *Vertige épileptique.* — C'est du vertige cérébral,
bulbaire, oculaire, labyrinthique, pneumogastrique, etc.
Quand il précède une attaque, quand il coïncide avec
une violente congestion céphalique ou labyrinthique, ou
avec une anémie due à un spasme généralisé des petits
vaisseaux, quand il s'accompagne d'une contraction
énergique des masticateurs et sans doute aussi des
muscles tympaniques, de nystagmus, de convulsions
oculaires, d'une aura bulbaire manifeste, bien fin celui
qui affirmerait la nature exacte du vertige observé.

D'autre part, les brightiques que nous avons observés
et les vertigineux exclusivement labyrinthiques pou-
vaient, eux aussi, avoir des absences, des auras bulbo-
cérébelleuses ou bulbo-cérébrales ; combien, sans doute,
de soi-disant épileptiques atteints de petit mal ne sont
que des urémiques méconnus, sans albuminurie, ou simplement des malades dont l'endothélium labyrinthique

ou sous-arachnoïdien ne filtre pas plus correctement
que l'endothélium rénal, ou filtre trop copieusement?
Nous n'avons jamais observé d'automatisme ambulatoire,
chez des vertigineux labyrinthiques, mais plusieurs fois
des absences partielles manifestes ont disparu rapidement sous l'influence du régime lacté.

Que l'attaque de vertige éveille la crise épileptique
chez l'épileptique vrai, affligé, par exemple, d'une lésion
auriculaire, sommes-nous suffisamment armés de crité-
riums cliniques pour faire la part de causalité du vertige vis-à-vis de la crise épileptique ou inversement?
Un cas donné, examiné avec beaucoup de prudence,
nous montrerait peut-être la méthode particulière à
ce cas et pourrait nous permettre d'établir un diagnostic,
mais nous ne pourrions songer à fixer une critique
absolue.

La forme du vertige ne signifie rien absolument, et
affirmer que le vertige chez un épileptique est un vertige épileptique parce qu'il varie avec l'état comitial du
malade, ne fera pas, pensons-nous, faire un pas à la
question. Le vertige labyrinthique ne peut être nié même
en l'absence de tout signe auriculaire. D'ailleurs, en
quoi consiste le trouble fugace, la lésion momentanée
de l'attaque épileptique? En quoi, quelle qu'elle soit,
ne pourrait-elle pas trouver un substratum suffisant dans
l'appareil labyrinthique tout entier, pour que la critique
différentielle n'ait même pas de raison d'être? Ici encore,
rappelons que les centres vertigineux bulbaires sont
voisins des centres qui sont successivement atteints par
l'aura, y compris les centres vasomoteurs qui isché-
mient le cerveau, et les centres convulsifs de la protubérance.

**XXII. *Vertige hystérique.*** — Si l'on se contente,

comme il arrive dans un examen hâtif, pour affirmer l'hystérie, de l'anesthésie pharyngée, si fréquente en dehors de cette affection, et des anesthésies locales, on s'expose évidemment à bien des mécomptes. Le vertige, labyrinthique ou cérébral, s'accompagne parfois d'anesthésies passagères, particulièrement pharyngées, et ces anesthésies locales peuvent se maintenir chez certains individus qu'aucun autre stigmate ne peut faire supposer hystériques. Nous avons observé un cas d'anesthésie de l'épaule et de l'avant-bras associé à des crises vertigineuses, que nous pouvions provoquer à volonté par la douche tubaire.

Néanmoins, le vertige chez les hystériques et le vertige hystérique existent, et rien n'est plus acceptable que l'idée du vertige à propos de troubles sensoriels, sensitifs, moteurs ou vasculaires. Quel que soit le vertige observé chez l'hystérique, il ne pourra qu'affecter une des formes que nous avons énumérées précédemment. Les absences ne sont généralement qu'une suspension momentanée de l'orientation subjective et se rencontrent, dans nombre de cas de vertige, chez des sujets ne présentant aucune tare comitiale, de même l'astasie abasie.

XXIII. *Vertige neurasthénique.* — Nous avons pu observer le vertige chez quelques malades qui nous apportaient le diagnostic tout fait de neurasthénie, et il s'est trouvé très souvent que ces neurasthéniques étaient des néphrasthéniques sans albuminurie, incomplets et méconnus, presque toujours des neurasthéniques bulbaires. Charcot pensait que le vertige neurasthénique embrassait nombre de cas décrits sous le nom de vertige gastrique. Nous n'avons guère rencontré de vertige gastrique qui ne fût, en réalité, un vertige labyrinthique et, le plus souvent, trouble gastrique et trouble labyrinthique n'étaient que deux petits signes de néphrasthénie, fréquemment associés. Néanmoins dans la neurasthénie, toutes les formes et toutes les causes de vertige peuvent se rencontrer, sans qu'on puisse définir cliniquement autre chose qu'un vertige chez un neurasthénique. Il n'a pas de caractères particuliers, sauf que la neurasthénie s'empare de lui comme de n'importe quel autre trouble et l'exagère à sa façon, l'exploite dans un sens déterminé qui varie avec chaque neurasthénique.

XXIV. *Vertige du goitre exophtalmique.* — Les troubles circulatoires qui caractérisent cette affection intéressent les capsules labyrinthiques peut-être aussi fréquemment que les globes oculaires. Le vertige est donc un symptôme qu'il importe d'y rechercher. Ajoutons, une fois de plus, que dans les cas où la symptomatologie est décisive, il n'est pas inutile de rechercher si la fonction rénale est suffisante. Nous avons pu soigner à l'hôpital Cochin une femme atteinte non de vertige, mais de bourdonnement et de surdité, chez qui le goitre exophtalmique double coïncidait avec un grand nombre de signes de maladie de Bright. Trois fois en une même année, le goitre, l'exophtalmie, la surdité et le bourdonnement ont disparu sous l'influence du régime lacté, ainsi que certains troubles secondaires.

Une autre, une jeune fille, présentait également une étroite association des symptômes de la maladie de Basedow et de néphrasthénie, avec demi-goitre, exophtalmie, œdème de la face, bourdonnement, surdité, vertige avec latéropulsion, le tout du seul côté gauche. Le traitement lacté ne fut pas observé et nous ne revîmes qu'une fois la malade. Nous ne doutons pas qu'on trouve d'autres cas analogues avec la réaction vertigineuse

ajoutée aux autres troubles de l'appareil labyrinthique
en rupture de compensation. Beaucoup de troubles bulbaires font partie de la symptomatologie de la maladie
de Basedow; le vertige peut en faire partie.

XXV. *Vertige des aliénés.* — Nous avons vu que les
troubles du sens de l'espace provoquaient, surtout chez
les prédisposés, de véritables hallucinations spéciales à
ce sens, des troubles de la personnalité et même des
troubles de l'identité psychique. Il y a donc là matière
à des interprétations délirantes, d'autant plus que le
sens de l'espace, le sens des localisations, est le terrain
commun sur lequel nos différents appareils sensoriels
contrôlent et rectifient leurs opérations. Quand ce contrôle manque, l'hallucination d'un sens ne peut que
s'étendre à d'autres sens et l'hallucination totale, dominant toute la subjectivité psychique, conduit directement
à l'aliénation. Dans la paralysie générale, le vertige peut
être produit directement par lésion corticale ou par le
trouble bulbaire, ou par des troubles circulatoires encéphaliques ou aussi par une foule d'autres processus indépendants. Le vertige est loin d'être rare chez les aliénés. Mais une chose fréquente, chez certains aliénés,
c'est le délire d'attitudes, l'obsession de la même attitude toujours retrouvée et recherchée. Il y a d'ailleurs
beaucoup de rapports entre le tic et le délire d'attitudes,
ou de geste, ce qui revient au même.

XXVI. *Vertige du tabes.* — C'est à MM. Marie et Wal-
ton que l'on doit de voir entrer le *vertige labyrinthique*
dans la symptomatologie du tabes. Nous remarquerons
que ce vertige labyrinthique peut être provoqué par
lésion banale de l'oreille externe, de l'oreille moyenne,
de l'oreille interne, des papilles, des rameaux afférents

du ganglion de Scarpa, de ses rameaux efférents ou tronc vestibulaire, des fibres intrabulbaires de ce tronc, des noyaux étalés sous le plancher du quatrième ventricule ; ces noyaux peuvent être irrités primitivement, soit par l'expansion de la masse cérébelleuse, comme dans le vertige cérébelleux, soit par irradiation internucléaire, avec ou sans enjambement, soit par toute autre lésion. C'est toujours du vertige labyrinthique, comme l'anxiété ou l'asthme sont toujours pneumogastriques, quel que soit le point de départ de l'irritation périphérique ou centrale qui éveille la réaction nucléaire symptomatique. Gowers pensait que sur dix cas de vertige, neuf étaient certainement auriculaires. On voit que tout vertige est, pour nous, labyrinthique, même s'il ne naît pas d'une irritation auriculaire. Ce vertige est fréquent dans le tabes, et ses causes sont diverses et multiples. Les lésions périphériques et auriculaires abondent, ainsi que les raisons d'irritabilité nucléaire. De plus, le vertige est le symptôme d'une irritation ou d'une insuffisance du sens des attitudes céphaliques et totales de l'organisme, c'est un trouble de l'orientation subjective. Il a donc sa place indiquée dans la symptomatologie du tabes.

Ce vertige auriculaire, et même la forme brutale du *vertige de Ménière,* n'est pas rare dans cette affection. Comme vertiges d'irradiation internucléaire, je rappellerai le *vertige laryngé, stomacal,* qui se trouve également chez les tabétiques.

L'irritabilité nucléaire, quand elle frappera le pneumogastrique, pourra éveiller, outre l'asthme, l'angine de poitrine et les crises viscérales du domaine de ce nerf, des anxiétés partielles comme l'affre épigastrique, l'angoisse laryngée et pharyngée, et aussi des anxiétés plus profondes et plus générales, comme l'anxiété paroxystique et des anxiétés plus directement provoquées par le trouble des perceptions ampullaires, comme la peur des espaces, du vide, qu'éveillera à son tour la fonction visuelle, dès que le terrain sera ainsi préparé. Cette *agoraphobie* d'origine labyrinthique n'est pas rare dans le tabes ; — nous y joindrons l'anxiété produite par le *silence,* c'est-à-dire par le vide auditif, l'appréhension des bruits subits et même des sonorités les plus attendues.

Mais, c'est surtout par ses rapports avec les noyaux oculomoteurs que l'appareil labyrinthique revêt une symptomatologie qui semblerait empruntée au tabes, si elle n'appartenait pas, dans la grande majorité des cas, aux affections labyrinthiques, tabétiques ou non.

XXVII. *Vertige de la sclérose en plaques.* — Voy. *Vertige bulbaire.*

XXVIII. *Vertige goutteux, migraineux, arthitique, diabétique, toxiques.* — Voy. *Vertige labyrinthique* et *Vertige brightique*

XXIX. *Vertiges traumatique, d'insolation, d'anémie, etc.* — Vertige traumatique, vertige d'insolation, vertige de l'anémie, de la chlorose, des cachexies, des saignées, des hémorragies, des convalescences, de l'insuffisance aortique, de la ménopause, de l'hémophilie, de la leucémie, des maladies infectieuses fébriles, etc. (Voy. *Vertige labyrinthique*).

XXX. *Mal de mer.* — Le vertige marin est bien exactement une désorientation subjective résultant de l'incohérence et de la non-conformité de nos mesures simultanées d'espace. L'orientation objective est sans cesse trompée par les mouvements du bateau, et l'orientation subjective indirecte est naturellement en contradiction avec les images d'attitudes segmentaires et les perceptions de stabilité viscérale que véhiculent les cordons postérieurs. De plus, le labyrinthe contredit sans cesse les autres perceptions et tout l'appareil du sens de l'espace devient de plus en plus irritable par ses propres contradictions jusqu'à ce que les irradiations bulbaires se manifestent. Chacun a le mal de mer à sa façon, c'est toujours une suite d'auras dont le mode d'expansion varie avec les individus. Les sensations bulbaires les plus vagues s'associent : la faim, le dégoût, la pesanteur encéphalique et labyrinthique, la peur, le malaise, la nausée, le vertige, les troubles circulatoires ou sudoraux, les troubles sécrétoires, avec irradiations progressives vers les centres étagés du péristaltisme et de l'antipéristaltisme de l'appareil digestif; la certitude qu'il faudra s'exécuter et le pénible spectacle d'encouragements formels dans le voisinage ; puis des retentissements sur les noyaux du phrénique, sur les centres respiratoires, les centres convulsifs de Nothnagel, etc. Certaines personnes ont le mal de mer en quittant le bateau, d'autres sont toutes prêtes à l'avoir avant d'y monter.

Il est produit surtout par les contradictions entre les opérations vestibulaires et les autres sources de l'orientation objective et subjective. Le vertige n'est pas le symptôme dominant du mal de mer, il n'est que le premier signe du désarroi bulbaire. On peut avoir le mal de mer sans vertige.


## DIAGNOSTIC

Le vertige peut être conscient comme il peut aussi se produire à l'insu du malade. Quand il est conscient, il

éveille la sensation vertigineuse, et l'interrogatoire du
malade nous renseigne suffisamment, s'il est pratiqué
avec méthode. Demander à un malade s'il a ou s'il n'a
pas de vertige ne suffit pas. Nous avons vu combien sont
vagues les définitions théoriques et combien les plus
classiques d'entre elles sont incomplètes ou erronées ;
dans la pratique, c'est pis encore. Les malades ou bien
ne savent pas exactement ce qu'ils entendent eux-mêmes
par ce mot, et leur réponse n'aura, dans ce cas, aucune
signification ; ou bien ils lui donnent le sens d'éblouissement, d'étourdissement, d'obnubilation, de titubation,
de peur des chutes, de troubles visuels. Dans ce cas
encore, la réponse du malade ne nous renseigne pas.
Il faut donc que le médecin précise son interrogation, en
la faisant suivre d'explications portant sur les formes les
plus ordinaires du vertige, imperception, superception,
illusion ou hallucination dans le domaine des analyses
objectives ou subjectives d'espace, d'attitudes et de mouvements, puis sur les irradiations ordinaires qui peuvent
nous révéler des formes frustes de la désorientation subjective, quand les formes principales manquent. Quand
il n'y a pas sensation vertigineuse, c'est-à-dire vertige
senti par le malade, on peut porter l'examen sur les
chutes, les titubations, les déviations dans la marche, le
signe de Romberg, et d'autres symptômes que le malade
peut avoir remarqués sans se les expliquer, vu l'absence
de sensation vertigineuse. Les troubles bulbaires associés ne sont révélés par le malade que lorsqu'ils sont
conscients, et alors le vertige l'est également, selon
toute vraisemblance.

Nous nous sommes longuement étendus sur ce point
dans la définition clinique du vertige.

Le vertige étant reconnu, il reste à le qualifier, c'est-
à-dire à en faire le diagnostic étiologique. Nous nous

livrerons donc à la recherche de sa cause locale et de sa cause générale, s'il en est une.

Remarquons ici que le trouble vertigineux est en réalité un trouble fonctionnel dans le domaine de l'orientation subjective directe ou indirecte. L'appareil labyrinthique et ses centres bulbaires ayant la propriété presque exclusive de cette fonction, le vertige sera presque exclusivement labyrinthique. En effet, la plus grande partie des cas de vertige, de cause périphérique formellement étrangère à l'appareil labyrinthique, n'en sont pas moins susceptibles d'être attribués à une action réflexe sur les conditions organiques indispensables au fonctionnement de cet appareil, ou à une irradiation internucléaire se propageant au noyau de Deiters, sous le plancher du quatrième ventricule. Un trouble gastrique pourra déterminer le vertige par une action réflexe sur la circulation céphalique ou labyrinthique, en même temps que de la céphalée, du bourdonnement d'oreilles, de la lourdeur oculaire, des éblouissements ou des battements artériels ; il pourra également provoquer le vertige par irradiation directe du noyau pneumogastrique au noyau interne. Il pourra produire, par le même mécanisme, du vertige cérébral ou cérébelleux, ou bulbaire, ou oculaire, etc. Un malade sera pris de vertige chaque fois que ses yeux auront à exercer certaines formes pénibles d'accommodation, soit qu'il regarde de trop près, soit trop en haut, etc. Nous savons que le noyau de Deiters, le noyau par excellence de l'orientation subjective directe et, par conséquent, du vertige direct ou indirect, est relié aux noyaux oculomoteurs. Chez les sujets enclins au vertige, ce noyau est d'une grande susceptibilité et accueillera les moindres irradiations émanées de noyaux bulbaires voisins, moteurs ou sensitifs. L'excitation anormale ou forcée des noyaux oculomoteurs, de

l'écorce cérébelleuse, des noyaux cérébelleux, directement ou indirectement reliés au noyau interne, produira
du vertige labyrinthique. Celui-ci pourra suivre la nausée
ou s'en faire suivre, grâce aux rapports intimes du noyau
interne avec le noyau glossopharyngien ; il y aura de
même retentissement réciproque du noyau interne et
des noyaux pneumogastriques l'un sur l'autre, associant
le vertige labyrinthique à l'oppression, aux palpitations,
à l'irritation stomacale ou laryngée. Qu'une aura sensitive, émanée d'une irritation médullaire provoquée par
une crise vésicale, hémorroïdaire, néphrétique ou autre,
remonte le long du bulbe et rencontre un noyau interne
d'une suffisante susceptibilité, et le vertige apparaîtra,
vertige bulbaire, labyrinthique, sans que le labyrinthe
lui-même y soit pour rien.

On voit que, pour nous, le diagnostic se simplifie
beaucoup par ce fait que le vertige est presque toujours,
et peut-être toujours, labyrinthique. Cela nous suffit au
point de vue spéculatif, et nous pouvons admettre que
le vertige est un, quelque diverses que soient ses causes.

Néanmoins, au point de vue thérapeutique, il importe
de qualifier le vertige d'après ses sources périphériques.

L'accès de vertige est généralement associé, par le
malade lui-même, à certains autres troubles, ou se produit à l'occasion de certaines perceptions sensorielles,
de certaines attitudes, de certains mouvements, de certains actes. Si l'affirmation du malade est formelle, on
pourra qualifier le vertige d'après le trouble concomi-
tant, et le classer dans une des catégories que nous avons
décrites et pour l'étiologie particulière desquelles nous
renvoyons à leur description. S'il y a doute, on peut
chercher à le provoquer par une irritation déterminée,
indiquée par le malade lui même, et avec son consente-
ment. On connaît ainsi la voie centripète de l'irritation

qui éveillera la réaction vertigineuse, et il y aura alors à discuter s'il s'agit d'une action réflexe sur une autre source de vertige, ou irradiation simple à travers les noyaux centraux. Le traitement purement local, et à la condition de ne pas agir sur la susceptibilité centrale, permettra enfin de parfaire le diagnostic et fera une contre-épreuve suffisante à l'irritation expérimentale. Par exemple, dans un cas de vertige nasal, l'exploration au stylet produira un léger vertige, qu'on ne pourra plus provoquer après l'application locale de la cocaïne, etc.

Quand le vertige ne présente pas la forme paroxystique, et qu'il est permanent, ce diagnostic est beaucoup moins précis. Le traitement local de l'origine périphérique supposée permettra, dans certains cas heureux, d'amener la guérison ou un soulagement relatif, et le diagnostic s'affirmera. Il faut encore, dans ce cas, se restreindre à un traitement purement local et ne pas chercher à diminuer l'état général des troubles vasculaires ou l'excitabilité bulbo-médullaire.

Le plus souvent, le labyrinthe lui-même sera en jeu, soit par irritation locale propre, soit par perturbation d'origine réflexe. L'examen approfondi des fonctions auriculaires ne peut être correctement fait que par un auriste, et encore faut-il remarquer que bien des épreuves destinées à l'examen de l'oreille interne n'ont pas la signification qu'on est tenté de leur attribuer. Il est en réalité difficile, dans certains cas, de définir la part que l'appareil auriculaire prend à la production du vertige, mais nous ne connaissons pas de cas où l'on ne puisse le mettre en cause avec beaucoup de vraisemblance, à part le cas de vertige nasal, oculaire, laryngé et locomoteur, où les noyaux vestibulaires sont atteints eux-mêmes par irradiation.

Le propre du sens de l'espace étant d'offrir un terrain

commun à la sensibilité et à la motricité d'une part, et d'autre part à la superposition d'une foule d'analyses sensorielles, on comprend que le domaine du trouble vertigineux ne soit pas moins étendu que celui de la fonction d'orientation elle-même. La cause locale sera parfois impossible à déceler.

La cause générale ne sera pas toujours plus franche dans ses manifestations. Le sujet le plus goutteux, le plus névrosé, pourra n'avoir que du vertige lié à une cause tout à fait indépendante de son état général, et il nous semble actuellement impossible de tracer, pour un cas donné de vertige, les caractères qui permettent de le rapporter à une cause générale plutôt qu'à une autre, avant le traitement et en dehors de certaines concomitances formelles.

Toutes les causes de vertige, locales ou générales, pourront *respectivement* produire toutes les variétés de vertige, et la variété de symptôme est plus directement liée au terrain pathogénique, c'est-à-dire à la formule individuelle d'irradiation et de réaction centrale, qu'à la variété étiologique.

Tout ceci s'applique avant tout au vertige habituel et non au vertige qui apparaîtra au début d'une otite, d'une infection, d'une affection aiguë, d'une intoxication ou d'une crise quelconque. Le début violent d'un vertige et son intensité font penser à l'hémorragie labyrinthique ou bulbaire, surtout s'il y a d'autres symptômes labyrinthiques ; mais l'hypothèse de vertige de Ménière pourra être néanmoins rejetée quand on trouvera dans la caisse ou dans le conduit des causes de compression brusque du labyrinthe, ou s'il s'agit d'un épileptique. Le sens de la chute ou de l'impulsion, quand il est constant, la nature des mouvements actifs quand ils observent certains caractères de régularité dans un plan déterminé, devront également éveiller l'idée d'un trouble vestibulaire direct; mais, ici encore, rien ne nous prouvera qu'il ne s'agit pas d'un trouble nucléaire intéressant les centres de façon à faire surgir la réaction ordinaire à l'irritation périphérique.

## PRONOSTIC

Le vertige ne se traitant pas directement, au moins jusqu'aujourd'hui, le pronostic varie naturellement avec l'accessibilité et la curabilité de la cause déterminante. Il peut disparaître spontanément, subitement en quelque sorte, soit chez un goutteux dont la localisation diathésique change d'organe, soit quand l'irritation périphérique disparaît d'elle-même, soit quand la rupture de compensation labyrinthique se trouve effacée par la disparition subite de sa cause. L'excès de tension des liquides de l'oreille interne pourra disparaître à la suite d'une métrorrhagie, d'une épistaxis, d'une hémorragie quelconque, d'une ponction lombaire (Babinski). Le vertige de la ménopause réservera de ces surprises. Il peut disparaître à la longue par l'atrophie spontanée des papilles vestibulaires, sous la compression constante des liquides endolymphatiques, ou encore quand les éléments nerveux de ces papilles, ou les conducteurs, ou les cellules des centres sont peu à peu étouffés par la sclérose périphérique ou centrale. Enfin une foule de causes circumauriculaires peuvent rétablir soit la perméabilité des trompes, soit la mobilité des articles oscillants de la caisse, etc. Quand il y a traitement direct, celui-ci peut avoir pour résultat de modifier l'état des parties tympaniques et tubaires, de diminuer l'envahissement du processus scléreux, d'abaisser la pression vasculaire et l'exagération des excrétions de l'oreille interne, de corriger la lésion ou le trouble déterminant la réaction vertigineuse, de combattre la diathèse, de réduire l'excitabilité des centres et de restreindre l'irradiabilité internucléaire; dans ce cas, le pronostic vaut ce que vaut la thérapeutique.

En général, le vertige paroxystique ou intermittent est d'un meilleur pronostic que le vertige permanent. Celui-ci n'a guère pour issue que l'atrophie spontanée ou provoquée de l'organe qui en est la cause.

Comme signification clinique, le vertige annonce en général aussi une élévation de la pression céphalique, et l'on doit s'attendre (voy. *Vertige brightique*) à des troubles vasculaires et endothéliaux, reproduisant autour des centres encéphaliques les causes de compression ou d'intoxication dues à la trop grande et trop incorrecte perméabilité des filtres endothéliaux. Chez les sujets à grande susceptibilité bulbaire, le vertige peut provoquer une foule d'irradiations des plus pénibles qui pourront disparaître avec lui. Les troubles irradiés assombrissent le pronostic bien plus que le vertige lui-même.


# TRAITEMENT

Il est tout d'abord appliqué à la *susceptibilité nerveuse,* à l'*excitabilité réactionnelle* et à l'*irradiabilité internucléaire,* en un mot, à la propagation des troubles irradiés. La médication bromurée tient ici la première place parmi toutes celles qui peuvent diminuer la réceptivité des organes centraux sensoriels, et dont nous ne ferons pas l'énumération, chaque jour plus longue.

Puis il faut naturellement traiter la *cause locale* et la *cause générale.* Nous ne pouvons pas davantage entrer

dans le détail de cette thérapeutique si variée. Le traitement de la cause locale appartiendra le plus souvent au
spécialiste dans les cas de vertiges rétinien, oculomoteur,
nasal, dentaire, guttural, laryngé et labyrinthique ; dans
d'autres cas, le traitement sera chirurgical, rarement
médical. Le traitement de la cause générale sera, au contraire, le plus souvent médical, pour les névroses, les
intoxications, les diathèses, les fièvres, les infections, etc.

Beaucoup de vertigineux éprouveront un grand soulagement par la cure lactée, surtout s'ils évitent la constipation, et ce simple traitement nous a souvent permis de
soulager totalement des malades avant toute intervention
locale, même formellement indiquée par de grosses
lésions auriculaires. Ce traitement est en même temps
préventif et convient à un grand nombre de variétés de
vertige. Il doit toujours, selon nous, être entrepris avant
l'emploi du sulfate de quinine, du salicylate de soude et
de l'antipyrine, etc., que beaucoup de malades redoutent
également. On évitera ainsi l'ischémie des papilles périphériques et l'audition reviendra, le plus souvent, à
mesure que le bourdonnement et le vertige disparaîtront.
J'en dirai autant de la déchloruration (Widal et Javal).
La ponction lombaire améliore et souvent guérit le vertige par surtension labyrinthique (Babinski). La médication courante au sulfate de quinine sacrifie, dans bien
des cas, l'audition, et d'une façon définitive. Elle est
néanmoins excellente dans certains cas, mais il sera
temps de la mettre en pratique quand d'autres méthodes,
moins dangereuses, auront été inutilement essayées.
L'ipéca, à doses minimes, agit bien en général sur le
vertige et ses associations bulbaires, anxiété, etc. La
strychnine, que préconisait Trousseau pour le vertige
stomacal, ne sera employée que quand le vertige sera
réellement stomacal, car l'irritabilité bulbaire et médul-

laire s'en trouve accrue. Enfin, quel que soit le médicament employé, belladone ou digitale, strychnine ou opium, antipyrine ou nitrite d'amyle, hamamelis, etc., il ne faut pas oublier, non plus d'ailleurs que pour l'hydrothérapie, que les vertigineux sont souvent des néphrasthéniques et que le vertige est presque un signe d'insuffisance rénale, tant il s'associe fréquemment aux autres signes de cette affection ; et l'on doit s'attendre à voir rapidement survenir l'intolérance, sinon pis. Le traitement spécial du mal de mèr variera avec les individus. Néanmoins, il sera bon pour chacun de réduire au minimum les mouvements passifs, et de fixer le plus possible l'attention sensorielle et psychique sur certains repères objectifs. Il sera également bon d'amortir l'irritabilité bulbaire et viscérale, et d'exercer une dérivation sur la suractivité fonctionnelle du labyrinthe, soit par l'absorption de boissons très chaudes, soit par une irritation externe de la région auriculaire. Le traitement palliatif sera purement symptomatique et l'instinct est encore le meilleur guide.

# APPENDICE

MM. Nattan-Larrier, chef de laboratoire à la Faculté, et Maillard, interne des hôpitaux, ont publié dans les *Archives générales de médecine*, 1903, t. I, n. 7, sous le titre de *Syndrome et maladie de Bonnier*, l'observation suivante.

« Un homme de 48 ans, de forte constitution et d'une bonne santé habituelle, ancien pêcheur au banc de Terre-Neuve, et depuis deux ans commissionnaire aux Halles, à Paris, est pris subitement, le 25 décembre 1902, d'étourdissements d'une nature toute particulière.

« Il était à son travail, aux Halles, à 6 heures du matin, et on venait de lui poser sur les épaules un sac de pommes de terre, quand il eut la sensation que les objets environnants *vacillaient* et *fuyaient vers sa gauche* et qu'il se faisait un grand bruit dans son *oreille gauche*; il sentit un fourmillement dans la région *temporo-frontale gauche*; puis ses jambes fléchirent sous lui et il s'étala brusquement du côté *gauche*, en proie à une vive *oppression*, la poitrine « serrée comme dans un étau », avec une extrême *anxiété*, une violente *douleur* dans la région sus-orbitaire gauche et, par-dessus tout, éprouvant une *soif* intense, extraordinaire, telle, dit-il, qu'il n'en avait jamais ressentie.

« Sans perdre un moment connaissance, il reste quelques minutes étendu sur des sacs, et s'aperçoit que ses doigts sont serrés, appliqués contre son pouce, pulpe à pulpe, au point qu'il prie les personnes qui l'entouraient de lui ouvrir les mains, et qu'il les maintient ouvertes en les appuyant ensuite sur ses genoux.

« Il réclame avant tout de l'eau, en absorbe un litre sans se désaltérer, et cherche des yeux une fontaine, un seau où il puisse largement étancher cette soif violente; ses lèvres et sa gorge lui semblent desséchées.

« Cet état dure quelques minutes, puis il veut se lever; mais il vacille et oscille sur ses jambes; tout le membre inférieur est douloureux. Enfin il parvient à marcher péniblement; les objets ne courent plus de droite à gauche, mais lui se sent toujours porté à verser à gauche et il a soin de prendre le trottoir de gauche, tant pour éviter de rouler sur la chaussée que pour s'appuyer contre les murs.

« Il arrive ainsi à la Tour Saint-Jacques. Une heure et demie s'est écoulée depuis sa chute. Se sentant à bout de forces, il s'assied sur un banc et aussitôt un second ictus, absolument identique au premier, se produit, les mêmes phénomènes se répétant dans le même ordre et avec les mêmes intensités respectives. On lui apporte encore un litre d'eau qu'il asborbe d'un trait sans se désaltérer; il cherche à se rapprocher de la fontaine du Châtelet, avec l'idée folle d'en boire à même l'eau.

« Sa marche est encore plus pénible; il oscille, les pieds écartés, la pointe traînant à terre, versant à gauche et ne pouvant traverser seul les rues.

« Puis jusqu'au 15 janvier, pas de nouvel ictus, mais la soif intense ne varie pas; la faiblesse musculaire, déjà telle dès le premier accès qu'il ne pouvait plus, à deux mains, soulever un pavé, s'accentue de plus en plus; les

troubles de la marche persistent, et un amaigrissement
rapide et très sensible se montre aussi dès les premiers
jours.

« Alors une douleur apparaît derrière l'épaule droite
augmentant avec les mouvements respiratoires ; il tousse
et expectore des crachats d'une odeur infecte. Il se décide
à venir à l'Hôtel-Dieu, le 15 janvier, et, traversant la
place du Parvis, il est pris d'un troisième accès identique
aux deux premiers. Un agent le relève. Soutenu par lui,
il est amené à la salle de consultation où, à peine assis,
il est repris d'un nouvel étourdissement et serait tombé
si on ne l'avait pas soutenu à temps. Il n'eut pas depuis
d'autre accès de ce genre.

« Voici ce que nous apprenons de lui à son entrée,
quand nous l'examinons au n° 33 du petit Saint-Chris-
tophe, dans le service de M. le P$^r$ Dieulafoy. Nous constatons tout d'abord les signes non douteux d'un amaigrissement notable ; la peau est extrêmement flasque ; les
masses musculaires sont aussi réduites. Depuis le commencement de janvier, en un mois, il a perdu, dit-il, 20
kilogrammes. Il ne pèse actuellement que 45 kil. 500.

« Les forces ont aussi diminué sensiblement ; il peut
à peine se tenir sur ses jambes sans être soutenu. Le
dynamomètre donne 22 kilogrammes de pression à droite,
et 19 à gauche ; il résiste à peine aux mouvements qu'on
impose à ses membres.

« Sa soif paraît intense, il ne pense qu'à boire ; ses
lèvres, sa langue sont séches et saignantes, le gosier
est luisant, rouge et comme fendillé. Sa polydipsie, au
début, ne s'accompagne guère de polyurie. Il est vrai
que son affection pulmonaire lui donne de la fièvre et
de la transpiration, mais la polyurie n'apparaît que vers
la fin du mois de janvier, et elle est alors de 6 à 7
litres.

« L'urine est normale, claire, transparente, sans sucre
ni albumine ; sa densité est de 1006, et elle paraît pauvre
en sels. Elle est surtout émise la nuit. Le jour, le malade
urine normalement, 1 litre et demi ; mais, vers 6 heures,
la pollakiurie apparaît, s'accentue ; à 10 heures il doit
garder sans cesse l'urinal. Vers minuit le trouble cesse
et le malade n'a plus que quelques mictions jusqu'au
matin ; le trouble se montre quotidiennement identique à
lui-même.

« L'expectoration fétide et noirâtre, striée de sang, la
douleur au sommet du poumon droit, de gros râles
humides en ce point, l'élévation de la température, la
gravité de l'état général, avaient fait craindre la gangrène
pulmonaire. Mais tout s'effaça en quelques jours, l'épi-
sode pulmonaire tourna court, et le malade, très amélioré,
entra en convalescence.

« L'un de nous chercha l'hystérie sans en trouver de
stigmates. Ce n'est que plus tard, plus de quinze jours
après son entrée, qu'on lui trouva une diminution très
marquée de la sensibilité au contact, à la chaleur, à la
douleur sur tout le côté gauche du corps, y compris la
langue. Il garde la notion des formes, moins nettement
celle des attitudes segmentaires. Outre l'anesthésie pharyngée, il a une diminution du goût à gauche, et des
sensations d'amertume qui apparaissent par crises,
comme ses névralgies du trijumeau.

« Il est assez sourd du côté gauche ; mais cette surdité
date, dit-il, de sa première attaque et serait, d'après lui,
antérieure à l'hémianesthésie gauche. Il n'a pas de paracousie et sa surdité est centrale.

« En examinant la vue, nous apprenons que l'œil
gauche est totalement aveugle depuis 1874. Il reçut
à cette époque une parcelle de charbon rouge sur
la cornée, et cette blessure, sans être étendue, fut, dit-

il, extrêmement douloureuse. Elle se guérit vite et ne laissa qu'une petite cicatrice centrale, une taie de la grosseur d'une petite tête d'épingle. Mais dès le lendemain, quand on enleva le premier pansement, il n'y voyait qu'à peine, et, dès le second pansement, il était totalement aveugle.

« Fait intéressant, le réflexe à la lumière a persisté du côté aveugle, non seulement quand les deux yeux sont ouverts, mais même quand l'œil aveugle seul est ouvert, comme pour un œil normal. C'est donc une amaurose hystérique, qui d'ailleurs ne gêne nullement le malade, lequel a gardé la vision binoculaire et ses réflexes.

« Une de ses sœurs a eu à plusieurs reprises de grandes attaques d'hystérie. Aucune trace de syphilis acquise ou héréditaire.

« Après un mois de soins, le malade engraisse, reprend des forces, marche mieux, et ne se plaint que de violentes névralgies sus-orbitaires du côté gauche. Puis surviennent des crises de *rougeur* écarlate, érysipélateuse, de toute la face, surtout du nez, qui durent près d'une heure. Les gencives saignent pendant les crises. Aucune élévation de température.

« Bientôt les crises prennent un autre caractère. Elles se composent de *douleurs sus-orbitaires* violentes, avec explosion d'une *injection* vive de la face, des conjonctives et de la muqueuse buccale, de vomissements, de *brouillards* devant les yeux et d'*amnésies paroxystiques* portant sur les faits les plus récents.

« Une ponction lombaire est faite alors ; la pression du liquide céphalo-rachidien n'est pas augmentée, et il ne présente aucun caractère pathologique.

« En mars, cet état continue. L'hémianesthésie gauche est encore plus accentuée. Le 14, il a une violente crise de rougeur sur le *côté gauche* de la face et à la *main droite*. Il maigrit, perd l'appétit, tandis qu'au commencement du mois il avait des *crises de faim* violente qu'il comparait à ses crises de soif. La pollakiurie, qui avait diminué, augmente de nouveau. Il vomit, rend le lait non digéré, caillé en gros paquets moulés ; l'anorexie est complète.

« A deux reprises, l'injection du nez se complique d'une sorte d'œdème qui donne à la partie injectée l'aspect d'un érysipèle nettement limité par un rebord saillant.

« La mémoire défaille de plus en plus ; il a des impulsions et veut, malgré sa détresse absolue, retourner à pied en Bretagne. Il part, malgré tous nos efforts pour le retenir ; et nous ignorons ce qu'il est devenu. »

Cherchons maintenant à classer ces symptômes.

Ils se rangent d'eux-mêmes sur trois plans. Tout d'abord l'ictus, sous la forme du syndrome décrit récemment par Pierre Bonnier et attribué par lui à la réaction propre du noyau de Deiters. « Vertige avec troubles oculo-moteurs et douleurs dans le domaine du trijumeau, dérobement partiel ou total de l'appareil de sustentation, irradiations vers les centres de la neuvième et de la dixième paires, troubles auditifs. »

Au second plan, le fond sur lequel, d'après Bonnier, se détache ordinairement ce syndrome, c'est-à-dire un état bulbaire manifesté par des troubles des centres de la nutrition générale, de l'hydratation générale, ou des centres de la circulation, de la respiration, de l'urination, polyurie, glycosurie, etc.

Au troisième plan, l'hystérie.

Le syndrome de Bonnier a été défini par lui dans une note à la Soc. de Biologie du 27 décembre 1902, sous le titre de *Syndrome du noyau de Deiters*; dans des articles

parus dans la *Presse médicale* du 18 février 1903, *Un nouveau syndrome bulbaire,* du 2 septembre 1903, *Schémas
bulbo-protubérantiels,* et du 16 décembre 1903, *Un syndrome bulbaire. Autopsie.* Il a montré que ce syndrome
se détachait nettement d'un ensemble de troubles bulbaires appartenant à la région latérale du bulbe desservie
par les artères radiculaires de ce niveau, et c'est à cet
ensemble de troubles bulbaires associés que nous pro-
posons de donner le nom de *maladie de Bonnier* : comprenant le syndrome en question, sur son fond de polyurie ou de glycosurie, d'amaigrissement et d'asthénie
musculaire, de troubles vaso-moteurs, etc.; le tout associant un bouquet de réactions nucléaires topographiquement définies dans la région latérale du bulbe irriguée
par les artères radiculaires.

La physionomie assez régulière de cette affection nous
porterait à admettre, avec lui (1), une prédisposition de
cette région à l'apoplexie et au ramollissement due sans
doute à une susceptibilité particulière, aux défaillances
vasculaires; et rien ne s'oppose, en effet, à priori, à ce
qu'il y ait là une artère du diabète, comme il y a plus
haut une artère de l'apoplexie, une artère de l'aphasie,
etc., d'une fragilité spéciale.

Analysons ces divers symptômes chez notre malade.

*Vertige.* — Ce malade a présenté le vertige bulbaire
simple, sans la *sensation vertigineuse,* qui est cérébrale et
n'est que l'image consciente du désarroi labyrinthique,
périphérique ou bulbaire, sous-jacent. De même il n'a
jamais eu le signe de Romberg, ce qui montre que le
centre cortical des attitudes, qui régit l'équilibration
volontaire (Bonnier) ne prend aucune part au trouble

---

(1) Pierre Bonnier *Presse médicale*, 16 mai 1903.

vertigineux. Ceci permet de reconnaître que la lésion
labyrinthique n'est pas périphérique — car le cerveau
serait alors aussi mal informé que le bulbe, — ni cérébrale, et que le trouble n'atteint même qu'une partie des
centres labyrinthiques bulbaires, les voies labyrintho-
bulbo-corticales restant libres, tandis que les bulbo-
cérébelleuses, et précisément celles du domaine du
noyau de Deiters, sont touchées (Bonnier).

*Dérobement.* — Au moment de la crise, la suppression
brusque de la tonicité labyrintho-cérébelleuse détermine
la faillite de la muscularité de sustentation. Le malade
tombe à gauche, au lieu de s'effondrer; il a donc plutôt
le dérobement hémiplégique gauche que le paraplégique,
et comme l'a indiqué Bonnier, ce n'est pas un phénomène de latéropulsion, mais de défaillance unilatérale.
Remarquons que chez ce malade le dérobement est douloureux, et qu'à côté de l'ictus à forme hémiplégique, il
subsiste un affaiblissement douloureux de tout le membre
inférieur des deux côtés. Il y a là, remarque Bonnier,
une sorte de parallélisme entre les phénomènes sensitifs
et moteurs, qui relève avant tout de la topographie
bulbo-médullaire : névralgies du trijumeau accompagnant
les troubles labyrinthiques et oculo-moteurs, névralgie
brachiale de l'angine de poitrine, et ici douleur du
membre paraplégié par défaillance systématique.

*Troubles oculo-moteurs réflexes.* — Bonnier a, à de nombreuses reprises, insisté sur l'origine presque constamment labyrinthique des troubles oculo-moteurs. Chez
notre malade, le vacillement des objets s'explique par
le tremblement de l'œil; la fuite des objets à gauche
s'explique par le nystagmus, qui accompagne si fréquemment le vertige labyrinthique que, pour beaucoup de
personnes, avoir le vertige signifie « voir tout tourner ».
L'irritation du noyau de Deiters gauche se propage direc-

tement à l'appareil de la sixième paire et de la troisième,
qui fait dévier spasmodiquement le regard à gauche ;
puis la décharge cesse et le regard revient, plus lentement, de gauche à droite, et c'est pendant ce retour de
gauche à droite que le malade a le temps de voir les
objets passer de droite à gauche, en sens inverse. Puis
une nouvelle déviation brusque du regard à gauche
rejette les objets brusquement à droite, et la répétition
de ces deux phases successives, l'une si brusque que la
vue se fait mal, l'autre plus lente pendant laquelle l'œil
voit couler les objets vers l'oreille malade, donne la
sensation d'un écoulement continu des mêmes objets
dans le même sens (Bonnier).

*Phénomènes auditifs.* — Le bruit entendu à gauche
pendant la crise, si fréquent dans la forme type de maladie de Ménière, s'explique dans cette dernière par l'apoplexie des cavités labyrinthiques ; quand il s'agit du
trouble bulbaire, il nous force à invoquer les rapports
topographiques bien connus qui relient le noyau de Deiters et ses environs au parcours des fibres auditives
provenant de la racine cochléaire. Le malade est resté
nettement sourd de ce côté.

*État nauséeux.* — Cet état paraît avoir manqué au début
de la maladie, mais il s'est installé peu après et même
sous forme de crise.

*Soif.* — Ce phénomène de soif ardente, si net chez
notre malade, a ici indiscutablement la valeur d'une
réaction *nucléaire* par sa soudaineté et son intensité. Le
malade, comme d'autres observés par Bonnier, a été
littéralement frappé de soif, en dehors de toute déshydratation générale, comme il eût été frappé de suffoca-
tion, de peur, d'oppression, comme d'autres ont une
anorexie paroxystique qui s'oppose à ce qu'ils absorbent
même le moindre remède, un cordial, une goutte d'eau.

La sécheresse brûlante des lèvres, de la bouche et de la
gorge est un phénomène de même centre, mais n'est
pas la cause de la soif, car celle-ci ne disparaît pas pendant que le malade s'abreuve. Il eut dans la suite des
crises de *faim*.

*Anxiété.* — L'anxiété, l'oppression respiratoire et la
constriction thoracique, c'est-à-dire l'affre pulmonaire,
l'affre cardiaque, l'affre générale, n'ont pas manqué chez
ce malade et sont des phénomènes de même ordre que
la constriction, la sécheresse du pharynx et de la bouche,
relevant de la sensibilité des neuvième et dixième paires.
Cette anxiété est bulbaire, comme la soif et le vertige ;
mais elle a, ainsi que la soif, sa représentation corticale,
laquelle, dans notre cas, manquait au trouble vertigineux.
C'est l'irritation directe des centres sensitifs bulbaires
vago-glosso-pharyngiens, la plus élevée et la plus générale des affres qui s'étagent à ce niveau et sont respectivement associées à divers troubles viscéraux, et que
Bonnier a analysées (v. *Vertige, tabes labyrinthique, phobies auriculaires*). C'est *l'anxiété paroxystique* de Brissaud,
apparaissant ici comme symptôme d'irradiation au lieu
d'être le pivot du syndrome.

A cette région appartiennent aussi les *troubles vaso-
moteurs*. A chaque crise le malade et ses voisins remar-
quèrent que chez lui la peau de la face, du cou et des
bras rougissait fortement, comme dans une grande émotion ; cette rougeur a aussi persisté sensiblement en
dehors des paroxysmes et ira en se précisant avec l'évolution de la maladie, se compliquant bientôt d'infiltration
et d'œdème au point de donner l'aspect défini d'un érysipèle. Il eut aussi, à plusieurs reprises, de véritables
crises de sueurs nocturnes. Il se réveilla une fois si
trempé qu'il crut avoir renversé sur lui son broc d'eau.

*Douleurs.* — Les connexions décrites par Probst entre

le noyau de Deiters et la racine sensitive du trijumeau
expliquent les douleurs de la région péri-orbitaire et
orbito-temporale que chaque crise ramenait chez notre
malade, et qui sont survenues depuis à plusieurs reprises, indépendamment de tout trouble oculo-moteur.
D'ailleurs, la racine sensitive du trijumeau est voisine
du noyau de Deiters.

Nous savons, d'autre part, que l'*amaigrissement* si
rapide, de 20 kilogrammes en un mois, chez un malade
qui garde un bon appétit, sans aucun trouble digestif,
sans glycosurie, sans azoturie, ni phosphaturie, ne peut
s'expliquer que par un phénomène nucléaire, comme
dans la maladie de Basedow, et la plupart des diabètes.
Cette région du bulbe, à côté des centres d'hydratation
générale, de respiration générale et de circulation, renferme indubitablement des centres de nutrition générale,
qui peuvent être frappés avec la même soudaineté que
les autres centres bulbaires voisins (vertige, anxiété, soif,
oppression, etc.).

La *polyurie* a, elle aussi, son centre dans la partie
inféro-latérale du bulbe.

Quant aux crises de *contracture* non douloureuse des
doigts en opposition, qui ont accompagné les crises vertigineuses, il semble qu'il faille, avec Bonnier, les rapporter soit à des irradiations vers les noyaux d'appropriation motrice de la protubérance, soit à une irritation
directe de fibres motrices symétriques au niveau de leur
entre-croisement.

L'asthénie musculaire s'explique aussi par les troubles
d'une région que traversent les faisceaux de Gowers,
cérébelleux directs, et les voies labyrintho-cérébelleuses,
qui toutes portent vers le cervelet la base centripète de
la tonicité pour le maintien des attitudes segmentaires
et totales.

Les troubles vaso-moteurs dus aux phénomènes bulbaires nous expliquent non seulement les crises d'*injection* de la face, du cou et des bras, mais aussi celles des conjonctives, le saignement des gencives. Devonsnous aussi, avec Bonnier, y voir la cause des *amnésies paroxystiques* et des *impulsions* maladives qu'il eut à la fin de son séjour à l'hôpital? y a-t-il quelque raison de ne pas admettre que le bulbe règle aussi bien la circulation encéphalique que la céphalique, et que le cerveau rougisse et pâlisse par places comme les téguments, quand le fonctionnement du centre distributeur bulbaire est altéré?

De son côté, l'*hystérie* est apparue pour la première fois chez notre malade à la suite d'un ictus oculaire, il y a longtemps. Elle s'est montrée de nouveau à l'occasion d'un des petits ictus bulbaires, et s'est installée silencieusement entre deux examens. Elle est donc ici, comme d'ordinaire, effet plutôt que cause de la maladie que nous avons observée.

Quant à localiser le siège du ramollissement chez ce malade, nous ne pouvons le faire que par analogie avec le cas autopsié publié par Bonnier, et aussi par l'étude des symptômes. La soif, l'amaigrissement, l'asthénie, la polyurie sont des troubles qui paraissent avoir été fixés par une lésion durable au niveau de la partie inférieure du bulbe, tandis que les autres phénomènes, paroxystiques ou passagers, semblent dus à des éclaboussures de noyau à noyau apparues au moment des ictus, mais sans empreinte définitive.

# TABLE

―――

## PREMIÈRE PARTIE

### LE VERTIGE

## DEUXIÈME PARTIE

### LES VERTIGES

CHARTRES. — IMPRIMERIE DURAND, RUE FULBERT.